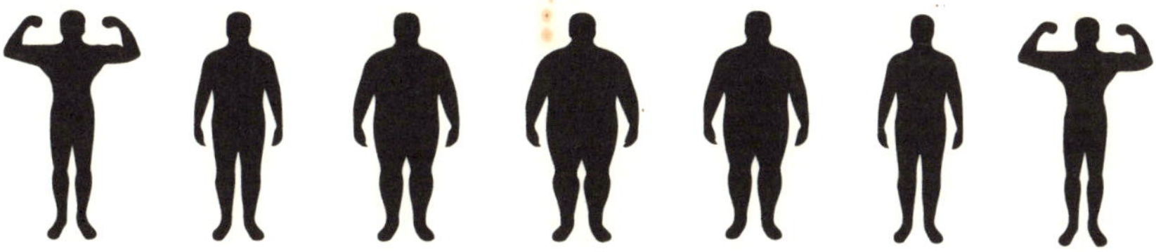

GANHAR PARA PERDER

A LIÇÃO DE QUEM GANHOU 34KG DE PROPÓSITO PARA DEPOIS EMAGRECER

DREW MANNING

com Brad Pierce

Tradução
Giulia Soldati

AGIR

Título original: *Fit2Fat2Fit*

Texto revisto pelo novo Acordo Ortográfico

Editora Nova Fronteira Participações S.A.
Rua Nova Jerusalém, 345 – Bonsucesso – 21042-235
Rio de Janeiro – RJ – Brasil
Tel.: (21) 3882-8200 – Fax: (21) 3882-8212/8313

CIP-Brasil. Catalogação na fonte
Sindicato Nacional dos Editores de Livros, RJ

M246f

Manning, Drew
Ganhar para Perder : a lição de quem ganhou 34kg de propósito para depois emagrecer / Drew Manning ; tradução Giulia Soldati. - 1. ed. - Rio de Janeiro : Agir, 2014.
Tradução de: Fit2Fat2Fit

ISBN 978.85.220.1551-1

1. Saúde. 2. Exercícios físicos. 3. Aptidão física. 4. Emagrecimento. I. Título. 5. Pais e filhos. I. Título.

14-08889 CDD: 613.7
CDU: 613.7

Este livro apresenta conselhos e informações sobre o cuidado com a saúde. Deve ser usado para complementar, e não substituir, as indicações e o acompanhamento de seu médico. É recomendável consultar um profissional habilitado antes de iniciar qualquer dieta ou programa que envolva sua saúde. Buscou-se assegurar a exatidão das informações deste livro até a data de publicação. A editora e o autor não se responsabilizam por quaisquer resultados médicos decorrentes da aplicação dos métodos sugeridos nesta publicação.

Sumário

Prefácios

A rede de academias Companhia Athletica tem por missão "ajudar as pessoas a estar bem fisicamente e a fazer novos amigos, sempre". A antiga logomarca, que continha os dizeres "Health and Wellness", foi recentemente substituída por "Gente cuidando de gente", na intenção de traduzir a verdadeira essência dessa missão no trabalho realizado diariamente pelos professores e personal trainers em cada uma das 18 unidades do grupo.

Desde a inauguração, há 29 anos, cuidamos de gente que representaria perfeitamente as várias fases da vida de Drew Manning, tão bem relatadas neste livro. Gente regrada por hábitos saudáveis de exercício e alimentação, gente obesa com vontade de ser mais magra e saudável, gente cheia de motivação até atingir o efeito da estagnação na perda de peso; enfim, gente que busca ser compreendida em seus desejos, dificuldades, falhas e sucessos.

Durante todos esses anos gerenciando academias, acompanhamos de perto o crescimento da epidemia global de obesidade e da incidência de doenças relacionadas ao estilo de vida não saudável, ao sedentarismo e à má nutrição: hipertensão, diabetes, síndrome metabólica, dislipidemia etc. Desenvolvemos o Programa Prevenção, focado nas mudanças de estilo de vida e nas prescrições de treinamento mais adequadas a cada caso. Desenvolvemos ainda um *software* que utiliza diretrizes internacionais para indicar e contraindicar exercícios e modalidades para clientes com cada doença. Fomos a primeira rede de academias do Brasil a receber a certificação da Medical Fitness Association, como chancela para o nosso programa.

Como sócia e diretora técnica da Companhia Athletica, sou responsável pela capacitação e atualização técnico-pedagógica de cerca de 1.300 profissionais de educação física e pela implantação de novos programas, aulas e tendências no mix de serviços e modalidades oferecido em todo o grupo. Acompanho os principais congressos e simpósios no Brasil e no exterior, entrando em contato com os últimos estudos e pesquisas científicas da área, a fim de elevar o grau de excelência de nossas equipes e serviços.

As propostas deste livro estão perfeitamente alinhadas às mais recentes pesquisas que investigam as origens e o tratamento da obesidade. Algumas relatam o efeito do açúcar e de outros alimentos altamente processados sobre os centros de recompensa do cérebro humano, comparando o seu poder viciante ao da nicotina e demais drogas. Outros relatos médicos mostram crises de abstinência de açúcar muito semelhantes às geradas por drogas ilícitas. Estudos em psicologia positiva e *coaching* demonstram que o cérebro estressado e doente é incapaz de fazer as escolhas certas, pois muitas vezes está paralisado no fenômeno chamado *stuck*. Na área de atividades físicas, as tendências apontam para exercícios globais e funcionais, que promovem maior consumo calórico e facilitam a execução das atividades diárias do indivíduo comum. Em nutrição, apontam-se os bons resultados das dietas funcionais, que são muito mais baseadas no consumo dos alimentos certos (nutritivos e com baixo índice glicêmico) do que na contagem das calorias. Entre muitas controvérsias, há um consenso geral de que exercício, motivação e nutrição saudável, juntos, trazem melhores resultados do que isolados.

A obra de Drew Manning traz um conteúdo profundamente humano e inclui todas essas informações atualizadas em uma linguagem simples, o que torna este livro realmente ímpar. A sua vontade de experimentar a jornada de um obeso, para poder compreender seus sentimentos e dificuldades, configura a essência da expressão "Gente cuidando de gente", saindo totalmente do discurso vazio e do lugar comum encontrados em tantos livros de autoajuda voltados à perda de peso que existem no mercado. Mais do que isso, a obra faz um contraponto importante ao revelar mudanças: do paradigma de um personal trainer ativo e forte para a percepção de um obeso gradativamente mais indisposto e exausto ao realizar as menores tarefas diárias, com todas as implicações emocionais e familiares desencadeadas pela nova situação.

A leitura deste livro traz uma perspectiva diferente, interessante e ao mesmo tempo intrigante ao relatar que a simples mudança de hábitos (alimentação e exercícios) traz mudanças significativas de comportamento, que causam impacto na vida social, familiar e conjugal. Revelam-se as batalhas travadas entre o pensamento racional e o pensamento emocional para superar as dificuldades encontradas no retorno aos hábitos anteriores. Parabenizamos o autor por sua experiência única e pela iniciativa de compartilhá-la com tantas outras pessoas que enfrentam as mesmas dificuldades, sem a percepção clara do melhor caminho a seguir.

Prezado leitor, aprecie também esta jornada de "Gente cuidando de gente"! Boa leitura!

Mônica Marques
diretora da rede de academias
Companhia Athletica

A principal lição de marketing do grande mestre Peter Drucker é: tudo que importa para vender um produto ou serviço emana do consumidor. Entender os anseios, as necessidades, o *mindset* do consumidor é essencial. É o ponto de partida e o ponto de chegada do marketing de qualidade e é a condição fundamental para almejar sucesso em qualquer mercado.

Ainda assim, os personal trainers tendem a praticamente ignorar essa "lei". A formação tecnicista em nossas faculdades – e na área da saúde em geral – coloca no mercado, todos os anos, centenas de profissionais que são verdadeiros experts em fazer e ensinar o que está nos livros científicos e em sua experiência pessoal. Só que essa experiência pessoal é, na esmagadora maioria das vezes, uma experiência positiva, geralmente apaixonada por exercícios e alimentação saudável e controlada.

Nesse contexto, este livro é como um soco na cara dos personal trainers. Um soco bem-vindo! Drew Manning, com sua ideia maluca de engordar 34 quilogramas para perdê-los em seguida e mostrar aos seus clientes que isso era possível, encontrou o que não procurava e o que foi um verdadeiro tesouro: ele descobriu que as pessoas comuns não são como os profissionais da atividade física. Elas não têm paixão pelos treinos ou pelas dietas. Elas têm dúvidas, medos, falhas, insegurança, emoções. Precisam ser compreendidas e ajudadas, e essa ajuda vai muito além do exercício correto e do melhor plano alimentar.

Acredito que a leitura e a prática dos ensinamentos e descobertas de Drew serão muito benéficas para todos que procuram um caminho para perder peso e conseguir manter um estilo de vida mais saudável. Sem radicalismos, mas com determinação; sem militarismo, mas com o apoio dos que estão ao redor e que, ao final, serão não apenas cúmplices do seu novo eu, mas partícipes daquilo que acontece quando você não está contando calorias ou repetições, aquilo que Drew redescobriu após essa incrível jornada: sua vida.

Marcos Tadeu

diretor da Alliance
Fitness no Brasil

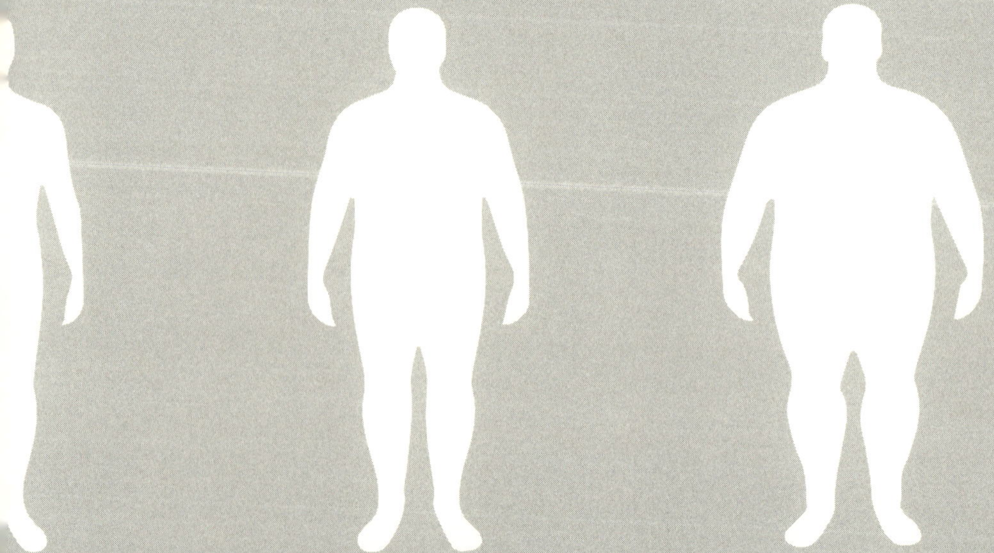

Parte um

PARA GANHAR

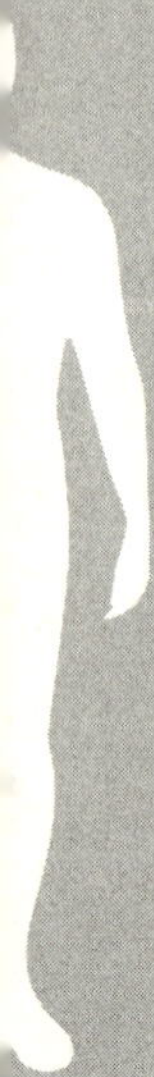

Capítulo 1

Espere o **inesperado**

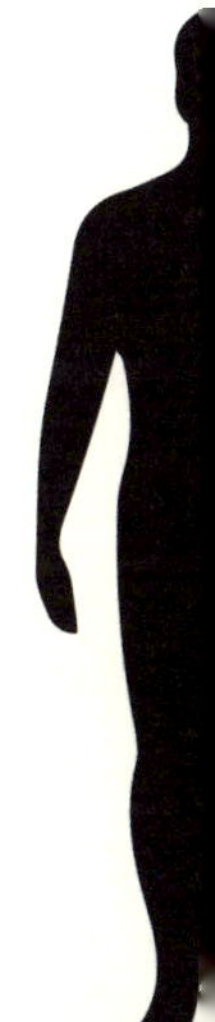

Ultimamente, parece que sempre acordo com o meu ronco. Quase que por hábito, olho, por cima do ombro, para o lado da cama em que a minha esposa dorme e não me surpreendo ao vê-lo vazio. Fico imaginando quanto tempo ela aguentou antes de fugir para um lugar mais silencioso da casa. Meu estômago ronca alto, tão alto quanto os roncos que ecoavam há pouco, avisando que é hora de começar o dia.

Atualmente, é necessária uma combinação estratégica de impulso e gravidade para que eu saia da cama e fique em pé. Os próximos passos da minha rotina vão ocorrendo automaticamente: caminho cambaleante até o banheiro, onde escovo os dentes sem me olhar no espelho e, em seguida, tomo um banho, faço a barba e começo o longo processo de me vestir.

Percebo que preciso de calças novas, pois o elástico da minha chegou ao limite. Sento-me no canto da cama, pronto para o esforço de tentar amarrar os sapatos. Mesmo passando por isso todos os dias, ainda me surpreendo ao ficar sem fôlego. Logo eu, que costumava jogar partidas inteiras de futebol com tanta desenvoltura e resistência. Agora sofro só de pensar nos 12 degraus que me separam da cozinha, embora meu estômago reclame da demora a cada segundo que passa. Sem querer, vejo minha nova imagem arredondada no espelho. Dominado por uma estranha mistura de depressão e aceitação, reflito sobre como e por que isso aconteceu. Percebo que me tornei um representante dos estereótipos que evitei durante a vida inteira – e isso é tão nítido quanto o reflexo alarmante no espelho.

São no mínimo injustas as insinuações de que nós, homens, temos a profundidade emocional de uma piscina infantil, de que priorizamos apenas as próprias necessidades e de que achamos que metade dos fins de semana do ano é considerada uma oportunidade para nos jogarmos no sofá na frente da televisão (em prol do futebol, claro). Existem maus exemplos por aí, sem dúvida. Mas dizer que todos os homens são farinha do mesmo saco é subestimar nosso gênero.

Porém, alguns estereótipos são inegavelmente verdadeiros. Quanto a estes, nós realmente somos farinha do mesmo saco. O principal deles, causa de grande parte da minha angústia atual, é ter que pedir informação sobre um caminho. Não sei por que, mas os homens, em geral, acham que podem sair do ponto A e chegar ao ponto B por intervenção divina. Lamba um dedo, erga-o para determinar a direção do vento e siga em frente. Sempre achamos que somos capazes de encontrar o próprio caminho.

A ideia de um Sistema de Posicionamento Global (GPS) assusta os homens porque o dispositivo não sugere um caminho, e sim diz ao condutor aonde ir. Ele dita cada curva, parada e mudança de direção. Além disso, parece que a voz do GPS sempre é feminina. Por causa da pouca experiência que tenho com esse equipamento, duvido das instruções que *ela* fornece. A princípio, sigo as instruções da voz sem corpo, que me diz para virar à esquerda, virar à direita, seguir em frente, mas, de repente, começo a pensar: "Como eu vim parar aqui?". Ignoro, de propósito, o fato de que o GPS provavelmente me dirá para fazer mais algumas curvas e de que chegarei ao meu destino. Essa não é a questão. Estou convencido de que os homens, como um gênero, são equipados com um GPS no cérebro. Essa é a única explicação lógica para reagirmos tão mal quando alguém nos ajuda a encontrar um caminho ou tenta indicá-lo.

Hoje, percebo que meu "GPS interno" me deixou no lugar errado e não tenho certeza de que sou capaz de voltar para casa ileso. É angustiante sentir-me tão perdido na única área da minha vida em que eu sempre soube o caminho.

É difícil de acreditar ao olhar no espelho, mas sou um personal trainer. Nessa profissão, meu GPS interno costumava indicar direções fáceis, como: siga em frente. Além de dedicado, posso afirmar que muito antes de me tornar um personal trainer eu era viciado em exercícios físicos, em ter músculos grandes e um abdome definido. Eu era tão viciado em ser saudável que agarrei a oportunidade de tentar ajudar as pessoas que não nasceram com o "gene do gosto pela saúde".

Infelizmente, vivemos em uma sociedade cuja cintura não para de aumentar. Estima-se que um em cada três americanos está acima do peso. No entanto, apesar de estar cercado de vícios prejudiciais à saúde, minha cintura permanecia magra, meus músculos eram definidos e minha atitude, especialmente minha atitude, permanecia resoluta. Acreditava que qualquer um que estivesse lutando contra a balança poderia (e deveria) perder peso. Para mim, tratava-se de uma escolha: a capacidade de se afastar dos donuts, das batatas fritas e do conforto do sofá estaria dentro de todos nós, e não só de alguns indivíduos.

Independentemente de estar orientando uma pessoa obesa que, por motivos médicos, tivesse que emagrecer para continuar viva, ou de estar orientando uma mulher que quisesse perder os 7 quilogramas obtidos há muito tempo durante a gravidez, meu objetivo era o mesmo: conscientizá-las de que elas eram as responsáveis pela situação e, em seguida, ensiná-las a pensar, agir e viver de forma diferente.

Gostaria de afirmar que os resultados sempre foram extraordinários, que sempre tive muita vontade de mostrar às pessoas o que havia de errado em suas escolhas e que criei momentos decisivos para elas, todos os dias. Houve casos de sucesso? Evidentemente. Alguns clientes me escutaram, viram que eu estava tentando ajudá-los e seguiram meus conselhos. Mas, na maioria dos casos, a resposta que recebi foi menos positiva: muitos duvidavam de que eu poderia auxiliá-los a vencer essa luta. Eu era visto como alguém que não entendia quanto era difícil se afastar da comida ou ir à academia para tentar fazer dez repetições de exercícios para os bíceps cercado por ratos de academia, que se achavam os donos do local. Eu não entendia que a perda de peso era muito mais do que superar o "físico".

Depois de muito tempo, concluí que isso era apenas parte do problema. Antes, eu acreditava que estavam procurando um bode expiatório, que não assumiam a responsabilidade por estarem acima do peso. Mas, como se percebe, a culpa também é da sociedade, das emoções, da autoestima e das pessoas incompreensivas (como eu).

Naquela época eu acreditava que emagrecer e ficar em forma eram escolhas simples. Nesse sentido, tornei-me o pior pesadelo dos meus clientes: a imagem do que eles queriam ser. Essa imagem estava impregnada do julgamento que tinham sobre si mesmos quanto aos motivos que os levaram a ficar acima do peso e não saudáveis. Agora sou eu quem passa a maior parte do tempo sentado no sofá (que se moldou perfeitamente ao meu traseiro gigante), comendo salgadinhos como se não houvesse amanhã.

Estou acima do peso. Não sou saudável. Comecei a imaginar que minha esposa me consideraria tão atraente quanto um besouro rola-bosta ou que me veria como um sofá molenga, compondo a mobília da nossa sala de estar. A parte mais estranha é que isso foi minha decisão, que ainda questiono todos os dias: decidi parar de me exercitar, parar de comer de forma saudável, deixar de ser o que eu era. Decidi adotar os hábitos que passei anos tentando erradicar.

Decidi fazer algo que, convenhamos, a maioria dos personal trainers nunca faria. Aceitei a pequena possibilidade de que talvez meus clientes tivessem razão e eu estivesse errado. Talvez eu não os entendesse tão bem assim. Afinal, para mim, "petisco" era tomar um copo a mais de shake de espinafre, e um dia "de folga" era treinar 10 minutos a menos porque eu precisava cortar a grama, urgentemente. Mas, e se eu fosse o problema? E se ficar em forma e saudável não fosse tão simples quanto dizer a si mesmo: "Vou ser saudável agora"?

Decidi fazer algo que, convenhamos, a maioria dos personal trainers nunca faria. Aceitei a pequena possibilidade de que talvez meus clientes tivessem razão e eu estivesse errado.

Decidi embarcar em uma jornada: engordar e depois voltar a ficar em forma. Se meus clientes não confiavam em mim e em meus conselhos, então talvez eu não entendesse a real dificuldade de deixar para trás um estilo de vida não saudável. Talvez minha alma de personal trainer precisasse aprender algumas lições. Assumi o compromisso de passar seis meses sem exercícios e sem restrições alimentares, forçando-me a ficar acima do peso. Depois de passar meio ano comendo todos os pratos tipicamente americanos, que estimulam mais o comodismo que a busca pela saúde, eu inverteria a direção seguindo o programa rígido e doloroso que indico aos meus clientes. Com isso, eu esperava inspirá-los a assumir o controle da própria saúde.

Porém, neste momento, depois de ter efetuado a transição inicial, deixando de estar em forma e tornando-me gordo, sinto-me perdido. Meu GPS interno me deixou na esquina do choque com o terror. Engordei 34 quilogramas, o que é terrível. Pior ainda, minha personalidade não é a mesma: estou inseguro e acredito que todos ao meu redor julgam meu novo corpo. Acima de tudo, estou com medo.

E se eu não conseguir eliminar esse peso? No início, eu tinha certeza de que seria capaz de emagrecer se fosse persistente. Mas esperava engordar apenas 23 quilogramas nessa aventura; e lá estava eu com 34, mais de 10 além do esperado. Nunca imaginei que os alimentos processados, contra os quais eu lutava dia após dia, seriam capazes de controlar a minha mente e meu corpo.

Além disso, outras dúvidas surgiram: depois de emagrecer, será que minha pele ficará flácida? Será que meu corpo voltará a queimar energia no mesmo ritmo dos primeiros 30 anos da minha vida ou ficará danificado para sempre? Fico perturbado quando penso nos efeitos que esse experimento vem causando no meu metabolismo e no corpo que procurei aperfeiçoar, incansavelmente.

Antes dessa jornada, eu costumava condenar as pessoas que não conseguiam resistir ao Cinnamon Toast Crunch[1]. Agora, quando não pego a caixa na despensa, sinto que estou traindo o pequeno padeiro estampado na caixa. Se decido não fazer companhia ao Tucano Sam[2] e suas argolas coloridas de puro amor e afeição, a culpa se multiplica. Para demonstrar apoio, as pessoas que acompanham minha jornada me dão bolos, tortas e outros contrabandos. Nesse contexto, se me enviassem um talo de salsão não seria um ato carinhoso.

Todos temos embates com a nossa autoestima. Mesmo quando eu estava na minha melhor forma, tive, por vezes, episódios de insegurança. Mas nada extremo, como o que sinto agora, pois nunca estive tão gordo. Tenho questionado minhas habilidades de personal trainer, marido, amigo e pai. O que acontecerá se a minha realidade atual se tornar permanente? Talvez eu esteja sendo dramático, mas sinto medo.

Não me permitirei ficar 34 quilogramas acima do peso uma vez que tiver a chance de voltar a comer direito e a malhar. Mas quais

---

1 Cereal de trigo e arroz coberto com canela e açúcar, comum nos Estados Unidos, na Europa e em outros países.

2 Mascote do Froot Loops, cereal matinal da Kellogg's.

serão os efeitos a longo prazo desse empreendimento? E se eu for presenteado com aqueles últimos 7 quilogramas que se recusam a ir embora? Minha saúde será afetada para sempre?

Fico me perguntando se a minha esposa não acha que está na hora de me trocar por uma versão mais enxuta e bem cuidada. Claro, estou preocupado com o processo de emagrecimento. Mas o que me apavora mesmo é imaginar que minha personalidade, confiança e autoestima podem nunca mais ser as mesmas. Ainda é difícil acreditar que tudo isso foi ideia minha.

Capítulo 2

Vencedores contra **perdedores** e outras suposições

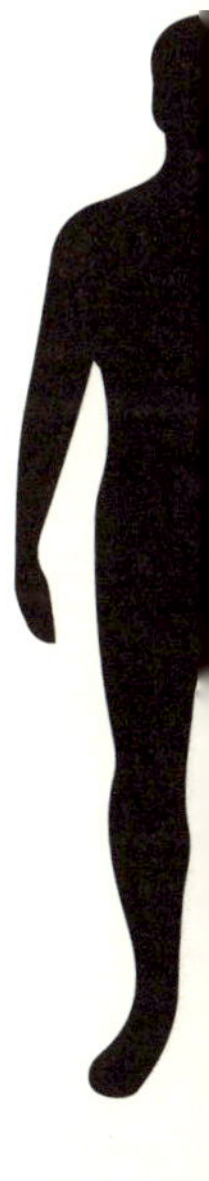

Mais uma tentativa. Essas foram as palavras que passaram pela minha cabeça quando, com um suspiro, abri a porta da academia para James, um novo cliente. Enquanto passava pelos equipamentos, ocupados por indivíduos tentando atingir ou aperfeiçoando corpos esculpidos, revisei mentalmente minha nova estratégia.

Mal tive tempo para recordar os pontos básicos do discurso que estava preparando quando o vi lutando contra o reflexo no espelho. Ele ainda não tinha reparado em mim; estava observando outras pessoas em melhor forma do que ele. Era impressão minha ou ele já apresentava alguns sinais de desistência?

Como sempre, eu havia tentado incentivá-lo, especialmente no início, sugerindo como ele poderia alcançar os resultados esperados e mudar seus hábitos para sempre. Mas agora eu sabia que estava simplesmente tentando ganhar tempo antes que o desânimo o vencesse. Como esperado, minha primeira investida tinha fracassado. James não havia perdido quilogramas, centímetros ou sua insegurança. Ele ainda precisava perceber que poderia mudar, pois estava se impedindo de ter uma vida saudável.

Eu nunca dava discursos de incentivo não convincentes. Afinal, eu sempre fui obcecado pela minha própria saúde. Meus bíceps e músculos abdominais eram provas vivas da minha rotina de exercícios e da minha alimentação saudável. Minha "obsessão por ser saudável" me fez arrumar um emprego de meio período como personal trainer – durante o dia, eu era técnico em monitoração neurofisiológica intraoperatória em um hospital.

Como personal trainer, eu tinha a chance de compartilhar minha paixão com outras pessoas e ajudá-las a encontrar a saúde e a boa forma que nunca tiveram ou que haviam perdido. Os resultados que elas obtinham deram à minha vida um sentido maior e, para ser honesto, também permitiram que eu passasse mais tempo me exercitando, sem que minha esposa achasse que eu tinha um quartinho secreto nos fundos da academia, com uma placa em que se lia "Casa do Drew".

Depois que recebi o certificado de personal trainer, amigos e parentes pediam conselhos. Alguns queriam ajuda para sobreviver às festas de fim de ano. Outros pediam exercícios específicos para ajudá-los a "ganhar massa" ou "perder os últimos 7 quilogramas" após a gravidez. James foi um dos parentes que me procuraram.

Ele não estava apenas acima do peso: com 1,72 m de altura e pesando quase 155 quilogramas, ele tinha um problema médico. Enquanto muita gente espera perder "alguns" quilogramas, James precisava perder peso, senão as consequências seriam mais graves. Durante a maior parte da vida, James lutara contra a obesidade, mas um acidente de moto, algum tempo atrás, tinha lesionado seus joelhos, o que lhe havia acarretado aumento de peso. Diante da situação, fiquei imediatamente interessado em auxiliá-lo, pois achava que, depois de obter algum sucesso com outros indivíduos, eu estava pronto para uma história de grande sucesso. Além disso, James era da família. Ele não apenas tinha um desejo, precisava de ajuda. No mínimo, ao auxiliar um parente de minha esposa, eu receberia alguns créditos para o título de "marido do ano", compensando todas as vezes em que fui um típico homem-problema.

Então, arquitetamos um plano: eu seria o seu personal trainer, iria guiá-lo nos exercícios e criaria um cardápio para modificar sua condição física. Apesar de tê-lo avisado de que eu poderia ser severo, também prometi apoiá-lo.

Logo no início, James seguiu meu cardápio à risca e, embora sempre parecesse estar prestes a me xingar durante os exercícios, esforçava-se ao máximo. Nós fazíamos exercícios três vezes por semana e seu esforço me impressionava. Melhor ainda, ele começou a emagrecer; não na velocidade esperada, admito, mas qualquer perda de peso era empolgante. Durante os exercícios, éramos parceiros: quando ele passava por dificuldades, eu estava lá para apoiá-lo e incentivá-lo.

No início do treino que seria o mais intenso até então, ocorreu o primeiro problema. Antes de começar, a balança revelou que ele não tinha emagrecido na última semana – algo que nunca havia acontecido desde que nossa parceria iniciara. Acho que não consegui disfarçar a decepção, pois ele começou a confessar imediatamente que tinha fugido do cardápio. Explicou que o motivo principal era a rotina atribulada de trabalho, dentre outras desculpas para justificar o desvio.

Com uma expressão impassível, incentivei-o a seguir o plano e expliquei que todos precisam lidar com desafios semelhantes aos que ele estava enfrentando. Mas, ao voltar para casa naquela noite, confessei minha frustração à minha esposa. Ele já estava vendo resultados, então por que saiu da linha? Além disso, ele tinha duas opções: perder peso ou encarar terríveis consequências. Como não via isso? Eu estava fazendo minha parte, e a dieta não era extremamente restritiva. Assegurei-me de não ser rígido demais no cardápio, para que qualquer um pudesse segui-lo. Como uma boa esposa, e já tendo passado por diversas conversas como essa antes, Lynn sugeriu uma mudança de estratégia e uma nova tentativa.

Saí da posição de parceiro de treino e assumi a postura de treinador. Eu o incentivei, disse que a evolução estava ao seu alcance e assim voltamos a ter progresso. Após algumas semanas, aquela pesagem era apenas um deslize do passado, pois, aparentemente, James estava mais comprometido do que nunca, até cancelar um treino. Não me lembro da razão, apenas da frustração. Planejávamos verificar sua perda de peso naquele dia, e suponho que ele não quisesse enfrentar outra confissão.

Por que ele pediu ajuda se não se comprometeria em longo prazo? Ele não estava apenas colocando sua vida em risco; suas decisões também afetariam a família. Além disso, havia um agravante: seus pais tinham morrido por causa de problemas de saúde.

No encontro seguinte, eu estava tão incomodado que perguntei se ele não percebia como era urgente a necessidade de mudança. Porém, em vez de admitir suas dificuldades, como fazia antes, ele também mudou suas táticas. Mencionou que alguns de seus hábitos eram difíceis de perder e que ele "não estava acostumado a esse tipo de exercício". Apesar dessa postura de dúvida e hesitação dele, minha alma de treinador não me permitiu desistir.

Nossa situação era mais complexa, por causa da relação familiar. Uma coisa era um de meus clientes dizer que estava com dificuldades, ou pior, que estava seguindo o cardápio quando na verdade não estava; outra coisa era ter que acompanhar os hábitos alimentares de James fora dos treinos. Em festas de família, eu o via engolindo grandes quantidades de refrigerante, empanturrando-se com mais de um cheeseburger e devorando sobremesas. Testemunhar a gravidade do aumento de peso para a saúde dele gerava um grande desconforto para nós dois.

Em algumas ocasiões, Lynn (literalmente) pisava no meu pé para que eu fechasse a minha boca. Era difícil ver um parente sabotando a própria saúde, que piorava a cada dia. Minha esposa, com razão, temia que a próxima reunião de família se tornasse um episódio de luta livre. Ainda assim, James ia para os treinos, indicando que havia esperança.

Com o passar do tempo, exceto por meio quilograma perdido de vez em quando, tínhamos cada vez menos sucesso. Uma leve tensão começou a se formar entre nós. Tenho certeza de que ele percebia a minha frustração, da mesma forma como eu via sua falta de fé em minhas propostas, tanto em curto como em longo prazo. Pressionava-o em nossos encontros e depois desabafava com a minha esposa sobre a incapacidade que ele tinha de evitar o drive-thru e os riscos desnecessários aos quais ele se submetia.

James fazia comentários como “você não entende” ou “não vê que isso não é natural para mim”. Depois de ele ter cancelado três treinos consecutivos, mudei mais uma vez de tática. Telefonei, tentei assustá-lo e fazê-lo renovar o compromisso, mostrando que não se tratava apenas de emagrecer. Enfatizei a viabilidade da mudança de estilo de vida, apresentando-me como prova viva de que o programa poderia levá-lo aonde quisesse. Acreditava plenamente no poder dos discursos motivacionais, e ele tinha que tentar outra vez. James concordou, relutantemente.

Andando pela academia, questionava-me se deveria ser mais enérgico ou se deveria me tornar indiferente nessa nova abordagem. Antes de assumir novamente meu papel de personal trainer, James disse que tentaria combater o peso por conta própria, durante um período. Segundo ele, graças às instruções que eu tinha lhe fornecido, ele já “sabia o básico” e me agradeceu por tudo. Quando veio falar comigo, parecia decidido havia algum tempo, pois tudo estava na ponta da língua. Perdi a conta de quantas desculpas ele deu antes que eu parasse de prestar atenção.

Com os burros n'água, dei alguns conselhos vagos, disse-lhe para manter contato se precisasse de alguma coisa. Claro que não deixei o caso inteiramente de lado. Assim que ele saiu, comecei a pensar numa estratégia para abordá-lo na próxima festa de família.

Enquanto eu intensificava o meu próprio treino, tentando compensar o encontro fracassado, senti que alguma coisa estava faltando e me perguntava se eu era capaz de causar impacto em alguém além de mim.

OS PERIGOS DE VER O MUNDO EM PRETO E BRANCO

Acontece algo interessante quando você tem filhos. Uma parte de você tenta se lembrar de todas as lições importantes que lhe ensinaram, com intuito de transmitir um pouco dessa sabedoria à próxima geração. Outra parte quer evitar algumas escolhas de seus pais e agradece por você ter conseguido curar os males de infância. E uma última parte abraça a tradição milenar de cada geração – a que diz que somos mais espertos, mais sábios e mais bem-sucedidos do que a anterior.

Parte dessa arrogância (ou, se for sua geração, sabedoria) você tem oportunidade de mudar, assim como o estereótipo dos gêneros, que era marcante para minha geração. Quando eu era criança, por ser menino, a sociedade determinava que eu deveria gostar de carros, de sujeira e de brincar de polícia e ladrão, enquanto minha esposa deveria adorar princesas e brincar de boneca.

Dentro do "estereótipo de menino", eu estava cercado por um mundo em preto e branco. Cada vez que brincávamos, tínhamos que escolher um lado. Os esportes, as brincadeiras de polícia e ladrão e os soldadinhos de chumbo – todos reforçavam a ideia de que havia o lado do bem e o do mal. Talvez tenhamos sido programados para essas atividades porque as gerações anteriores pensavam que os homens eram insensíveis, portanto, tentou-se simplificar as coisas – assim como as fêmeas primatas diziam aos seus maridos: "Vá. Cace. Mate o animal. Faça a família feliz".

Na extremidade oposta, os estereótipos das meninas variavam em tons de cinza. Ninguém vencia quando brincavam de princesas.

Não havia uma competição de luta livre entre as bonecas Barbie pelo controle do conversível cor-de-rosa.

Ao crescer em uma família grande, entre três irmãs e sete irmãos, eu estava constantemente à sombra das realizações dos meninos, geralmente relacionadas a esportes em equipe ou individuais. Então começou a minha obsessão por saúde, exercícios e boa forma. À medida que eu me destacava nos esportes, um dos estereótipos começou a ficar evidente: em qualquer jogo, havia um vencedor e um perdedor, havia aqueles que se esforçavam mais e aqueles que aceitavam o fracasso. Ao longo do tempo, essa visão de um mundo preto e branco só se fortaleceu. Comecei a entender como controlar a minha boa forma. Estendi esse ponto de vista aos outros, supondo que aqueles que não estavam em forma tinham escolhido voluntariamente não exercer controle sobre si próprios. O mundo era dividido entre os motivados e os preguiçosos, os atléticos e os gordos.

Fiel ao meu "estereótipo de menino", do bem contra o mal, eu via o problema enraizado em três falhas principais (que explicarei em um minuto) daqueles que lutavam contra o peso. Eu não sentava nas esquinas e zombava de cada transeunte com um pneuzinho. Era mais sutil do que isso: eu sacudia a cabeça quando via uma fila de carros que circundavam um restaurante de fast-food ou suspirava audivelmente quando um pai acima do peso estava tão fora de forma que não conseguia levantar seu filho no parquinho.

Então, quais eram as três falhas? Primeiro, eu estava convencido de que as pessoas usavam a genética ou desculpas semelhantes como muletas. Por exemplo, na academia, eu ouvia pessoas dizerem "eu tenho ossos grandes" ou "eu fui criado à base de batata e carne" e literalmente jogavam a toalha. Eu, por outro lado, acreditava que ser saudável era uma escolha de estilo de vida. Estar acima do peso não era consequência da forma como você foi criado ou do seu tipo de corpo. Para mim, cada um escolhia se queria ser saudável ou não.

Em segundo lugar, eu acreditava que ser viciado em comida ou em saúde também era uma escolha. Os hábitos podem ser criados ou quebrados. Afinal, eu tinha treinado meu próprio corpo para ser viciado em treinos e shakes de espinafre. Se eu conseguira fazer isso, qualquer um poderia se afastar da batata frita, da pizza e do sorvete. Eu ficava frustrado ao ver que as pessoas trocavam o bem-estar por um cheeseburger. Ficava assustado ao ver que algumas pessoas comiam porções de fritas com alho ou bebiam cerveja sem pensar em quanto estavam aumentando as probabilidades de doenças cardíacas, diabetes ou de sofrerem um acidente vascular cerebral (AVC) ou infarto.

Além desses estereótipos, havia um terceiro, o que mais me irritava como personal trainer. As pessoas acima do peso pareciam ser extremamente preguiçosas e confortáveis com o excesso de peso. Como se não bastasse, elas se acostumavam a ser sedentárias e a ter uma dieta irrestrita. Assim, o problema se agravava: elas escolhiam ser gordas e, depois, escolhiam continuar gordas.

Esse foi um dos motivos pelos quais me tornei personal trainer – se elas não conseguiam se ajudar, eu faria isso por elas. Infelizmente, eu estava preso a essa mentalidade e não conseguia ver o outro lado da moeda. Eu não via a situação como um todo e precisei passar por duras lições até perceber que era necessário compreender melhor aqueles que lutavam contra o peso. Como eu conseguiria ser um bom personal trainer e ajudar as pessoas se eu não entendia sua realidade? Se não era apenas fazer a escolha, então o que deveria ser feito?

Minha abordagem funcionou muito bem comigo – além de me manter em forma, incentivou minha esposa a fazer o mesmo e permitiu que eu criasse dois filhos baseado na crença de que ser saudável era um estado de espírito. Mas essa mentalidade de "tudo ou nada" não era efetiva quando usada como ferramenta de trabalho. Eu não estava causando o impacto que esperava quando me tornei personal trainer. Meus clientes estavam progredindo, mas a grande reviravolta – a verdadeira mudança de vida – permanecia inalcançável.

Minha experiência com James evidenciou essa luta constante. Nossa incapacidade de trabalhar juntos para alcançar os objetivos traçados afetou-me mais profundamente do que todas as dificuldades anteriores pelas quais havia passado como personal trainer. Talvez essa dificuldade tenha ocorrido porque ele era parente de minha esposa ou porque eu quis conhecê-lo como indivíduo, amigo e pai, assim como eu, e sabia que era uma questão de vida ou morte.

Conforme o tempo passava e a experiência com James ficava no passado, eu não me lembrava dos meus deslizes ao tentar fazê-lo mudar seu estilo de vida. Em vez disso, ficava pensando nas atitudes dele e no processo de rompimento, no meio da academia, da parceria inicialmente bem-sucedida. Eu pensava nas coisas que ele dissera e em tudo o que ele não dissera – o mais importante, talvez. Possivelmente, para cada vez que eu disse à minha esposa que James não entendia, ele fizera o mesmo em sua casa. No fim das contas, quem estava certo?

De repente, o mundo não era só preto e branco. Eu percebia que havia todos os tons, dos mais esbranquiçados aos escuros como carvão.

Nessa perspectiva cheia de nuances, tive uma visão: James e eu nos encarando fixamente, cada um num ponto oposto de uma longa trilha rumo ao topo de uma montanha. Era como se eu estivesse no alto, olhando fixamente para baixo, tentando entender por que ele não conseguia subir. Eu havia provado que a subida era possível, tinha atravessado toda a trilha e vencido. Mas pela primeira vez na vida, depois de tantas horas tentando convencer outras pessoas de que eram capazes de escalar a montanha, mudei minha perspectiva. Eu era o guia e deveria conduzi-los por entre as armadilhas em seu caminho. Mas será que eu realmente sabia como desbravar a montanha? Sempre havia estado em forma ou, em outras palavras, no topo da montanha. Se minha trilha tinha começado no ápice da montanha, apreciando a vista, como eu poderia entender a dificuldade daqueles que começavam de baixo?

Este era o problema: se eu não conseguia orientá-los do topo, teria que descer a montanha e provar a todos que era fácil escalá-la de volta. Ficava na cozinha pensando nos meus próximos passos, buscando uma maneira de manter minha rotina de boa forma enquanto ajudava o máximo de pessoas possível. A lição que talvez eu tenha aprendido durante a minha experiência com James foi que as coisas não dariam certo como estavam. Eu precisava de uma nova estratégia.

A MINHA MELHOR CARTADA

Se eu quisesse realmente entender meus clientes e mostrar às pessoas como ficar em forma depois de ter engordado, eu precisaria experimentar essa situação. Um livro de dieta, uma revista de saúde ou um nutricionista não poderiam explicar o que eu não entendia. Era algo muito além disso. Afinal, uma montanha só parece alta se não estamos no topo.

A ideia de "sair de forma" de propósito passou rapidamente pela minha cabeça. Então, após alguns minutos, tornou-se uma ideia fixa. Era algo assustador. Imagine como seria louco se, após lutar contra o hábito de fumar por toda a sua vida, você de repente decidisse explorar e entender a vida de um fumante compulsivo.

Mas havia algo poderoso, quase intoxicante, na ideia de engordar. Os indivíduos que veem os quilogramas a mais como uma maldição ou uma fraqueza sustentam a profissão dos personal trainers por sempre buscarem estar em forma. Se eu conseguisse engordar e pudesse testar as minhas suposições, o resultado só poderia ser positivo, tanto para mim quanto para aqueles ao meu redor. Na pior das hipóteses, eu poderia relatar a experiência de estar acima do peso e, com sorte, atingiria meu público. Na melhor das hipóteses, eu experimentaria estereótipos opostos com os quais nossa sociedade lida diariamente – estar acima do peso e estar em forma – e, com sorte, descobriria o que ajudou e o que desafiou aqueles em busca de saúde.

Assim, de pé no meio da cozinha, decidi que essa era minha chance de entender as dificuldades do processo emagrecimento. Durante um ano inteiro, eu engordaria de propósito, sem praticar exercícios e frequentando restaurantes de fast-food em todo o oeste dos Estados Unidos. Após um ano, eu inverteria o processo e reinventaria meus cardápios e treinos, em busca da saúde. No final, eu esperava entender melhor o que é preciso para perder peso e ficar saudável.

Este era meu desafio pessoal: ganharia peso e em seguida perderia na mesma velocidade. Surpreendentemente (ou não), Lynn não gostou muito da minha ideia. Naquela noite, enquanto explicava meus planos, ela só parecia acreditar que participava de uma pegadinha. Essa era a única explicação possível para essa ideia, pois seu marido a atormentava se ela deixava de treinar por alguns dias.

No entanto, eu era persistente. No início da conversa, ela mostrou-se preocupada. Seu tom era semelhante ao de alguém tentando explicar para o filho a razão lógica que impedia a adoção de um elefante como animal de estimação – paciente, embora exasperado por ter que explicar isso. Mas, enquanto eu insistia, vi suas perguntas e comentários mudarem.

Lynn começou a questionar se ganhar peso durante um ano era a abordagem ideal, não apenas pelo tempo, mas pelo conceito. Então ela sugeriu que seria mais realista uma jornada de seis meses até ficar acima do peso, seguida por uma jornada de seis meses para voltar à forma. Com essa mudança de perspectiva, eu soube que tinha vencido – e, acredite, significa muito quando um marido pode aclamar vitória.

Ao longo dos meses seguintes, minha determinação para engordar cresceu, assim como o apoio da minha esposa. Nós começamos a chamar a jornada de Ganhar para Perder[1] e decidimos criar um website para monitorar o meu progresso. Decidimos que todos os interessados poderiam acompanhar os efeitos físicos do consumo de alimentos processados e da ausência de exercícios. Seria melhor ainda se conseguíssemos inspirar seguidores a mudar os próprios hábitos depois de atentar para esses efeitos.

A abordagem era simples. Eu pararia de seguir o meu cardápio e adotaria a típica dieta americana. Além disso, deixaria de me exercitar e propositalmente evitaria esforços físicos sempre que possível (dentro do razoável; certo, querida?).

Faria uma pesagem semanal para o website e, em um blog, contaria a experiência de perder o corpo que eu tinha trabalhado duro para conquistar e manter.

Minhas citações favoritas

"Vamos mudar o modo como comemos,
Vamos mudar o modo como vivemos,
Vamos mudar o modo como nos relacionamos."

Tupac

"Mesmo se você estiver no caminho certo, será atropelado se ficar sentado lá."

Will Rogers

"Nada tem um sabor tão bom quanto estar saudável."

Desconhecido

---

1 O título original deste livro, *Fit2Fat2Fit*, corresponde ao nome de um famoso programa de emagrecimento criado e vivenciado por Drew Manning. Por questões de tradução, optamos por mudá-lo para *Ganhar para Perder*. Para saber mais sobre o programa, acesse: <www.fit2fat2fit.com>.

Só por diversão, postaria enquetes semanais para meus seguidores (se houvesse algum) determinarem qual seria o meu desafio alimentar extremo da semana, como se fosse um alvo de "excessos alimentares" que eu deveria atingir. O objetivo era mostrar quanto meu apetite tinha aumentado ao longo do tempo e entreter as poucas pobres almas que haviam se deparado com meu website.

Também decidi que compartilharia meus cardápios e treinos com os seguidores assim que começasse a eliminar os quilogramas. O objetivo era incentivá-los a participar dessa jornada rumo à boa forma. Eu queria que escalássemos a montanha juntos. Sabendo que provavelmente minha esposa perderia o interesse por mim, esperava que alguém tirasse proveito do sacrifício que estava fazendo em nome da pesquisa!

Quando começamos a desenvolver o website, minha esposa se lembrou de algo que eu havia esquecido: eu teria que contar aos meus pais, senão eles ficariam preocupados e achariam que eu estava com algum problema na tireoide, ou que meu lado competitivo tinha me colocado em uma estranha competição contra minha esposa (que na época estava grávida do nosso segundo filho), querendo "ganhar" a corrida de quem engordava mais em menos de um ano.

Meu top 10 de alimentos viciantes

- Mountain Dew (refrigerante com cafeína)
- Zingers (minibolo com recheio e cobertura)
- Cinnamon Toast Crunch (cereal de trigo e arroz)
- Cap'n Crunch (cereal de milho e aveia)
- Taco Bell Grilled Stuft Burritos (burrito com recheio variado)
- Pasta de amendoim e Nutella no pão de forma branco
- SpaghettiOs (macarrão enlatado)
- Hot Pockets
- Barras de cereais de chocolate com coco
- Pringles

Se contar a proposta para minha esposa foi equivalente a tentar convencer um psiquiatra de que eu não era clinicamente insano, contar aos meus pais era o mesmo que convencer um cirurgião-geral de que a ambição de vida do seu filho agora era ser garoto propaganda da Marlboro. Os dois casais (meus sogros e meus pais) abominaram os riscos aos quais eu estava submetendo meu corpo e repetiram o discurso que eu havia aperfeiçoado como personal trainer – parecia que eu estava conversando comigo mesmo.

A abordagem do meu pai foi diferente, talvez mais convincente. Ele me fez a pergunta retórica: "E se você nunca recuperar seu antigo corpo e sua saúde?". Pelo menos entendi de onde vinha a ausência de tons de cinza em minha vida! Ter minha esposa ao meu lado ajudou, mas, com a aproximação da data de lançamento do projeto Ganhar para Perder, percebi que minha família e meus amigos mais próximos estavam divididos entre dois pontos de vista, embora parecessem me apoiar.

Por um lado, a ideia atraía a atenção como um grave acidente de carro – por mais que você tente, é impossível desviar o olhar. Por outro lado, as pessoas me lançavam olhares que diziam "se eu tivesse seus músculos, faria um seguro para eles e jamais os trocaria por alguns donuts e batatas fritas".

No entanto, uma das pessoas mais importantes para quem eu precisava contar sobre minha jornada era James. Afinal, eu estava planejando me tornar o que ele era. Será que ele se ofenderia ou me apoiaria? Não sabia o que esperar.

Ao explicar o plano para ele, tentei destacar que essa experiência faria de mim não só uma pessoa melhor como um personal trainer mais preparado, ao passar por algo que eu nunca tinha experimentado antes.

Provavelmente James teve as próprias dúvidas em relação àquilo em que eu estava me metendo, mas me apoiou desde o início e, ao menos, pareceu um pouco interessado no sacrifício ao qual eu estava me submetendo. Após seis meses de extravagâncias, eu voltaria à rotina da "dieta saudável com treinos" pela qual ele havia passado, e James, mais tarde, acabaria se tornando um importante aliado. Os papéis se inverteriam.

Mas, acima de tudo, eu queria que as pessoas que tinham frequentado minhas aulas soubessem o motivo dessa jornada e quanto eu esperava que ela ajudasse a entender as dificuldades e as vitórias acerca do emagrecimento.

Após meses de planejamento, eu finalmente estava pronto para começar, e comi minha última refeição saudável antes de oficialmente dar início à jornada Ganhar para Perder.

Pensei que ficaria empolgado. Minha esposa estava: nos últimos dias de preparação, já havia uma lista de todas as suas sobremesas favoritas, que agora seriam permitidas em casa, e ela andava entusiasmada pelos corredores do mercado. Meus seguidores (isto é, membros da minha família) também estavam animados: tinham escolhido meu primeiro desafio alimentar extremo – 12 donuts da Krispy Kreme[2].

Eu percebia a expectativa deles, mas ao mesmo tempo estava lidando com outras emoções. Primeiro e acima de tudo, estava com medo. Claro, eu já estava com medo de me tornar o "cara que vomita enquanto enche a cara de donuts" no YouTube, mas tinha ainda mais medo da incerteza. Eu baseava minha filosofia de personal trainer (e muito de minha própria busca incessante pela saúde) na certeza de que era fácil ser saudável, fazer as escolhas certas e, não importasse qual fosse o ganho de peso, você sempre poderia voltar à forma. E se eu estivesse errado?

Eu baseava minha filosofia de personal trainer (e muito de minha própria busca incessante pela saúde) na certeza de que era fácil ser saudável, fazer as escolhas certas e, não importasse qual fosse o ganho de peso, você sempre poderia voltar à forma. E se eu estivesse errado?

Logo fui tomado pela insegurança. E se eu realmente tivesse dificuldades para perder esse peso? Poucas horas antes de mergulhar nos 12 donuts que agora decoravam a mesa da cozinha, comecei a me perguntar quanto eu tinha apostado em uma única mão de *blackjack*[3]. Refleti sobre o efeito da jornada, não apenas em minha cintura, mas também em meu casamento, filhos, trabalho e relacionamentos. Parecia ser um risco grande demais para se correr em troca de

[2] Empresa fundada por Vernon Rudolph, em 1937, na Carolina do Norte. Produz, todos os dias, 5 milhões de donuts, aproximadamente (N. da E.)

[3] Jogo de cartas também conhecido como vinte e um, cujo objetivo é acumular mais pontos que o adversário sem ultrapassar os 21 – caso em que se perde o jogo (N. da E.).

uma dieta sem restrições e de alguns momentos de descoberta sobre como é estar acima do peso.

Minha esposa me apoiou incondicionalmente e nunca perguntou se eu queria desistir, mas e se tivesse questionado? Qual teria sido minha resposta? Eu me preocupava com a jornada à minha frente e, mais do que isso, pensava em James e em outros como ele. Eu os imaginava sentados ao pé da montanha, olhando para o que parecia impossível: chegar ao topo. Eles precisavam de alguém que os entendesse. Com isso em mente, peguei meu prato de donuts e pedi que minha esposa começasse a gravar o primeiro vídeo do Ganhar para Perder. As cartas estavam na mesa.

UM ARMÁRIO CHEIO DE ROUPAS E NADA PARA VESTIR

Apenas dois meses depois, lá estava eu, observando minhas roupas no armário e pensando em algo em que todas as mulheres provavelmente já pensaram: "Um armário cheio de roupas e nada para vestir".

Meu dilema, entretanto, não era por não estar na moda. Era por encontrar uma roupa para trabalhar que não acentuasse minha barriga, que crescia a cada dia. Quando estava em forma, eu usava roupas justas. Agora, esse adjetivo já não tinha a mesma conotação.

Tudo que eu experimentava gritava: "Sim, você ganhando peso a jato!". Para piorar as coisas, até onde tive conhecimento, além dos meus amigos e familiares que sabiam que eu estava engordando de propósito, eu tinha poucos seguidores.

Quando estava em forma, minha única insegurança era pensar que podia ganhar um pneuzinho, uma obsessão que sempre fazia minha esposa virar os olhos, com razão. Agora, uma vozinha na minha cabeça desejava saber o que aqueles ao meu redor pensavam. Pior ainda, achava agora que todas as pessoas que me conheciam estavam pensando: 1) "O que ele fez com si mesmo?" e 2) "Ele nunca tinha ouvido falar de cookies?".

O problema era que eu me importava com o que os outros achavam de mim. Eu queria desesperadamente conversar com estranhos e com conhecidos sobre minha jornada. Na verdade, quando estava em forma, qualquer luta contra minha autoestima era interna. Embora eu tivesse o pior crítico dentro de mim, ele era apenas um. Quando comecei a ganhar peso, minha autoestima se tornou alvo de uma obsessão. Eu temia que todos – até estranhos – percebessem cada quilograma recém-adquirido.

Para evitar esse problema, queria ficar em casa, mas meu ganho de peso era igualmente chocante para minha esposa. Quando me via usando uma camiseta apertada ou com menos roupas, ela zombava da minha bunda de "queijo cottage" ou de como minha postura estava rapidamente se deteriorando. Em vez de rir e seguir em frente, eu levava esses comentários a sério. Olhava no espelho e procurava por qualquer semelhança com queijo cottage. Usava as roupas mais largas que eu tinha, porque era mais fácil esconder do que aceitar o que estava acontecendo.

Paradoxalmente, embora as roupas fossem uma estratégia para esconder o peso, eu usava palavras para expô-lo. Ao visitar amigos (mesmo os que sabiam da jornada), antes que eles perguntassem como eu estava, eu comentava algo do tipo: "Dá pra acreditar em quanto eu mudei?". Eu achava mais fácil ressaltar o óbvio e deixá-los comentarem a minha aparência do que ficar imaginando o que passava pela cabeça deles.

O que mais me incomodava, entretanto, era que um estereótipo importante parecia estar em questão. Se eu já estava sentindo a pressão de querer saber o que aqueles ao meu redor pensavam, o que sentiam as pessoas que tinham lidado com isso a vida inteira? Se eu, o personal trainer, sentia-me hesitante ao sair de casa, o que os James do mundo sentiam? E como esses sentimentos afetavam sua capacidade de manter o foco em seus objetivos?

Depois de vestir a camiseta mais folgada que consegui encontrar e me arrumar para ir ao hospital onde trabalho (durante o Ganhar para Perder, parei de trabalhar temporariamente como personal trainer da maioria dos meus clientes), percebi que, nessa jornada, não se tratava apenas de engordar uns quilogramas e atualizar meu blog. Havia um componente emocional e mental que eu não tinha previsto e que era muito mais difícil do que eu tinha imaginado.

Enquanto eu dirigia para o trabalho me dei conta de que o jogo realmente tinha começado e eu não estava nem perto de ganhá-lo.

Capítulo 3

Ninguém disse que seria **fácil**

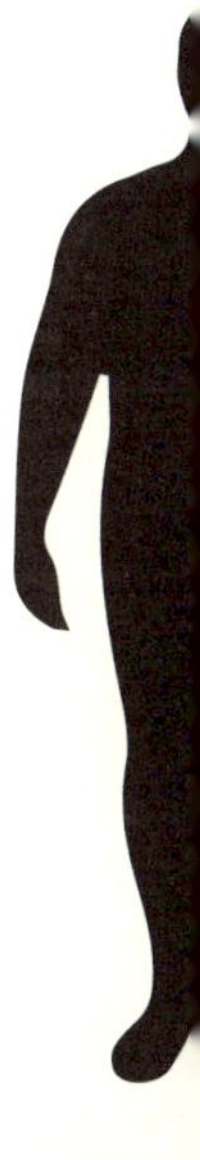

Somos criaturas acostumadas a adotar hábitos. Independentemente do que se passa em nossa vida, parece que estamos sempre buscando organização e estrutura. Quando eu estava em forma, minha rotina poderia ser descrita como a de um soldado. Eu comia certos alimentos, preparados de determinadas formas, em dados momentos. Havia um quê de transtorno obsessivo-compulsivo (TOC) no meu dia a dia – algo de que Lynn zombava constantemente e tentava boicotar, mudando os alimentos de lugar nos armários e na geladeira e programando (de propósito!) atividades com a família ou os amigos que me obrigavam a adaptar meu plano diário.

Para ser justo com minha esposa, imagino que não era agradável ter que esperar eu terminar o treino em nossas raras noites românticas. Ou acordar com o barulho do liquidificador de quando eu preparava meu shake matinal de espinafre, enquanto o resto da família ainda estava em sono profundo. Digamos apenas que, quando um parceiro acorda o outro durante o sono dos filhos, espera-se que não seja por causa de um suco verde!

Dizem que as rotinas são feitas de hábitos. Agora que meu quadril estava maior do que eu gostaria de admitir, minha antiga rotina tinha ficado no passado. Mas não demorou muito para que eu encontrasse outra, embora menos divertida.

A manhã de terça-feira foi diferente. Rolei da cama e caí em minha nova rotina. Cambaleei para o chuveiro, peguei o barbeador e o guardei de volta, pois lembrei que não faria a depilação "masculina" (tradição de remover pelos "masculinos" para parecer mais... másculo!)

por um bom tempo. Não foi difícil me lembrar disso, afinal a Lynn tinha começado a pedir que nossas aventuras noturnas acontecessem "com as luzes apagadas, por favor!".

Escolhi uma roupa que escondesse a barriga protuberante em expansão e tentei afogar a aversão à minha aparência física em uma tigela do novo vício que tinha adquirido: Cinnamon Toast Crunch. Depois de esvaziar a caixa de cereal, chequei meu e-mail, excluí o spam que prometia me ajudar a "perder 5 quilogramas durante a noite", saí de casa, em Utah, e dirigi para Idaho – uma longa viagem que eu fazia três vezes por semana a trabalho.

Busquei disfarçar os novos hábitos "variando" as refeições: em vez de ir sempre ao McDonald's, eu intercalava com o Taco Bell ou o Burger King. A cada mordida no fast-food do dia, percebia que a culpa inicial da ingestão de calorias tinha sido substituída por um desejo não natural de comer qualquer coisa frita em muito óleo e gordura.

Ao chegar em casa, após uma longa viagem de volta, eu cozinhava duas refeições: uma saudável para minha esposa e filhos e um "prato típico americano" (como SpaghettiOs) para mim. Depois que terminei o jantar gourmet naquela terça-feira à noite, acessei meu e-mail para limpar um monte de spams, certo de que as únicas pessoas que realmente acompanhavam meu blog eram minha esposa e meus pais.

UM PROPÓSITO MAIOR

Foi então que recebi a mensagem de Megan e meu mundo mudou.

Megan tinha 40 e poucos anos e vivia na Flórida, segundo escreveu no e-mail. Atualmente, pesava cerca de 110 quilogramas e tinha estatura média. Cada palavra de sua história prendia mais a minha atenção. Megan não tinha passado a vida inteira acima do peso. Na verdade, ela havia estado razoavelmente em forma a maior parte da vida, mas acontecimentos a boicotaram: divórcio, relacionamentos difíceis, um segundo casamento, um trabalho estressante e mudança e retorno entre lados opostos do país a tinham feito ganhar, além dos cabelos grisalhos, vários quilogramas.

Antes de todo esse estresse, Megan tinha sido uma corredora e gostava de fazer ioga. Costumava nadar e já havia até levantado peso.

Naquela época, Megan amava cada curva de seu corpo. Mas o estresse e o peso extra tinham provocado mudanças, não só no físico de Megan, mas também em sua personalidade – e ela não havia gostado nada daquilo. Tinha deixado de ser extrovertida e se tornado uma pessoa tímida, que se exercitava menos, comia mais junk food e passava a maior parte do tempo deprimida.

Mas Megan não se entregou. Voltou a se exercitar e se sentia melhor. Começou uma dieta e, em três meses, tinha perdido 11 quilogramas. Foi aí que sua mãe faleceu, e ela recuperou cada quilograma perdido.

A parte que mais me impressionou na história da Megan veio em seguida. Ela disse que estava cansada de estar acima do peso, de tentar emagrecer e falhar, e me contou alguns de seus desejos que não podiam ser realizados devido ao peso excessivo. Megan queria apenas ser saudável e ativa, gostaria de encontrar uma rotina e segui-la, sentia vontade de usar salto alto novamente e desejava ter as experiências sociais que havia deixado para trás.

Tudo o que parecia errado na sua vida tinha a ver com o excesso de peso. A saúde, o dia a dia e as atitudes dela tinham sido dominadas por sua incapacidade de voltar ao peso ideal. Diariamente ela ouvia diversos conselhos sobre como emagrecer, incluindo os da irmã, que a pressionava para frequentar o Vigilantes do Peso. Mas Megan tinha medo de falhar e enfrentar ainda mais pressão da família, e o fracasso na frente dos outros a impedia de tentar.

Após incontáveis postagens no blog, desafios alimentares, vídeos de pesagem e muito spam, alguém tinha me procurado com uma mensagem de afeto, e isso me pegou de surpresa. Além de compartilhar sua história, Megan também agradeceu. Ela tinha se identificado com a minha jornada e havia se comprometido a acompanhá-la porque também queria alcançar seu objetivo. Talvez fosse por causa do fórum (afinal, era mais fácil seguir um blog anônimo, no conforto de sua sala), talvez tenha sido a abordagem. Independentemente de qual tivesse sido o sensibilizador, ela havia encontrado em mim um parceiro com quem compartilhar suas metas de saúde.

Reli o e-mail da Megan duas ou três vezes. A cada palavra, senti minha apatia desaparecer. Uma nova emoção surgia: de repente senti esperança e revitalizei-me – mesmo em uma rotina que não proporcionava muita energia.

ENGULA ISSO

Quando você descobre que vai ser pai, todos lhe dizem que não há manual. Lembro as conversas sobre o sentimento de descoberta, as experiências maravilhosas inimagináveis e o terror inevitável que se sente a cada dia por não saber se está fazendo a coisa certa. Concluí que seria desperdício de tempo tentar me preparar para a paternidade. Seria melhor descobrir as coisas à medida que aconteciam.

Minha esposa, por outro lado, pediu que eu fosse à livraria e comprasse vários livros sobre o que fazer antes, durante e depois da chegada de um pequeno ser humano ao mundo. Conforme o grande dia se aproximava, ela se preparava cada vez mais: leu os livros de cabo a rabo e transformou nossa casa em um ninho.

Enquanto isso, continuei determinado a não me preparar. Achei que aprenderia a ser pai naturalmente. Talvez eu precisasse de algumas dicas sobre como trocar fraldas ou, no futuro, dar conselhos de pai pra filho, mas eu tinha certeza de que saberia, por instinto, como ajudar durante o parto. Eu seria um pai normal, cuidaria de meus filhos, ensinaria os truques do futebol americano e, quando a adolescência chegasse, teria a conversa perfeita sobre relacionamentos.

Então nosso primeiro filho chegou e me arrependi de não ter examinado os livros. Quando segurava meu precioso bebê, percebia que a improvisação não seria uma estratégia tão boa. Não é surpresa, então, que eu tenha encarado o desafio de ganhar, da mesma forma, o que eu achava que seriam entre 22 e 28 quilogramas. Não pesquisei durante muito tempo as consequências médicas, físicas, emocionais e mentais que me aguardavam.

Meu top 5 da inércia perfeita

- Ficar largado no sofá vendo futebol aos sábados, domingos e segundas-feiras, às vezes, também às quintas-feiras.
- Pagar a alguma criança da vizinhança para cortar a grama com a desculpa de que está muito cansado.
- Assistir a um filme com minha filha Kale'a em vez de brincar com ela.
- Oferecer-me para ir ao mercado em vez de limpar a casa.
- Assistir a um filme em casa em vez de passear com minha esposa, porque estou muito infeliz para sair depois de um desafio alimentar.

Tinha me convencido de que a primeira metade da minha jornada era puramente física. Porém, como aconteceu ao namorar, casar e ser pai, ficar gordo mexeu com minha cabeça – e eu não estava preparado.

O lado físico de se tornar obeso vai muito além da enorme quantidade de gordura trans que você consome ou dos quilogramas que você ganha. Os efeitos corporais são terríveis: o peso adicionado favorece o aumento da cintura, dos quadris e dos glúteos, que crescem proporcionalmente (ou, no caso dos meus glúteos, não tão proporcionalmente). Os homens ainda têm que lidar com o aparecimento das temidas mamas!

Enquanto os quilogramas faziam sua parte, comecei a perceber que meu corpo não estava apenas se expandindo, mas também se movendo mais lentamente. Acima de tudo, comecei a sentir as consequências do excesso de peso na pele – por exemplo, as assaduras decorrentes do atrito entre coxas. Mas, para falar a verdade, eu tinha mais medo das marcas de estrias que das assaduras; por isso, fiz Lynn passar pela horrível experiência de "esfregar o Buda" com o creme antiestrias usado durante a gravidez.

À medida que os meses passavam, as consequências do atrito na pele apareciam com mais frequência. Minhas mamas masculinas – assunto de uma piada autodepreciativa no meu blog semanal – juntavam grandes quantidades de suor, e eu sentia as laterais da região peitoral quentes, mesmo quando fazia algo tão banal quanto levar o lixo para fora.

O pior era andar. Minha esposa provavelmente achava que eu tinha preguiça até de lhe passar a bebida que estava na minha frente – e ela tinha razão. Eu temia qualquer movimento físico, principalmente as atividades que exigiam esforço.

Uma coisa ficou dolorosamente clara: se eu, uma pessoa que tinha acabado de engordar, já temia subir um lance de escadas, como os meus clientes obesos se sentiam quando eu impiedosamente os submetia a uma série de 25 flexões e abdominais na frente de espectadores que não os apoiavam na academia?

O crescente sentimento de exaustão agravava a dor física e o atrito na pele de tal forma que perdi a vontade de ajudar em casa. Antes de ganhar peso, eu era um participante ativo nas tarefas domésticas, cozinhava a maioria das refeições – para ter certeza de que elas seriam saudáveis, uma forma egoísta de ganhar pontos com a minha esposa – e tentava ajudar em tudo o que podia.

A cada quilograma que eu ganhava, tanto o esforço como o desejo de ser útil iam sumindo. Além disso, de maneira assustadora, a culpa que eu sentia por deixar todo o trabalho doméstico para Lynn também sumiu. Tenho vergonha de admitir que ficava deitado confortavelmente no sofá enquanto ela cuidava das tarefas domésticas, dos filhos e do jantar após um longo dia de trabalho.

No início, quando ela me pedia ajuda, eu concordava, ainda que relutante. Porém, segundo ela, eu gastava mais energia para reclamar do que para realizar a atividade. Enquanto o tempo passava e eu ganhava mais peso, Lynn foi deixando de manifestar frustração e desistiu. E eu percebi o que era pior.

Eu ficava sentado no sofá, cansado demais para brincar com minha filha de dois anos e com medo de provocar mais assaduras no meu corpo enorme. À noite, eu saía da sala e ia para o quarto, e tudo o que eu conseguia fazer na cama era amaciar meu travesseiro.

Se a vida em casa me lembrava a todo instante do meu despreparo físico causado pela jornada Ganhar para Perder, a vida no trabalho fazia o mesmo em relação ao meu despreparo mental e emocional. Num local de trabalho médico, os lembretes e as evidências nunca me deixavam em paz.

No meu cargo de técnico em monitoração neurofisiológica intraoperatória, o uso de uniforme é obrigatório. De vez em quando, o uniforme tradicional de pano não estava disponível. Quando eu estava em forma, o uniforme de papel nunca foi um problema; entretanto, quando engordei, ele se tornou um transtorno, tanto pela questão do atrito quanto da durabilidade. Eu soube que tinha engordado mais que o previsto quando o uniforme extragrande ficou desconfortavelmente apertado.

Certo dia, ao me abaixar para fazer alguns ajustes enquanto preparava a sala de cirurgia, ouvi um enorme barulho de rasgo: meu traseiro gigante tinha acabado de rasgar a calça. Olhei para baixo, vi os restos da roupa e fiquei horrorizado – e aliviado por não ter ido sem roupas de baixo naquele dia! Pior: o dia só estava começando, e tive que me virar. Consegui usar uma das mãos para segurar as metades da calça, enquanto executava minhas tarefas na sala de cirurgia. Acabei rindo de mim mesmo, afinal esse era o tipo de situação que eu sabia que aconteceria – cenas cômicas, provocadas por um corpo bem maior do que aquele ao qual eu estava acostumado. Era como ser um adolescente outra vez: estranho.

Desde o início, eu tinha previsto esse tipo de coisa: situações de embaraço por causa do excesso de peso. Eu costumava me imaginar todo lambuzado de comida, usando camisetas tão pequenas que se assemelhavam a miniblusas e me faziam parecer uma *drag queen*. E, ainda assim, apesar de ter previsto tais eventos, me sentia tão constrangido que a sensação de vergonha se estendia além das portas do hospital.

Aonde quer que eu fosse, podia sentir a sociedade me julgando. Quando eu pedia uma refeição grande em um restaurante, o garçom me olhava de cima a baixo (de um jeito não amigável). Havia um olhar de desespero quando um passageiro percebia que se sentaria ao meu lado no avião. E quando alguém da minha família ou um amigo me via largado no sofá e sem fôlego, até os que me apoiavam balançavam a cabeça em sinal de reprovação.

O fato de eu ter previsto todo esse constrangimento ajudou um pouco. Mesmo que alguns julgamentos me magoassem, a reação das pessoas de modo geral não me surpreendia. Mesmo as provocações mais maldosas não ganhavam muito espaço, pois eu sabia que, no final, essas mágoas ficariam para trás. Mas o que eu não estava esperando era o medo...

De volta ao trabalho, enquanto me dirigia timidamente à pilha de uniformes XXG (uma "evolução" em relação ao XG), ouvi um tumulto no fim do corredor. Quando saí da sala, vi que um dos funcionários do hospital estava passando mal. "Alguém como eu", pensei, embora não o conhecesse bem. Essa pessoa, muito acima do peso, estava caída na frente da entrada do hospital. Imaginei, egoísta, que poderia ter sido eu.

Funcionários do hospital corriam e tentavam socorrer o homem, que aparentemente tinha sofrido um grave ataque cardíaco. Foi tão grave que tiveram que ressuscitá-lo. Eu não fazia parte da equipe que tentava salvá-lo, mas esse evento me deixou mais chocado do que eu podia imaginar.

As implicações médicas do ganho do peso tinham sido a maior preocupação de minha mãe quando lhe falei sobre o que eu planejava. A cada semana era inundado de perguntas – não só dela, mas também dos amigos, dos médicos, dos enfermeiros com quem eu trabalhava e até de estranhos – sobre os perigos para o coração, o fígado, os rins e o risco de desenvolver diabetes. A maioria das pessoas perguntava acerca dos efeitos da sobrecarga em meu corpo e expressava em alto e bom som suas preocupações.

Sempre pensei que eu recuperaria a saúde, especialmente no início. Afinal, eram só seis meses. Quando minha esposa se mostrava preocupada com minha saúde, eu lhe dizia que, quando meu corpo estivesse em risco, eu já estaria perdendo peso tão rápido quanto havia ganhado.

Mas isso foi antes do incidente no hospital. Eu não tinha dúvidas de que o ataque cardíaco do meu colega estava diretamente relacionado ao excesso de peso. De fato, as minhas preocupações com uniformes rasgados eram superficiais.

Daquele momento em diante, a cada nova pesagem, a visão de miniblusas e uniformes rasgados foi substituída por uma preocupação real sobre o perigo ao qual eu estava me submetendo. Não se tratava apenas de uma história bonitinha em um blog que desconhecidos acompanhavam.

Eu tinha passado a maior parte da vida adulta tentando convencer familiares, amigos e clientes de que estavam jogando roleta-russa com a própria saúde. Agora era minha vez de jogar. Participar do jogo era uma tarefa muito mais difícil do que eu tinha imaginado.

A cada cheeseburger, a cada dia no sofá, eu me distanciava emocionalmente de mim. Estava tenso e perdia a paciência facilmente. Não estava feliz.

O e-mail de Megan abriu meus olhos, fazendo-me enxergar além dos meus medos, e me ajudou a lembrar a razão que havia motivado o projeto. Afinal, eu já estava realizando um dos meus principais objetivos: inspirar, com honestidade, o maior número de pessoas possível a se tornar saudável, ajudando-as a iniciar essa empreitada.

CUIDADO COM O QUE VOCÊ POSTA

Eu não tinha percebido que outras pessoas acompanhavam meu experimento, além do pequeno número de seguidores que tinha conquistado. Durante a progressão da jornada, esperava que o site as atraísse por meio de relações pessoais: familiares contariam para amigos, amigos relatariam para amigos e, no fim do projeto, eu teria alcançado um público muito maior do que eu tinha na academia – o que não passava de dois ou três clientes.

Houve algum interesse perto de casa: o jornal local publicou um artigo, uma popular estação de rádio da região me entrevistou ao vivo e uma emissora de TV exibiu uma matéria de cinco minutos na programação noturna. Quanto mais a divulgação era ampliada, mais a caixa de e-mails recebia mensagens que não eram spam.

Gostava de ler as mensagens e respondê-las atenciosamente. Procurava ainda responder aos comentários no Facebook, agradecendo a cada seguidor. Os e-mails me ajudavam a atravessar os dias deprimidos e me davam mais paciência para lidar com minha família e comigo mesmo.

Então, um dia recebi uma mensagem totalmente diferente. Dei uma entrevista e pensei que ela seria publicada em um site sobre boa forma razoavelmente acessado, mas fui informado de que a entrevista e o artigo na verdade estariam... na página inicial do Yahoo.com, já no dia seguinte!

Na manhã subsequente, verifiquei o Yahoo.com a cada 30 minutos, ansioso para ver a publicação. Toda vez que eu olhava, dava de cara com fofocas sobre Demi Moore e Jennifer Aniston. Quando o artigo finalmente saiu, meu telefone começou a tocar – estações de rádio, programas de televisão, familiares e amigos ligavam um após o outro. Mais uma vez eu não estava preparado, embora nesse caso não fosse culpa minha. Acho que ninguém teria conseguido se preparar para a repercussão que veio em seguida, como uma avalanche. Na verdade, o grande número de acessos fez meu website cair, e eu, freneticamente, tentava descobrir como colocar minha história on-line de novo.

Sem trocadilhos, essa situação foi difícil de digerir. De repente, eu estava gastando todo o meu tempo em três atividades: dando entrevistas, lendo e respondendo e-mails e comendo (afinal, eu ainda tinha uma rotina a manter!). Mas, de repente, percebi que eu tinha em mãos uma ferramenta capaz de provocar um impacto muito maior do que eu havia imaginado.

No auge do meu ganho de peso, lá estava eu, sentado em um dos camarins do The Dr. Oz Show[1], tentando entender esse turbilhão que me atingira. Nessa entrevista eu teria a oportunidade de mostrar ao mundo os incríveis benefícios do shake de espinafre, e o Dr. Oz poderia instruir sua audiência sobre o impacto que uma dieta sem restrições e a falta de exercícios poderiam causar no organismo. Faltava apenas uma semana para o fim da parte Para Ganhar e o início da Para Perder. Estava quase pronto para iniciar a jornada rumo à boa forma e queria o máximo de seguidores possível a bordo, perdendo peso comigo.

Mas o The Dr. Oz Show foi muito mais do que uma forma de arrecadar possíveis partidários: foi a colisão entre as duas realidades da minha jornada. Enquanto o médico favorito dos Estados Unidos explicava as diferenças entre rins e fígado saudáveis e não saudáveis, tive arrepios de inquietação – minha esposa teve a mesma reação. Talvez a preocupação dela fosse ainda maior, pois havia me acompanhado desde o início da jornada. Monitorávamos minha pressão arterial, e ela sabia quanto estava alta.

Por outro lado, o apoio que recebi após a entrevista do Yahoo.com foi incrível. Eu sempre atrasava as respostas dos e-mails, tinha inúmeras entrevistas agendadas e não via meus filhos havia uma semana: tudo em nome de atingir um público maior e de tentar mostrar o que a maioria dos americanos fazia contra si mesma. Para cada momento de medo, para cada pingo de dúvida, havia um e-mail encorajador. Alguns seguidores também contavam seus medos e frustrações nas mensagens, esperando que alguém lhes desse apoio.

Meu top 3 de grandes prazeres

- Acordar faminto no meio da noite e comer uma tigela de cereal ou uma lata inteira de Pringles.
- No caminho para o trabalho, parar no posto de gasolina para comprar Zingers e uma bebida energética.
- Abrir mão da depilação masculina, o que me deixava mais livre para fazer outras coisas, como comer.

---

1 Programa de TV americano que, de maneira bem-humorada, apresenta informações sobre saúde e bem-estar.

Até alguns personal trainers estavam opinando sobre o assunto. Eles pareciam assustados com o que eu estava passando para entender melhor meus clientes, mas também agradecidos pela transformação de suas concepções sobre ter tanto peso a perder.

Nos dias de boa forma, minha rotina era controlada e organizada. Então, à medida que a minha jornada evoluía, tornei-me descontrolado e imprudente. Nesse momento, eu precisava entender os perigos e as consequências reais de um estilo de vida não saudável e, ao mesmo tempo, apoiar uma rede crescente de seguidores que buscavam ser saudáveis.

Embora eu não estivesse preparado, em vários aspectos, para a experiência de engordar, tinha uma lista interminável de expectativas ao iniciar a jornada. Mas a questão é: previsões e planos não querem dizer nada. Nada acontece segundo as suas expectativas. Existem desafios para os quais você não sabe se está preparado ou pronto para lidar, e sua vida pode se tornar muito mais complicada do que era antes.

Como já mencionei, eu achava que as pessoas simplesmente escolhiam ser ou não saudáveis. Mas aprendi que ser saudável não é tão simples quanto uma escolha num dia qualquer, especialmente quando você nunca foi. É preciso bons motivos, força de vontade, motivação interna e apoio da comunidade se quiser mudar para melhor.

A ironia do processo é que, para mudar, fiz o oposto de meus seguidores. Precisei de bons motivos, força de vontade, motivação interna e, acima de tudo, apoio da comunidade durante os meses de "engorda". Mas o resultado era o mesmo: as mudanças externas e internas do meu corpo tornavam a minha vida melhor.

Sim, agora eu sei o que é estar acima do peso. Aprendi a lidar com o ronco, com as consequências do atrito da pele e com o cansaço extremo. Rasguei alguns uniformes no processo, mas, como eu disse, estar acima do peso é muito mais do que uma experiência física: há um custo emocional.

A intensidade da insegurança adquirida não pode ser descrita. O medo de efeitos fatais torna-se assustadoramente real e você se sente isolado o tempo todo – tanto do seu círculo social quanto da sociedade de maneira geral. Mas esse foi o preço que paguei para conhecer de fato a sensação de ser ou estar gordo.

Em meio à agitação e aos sentimentos de isolamento, havia uma descoberta maior: a de que as pessoas nunca estão tão sozinhas quanto pensam que estão. Meus seguidores, especialmente Megan, fizeram-me perceber que cada "curtida" no Facebook ou comentário num post do blog poderia vir de alguém que estava lutando contra o excesso de peso, buscando orientação e inspiração, ou desejando se conectar.

No entanto, com milhares de mensagens chegando diariamente, comecei a sentir o peso da responsabilidade. Eu esperava que minhas atualizações semanais, posts e tweets chegassem às pessoas e as ajudassem a emagrecer. No entanto, meses atrás, sozinho na cozinha, tinha encarado a frustração por não ter conseguido ajudar James. Agora o sucesso também não estava garantido. A ironia dessa situação não tinha passado despercebida pela minha esposa – nem por mim.

Quando completei seis meses de jornada, ainda pairava sobre a minha cabeça o medo de não recuperar a saúde e de não emagrecer. Afinal, o objetivo era ajudar as pessoas a atingirem seus objetivos comigo. Já não era sobre mim: Ganhar para Perder tratava de um grupo de pessoas que haviam decidido transformar a própria vida. A minha ideia podia ter sido o pontapé inicial da jornada, mas agora todos estávamos juntos. Colocar a saúde em primeiro lugar era um esforço comunitário, e eu sabia que precisávamos uns dos outros para obter sucesso.

Já não era sobre mim: Ganhar para Perder tratava de um grupo de pessoas que haviam decidido transformar a própria vida. A minha ideia podia ter sido o pontapé inicial da jornada, mas agora todos estávamos juntos. Colocar a saúde em primeiro lugar era um esforço comunitário, e eu sabia que precisávamos uns dos outros para obter sucesso.

Capítulo 4

A **perspectiva** de uma esposa

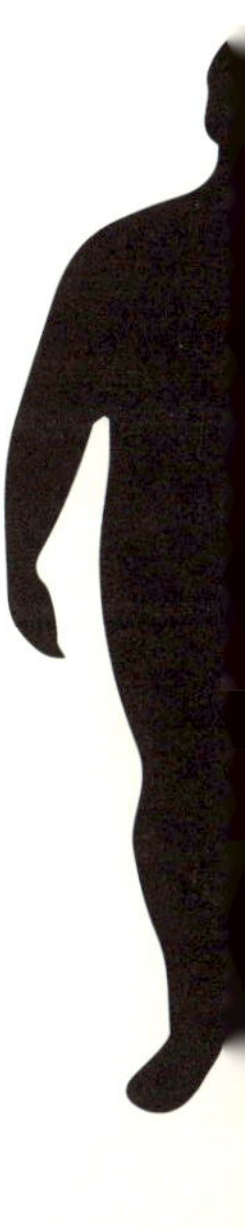

Quando eu era mais jovem, em todo primeiro encontro com um homem solteiro eu avaliava a capacidade dele de passar em um teste simples – você sabe, ter assunto suficiente durante o jantar sem precisar recorrer a uma conversa sobre o clima.

Embora seja verdade que nunca há um segundo encontro sem "interesses em comum", eles se tornam menos importantes ao longo do relacionamento. Quando se está prestes a casar, a união das diferenças é responsável pela criação de um laço vitalício.

Ao menos, é o que digo a mim mesma quando vejo as enormes diferenças entre mim e meu marido. Se ainda não está totalmente claro, meu marido ama estar em forma. Na verdade, isso o define. Quando começamos a namorar, fui apresentada a um mundo com muitos exercícios, poucos alimentos não saudáveis e regras claras a respeito de qualquer coisa que pode ser considerada uma guloseima.

Eu, por outro lado, sou apaixonada por comida e vivo para comer. Pode esquecer joias finas, flores e um passeio de carruagem na neve. Leve-me para um jantar completo em meu restaurante favorito e, pronto, já me ganhou.

Não sou uma atleta nata. Já tentei correr, mas praticar exercícios físicos nunca esteve no topo da minha lista de prioridades. Sempre foi uma diversão, nada mais, nada menos.

Minha maior fraqueza são os doces. Bolachas, bolos e tortas eram parte fundamental do meu dia a dia antes de conhecer o Drew. Foi assim que percebi que a máxima "os opostos se atraem" é realmente válida, pelo menos no nosso caso. De que outra maneira você explicaria o casamento entre um maníaco por boa forma e uma apaixonada por comida? Ele tentava me tornar saudável de várias maneiras, enchia nossa casa com os alimentos certos e me incentivava a praticar exercícios.

Meu papel era fazer ele sair para encontros românticos e jantares com amigos, pois eu queria lhe mostrar que não tinha problema tirar um dia de folga de vez em quando e até mesmo pedir uma sobremesa... ou duas. Esse foi o equilíbrio que encontramos em nossa vida e em nosso casamento.

A visão de mundo do Drew dominava o cotidiano, e diariamente fazíamos shakes de espinafre e outras refeições como se estivéssemos nos preparando para um desastre natural, reservando o suficiente para a semana. Nos finais de semana, relaxávamos e deixávamos de lado nossa dieta natureba.

Nem preciso dizer quanto eu esperava por esses encontros. Eu amava aquele ritual: caprichar na produção, experimentar pratos diferentes e passear à noite. Quando nasceram nossos filhos, esses momentos tornaram-se ainda mais importantes, pois era quando podíamos viver a vida de casal e aproveitar o tempo juntos.

Dizer que o Ganhar para Perder rompeu com a harmonia do nosso casamento seria pouco. Embora eu apoiasse completamente toda a jornada, nossa relação se transformou em paralelo ao ganho de peso do Drew. No final da etapa Ganhar para Perder, éramos a imagem perfeita do desequilíbrio. Nada retrata melhor essa mudança do que as noites em que saíamos. A modificação foi sutil no começo: em vez de Drew procurar a refeição mais saudável no cardápio, ele deixava que o sabor do prato influenciasse a escolha. Foi uma mudança agradável, pois, pela primeira vez em nosso relacionamento, podíamos comer como eu sempre quis.

No entanto, essa fase divertida não durou muito. Com dois filhos, empregos e a jornada ocupando cada vez mais nosso tempo, as noites juntos passaram a ter outra finalidade. Drew estava completamente comprometido com seu desafio alimentar semanal, no qual tentava provar quanto seu paladar e apetite tinham se "expandido". Assim, nos momentos a sós eu fazia uma refeição rápida para que pudesse filmá-lo enquanto ele tentava comer como um porco (ou comer um porco).

Porém, pouco tempo depois, nem saíamos mais para jantar fora. Não havia mais necessidade de me produzir, e meu gosto por comida ficou contido. Os novos hábitos alimentares de Drew mudaram algo em mim. De repente, passei a me preocupar com alimentação saudável, pois estava cansada de ver a típica culinária americana no balcão da cozinha todas as noites.

O momento crítico aconteceu certa noite, depois que as crianças foram para a cama. Tudo o que eu queria era relaxar e ficar em paz por um tempo, mas Drew tinha outros planos. Eu o vi sentado no sofá, reclamando da barriga, de como estava se sentindo empanturrado após o desafio alimentar da semana e, então, vi um frasco em suas mãos. Timidamente, ele me pediu ajuda: questionou se eu não poderia passar um pouco de creme antiestrias em sua barriga, pois estava cansado demais para fazer isso. Naquele momento, a pergunta "quanto eu o amo?" passou pela minha cabeça.

Peguei o frasco e comecei a aplicar a loção em sua barriga grande e peluda. Foi nesse momento que vi as verdadeiras mudanças em Drew... e em nós. Outra mudança física voluntária ocorreu durante o aumento de peso de Drew: ele deixou de depilar o peito e os braços. Drew sempre abominou pelos. Parecia haver uma relação entre sua obsessão por academia e o que ele chamava de "depilação masculina". Quanto mais em forma ele ficava, mais giletes apareciam no banheiro.

Depois de Drew já ter ganhado 27 quilogramas, numa conversa que tive com um de meus amigos mais próximos, consegui expressar em palavras as dificuldades que essa jornada tinha trazido – ou ao menos, as dificuldades físicas. Um verdadeiro apaixonado por comida compara todas as suas experiências com comida. Então, quando um amigo perguntou como era ter um marido obeso depois de ter me acostumado a uma barriga tanquinho, imediatamente pensei em comida de todos os tipos.

Eu havia saído com homens de todos os tamanhos. Alguns eram magros, outros gordos e outros estavam em forma. Eu não me importava, peso corporal é como salmão, ou seja, não importa se é defumado, cru ou grelhado: salmão é delicioso. E eu sempre gostei de um pouco de "salmão" em minha vida.

Também saí com homens que faziam diferentes "depilações". Drew representava um extremo: seu corpo era um paraíso muito bem cuidado. Mas eu não me incomodava com pelos, por isso nunca exigi que Drew se depilasse. Para mim, pelo é como pasta de amendoim: ótimo em lugares e quantidades certos.

O problema, então, não era o peso ou os pelos, era a combinação dos dois. Drew engordou muito e deixou uma enorme quantidade de pelos crescer. Separadamente, cada um desses "extras" era aceitável, mas juntos resultavam em... salmão com pasta de amendoim! E confie em mim: salmão nunca fica bom com pasta de amendoim.

Essa combinação incomum e desmotivadora gerou alguns momentos constrangedores para o casamento, especificamente na nossa vida sexual. Conciliar vida sexual e casamento quando se tem um filho de dois anos e um recém-nascido já é difícil. Você precisa escolher os "momentos" certos – vitais para manter a sanidade diante das obrigações de trabalho, filhos e da vida em geral. Já que salmão com pasta de amendoim era nosso "prato do dia" – isso ou nada –, busquei equilibrar a refeição. Primeiro, foram alguns ajustes. A luz do nosso quarto tinha um *dimmer*, que começou a ser usado para diminuir a iluminação. Até hoje, não sei se Drew percebeu ou não alguma mudança (afinal de contas, ele é homem), mas me ajudou.

Contudo, a luz mais baixa só ajudava até certo ponto. Provavelmente magoei os sentimentos de Drew quando pedi para realmente apagarmos as luzes, mas, como eu precisava daquele ajuste, ele concordou.

Tínhamos muitas luzes noturnas espalhadas pela casa. Fingimos que servem para que as crianças não fiquem com medo do escuro, mas na verdade elas evitam que os pais, exaustos, tropecem em brinquedos, chupetas, roupas de bebê e rolem escada abaixo.

Uma noite, Drew e eu percebemos que a atração física, antes tão forte entre nós, havia acabado durante a jornada. Foi quando, depois que ele apagou as luzes e veio para a cama, pedi gentilmente que apagasse também a luz noturna. Nesse momento, percebi que fechar os olhos e pensar em outra coisa durante o sexo não estava ajudando nosso relacionamento. A chama entre nós estava praticamente extinta.

Apesar de ter comparado nossa vida sexual com salmão e pasta de amendoim, seria injusto dizer que essa mudança no relacionamento devia-se apenas a alguns quilogramas e pelos a mais. Sim, ele estava diferente, mas as mudanças físicas causaram mudanças emocionais em meu marido, e foram estas as transformações que tornaram o relacionamento quase insuportável.

Meu marido sempre foi uma pessoa humilde. O velho Drew nunca se exibia por ter um corpo esculpido ou uma boa forma, nem mesmo para mim. Preocupava-se mais com o "trabalho" por fazer em seu corpo do que se orgulhava dos resultados obtidos. A autoestima do novo Drew havia desaparecido completamente, relegando a humildade a um passado distante. Havia uma estreita relação entre o aumento de sua cintura e a diminuição de sua confiança.

No início, foi suportável e até bonitinho. Drew começou a fazer a pergunta que parecia exclusiva das namoradas e esposas que procuravam aprovação masculina: "Essa roupa me deixa gordo?".

Mas as perguntas viraram reclamações, que evoluíram para choramingos. Às vezes, parecia que eu tinha três crianças em casa. Eu passava o tempo todo tentando impedir que a autoestima do meu marido afundasse. Desencorajado pelo pequeno número inicial de seguidores em seu blog, minhas tentativas de fazê-lo sentir-se melhor pareciam cada vez menos eficazes.

Drew estava mais pesado agora. Eu já havia namorado homens gordos ou que não se depilavam, mas eles pareciam bem à vontade com a aparência. O peso não os deixava deprimidos. No nosso caso, porém, o peso do Drew deixava nós dois deprimidos. Eu amava meu marido tanto quanto antes, mas não me sentia tão atraída por ele. Drew não acreditava mais em si mesmo, e eu precisava lutar para acreditar por nós dois.

Quando Drew mudou os hábitos alimentares e a rotina de exercícios, achei que estávamos prestes a embarcar em uma jornada gloriosa por seis meses. Eu poderia me divertir aberta e entusiasticamente, sem ter que comer doces escondida, como sempre fiz.

Talvez o fato de meus doces desaparecerem antes de eu ter a chance de experimentá-los ou a visão de meu marido – antes em ótima forma – carregando uma barriga de causar inveja ao Papai Noel tenham me afetado mais que o esperado. Qualquer que tenha sido a razão, invertemos os papéis. Não só deixei de ser gulosa, como também passei a me exercitar regularmente!

Quanto mais danos Drew causava ao seu corpo, mais eu me preocupava com o que eu estava fazendo com o meu. Comecei a seguir seus cardápios antigos e até me forcei a competir em corridas locais.

Tentei entender o que as mudanças em nosso casamento haviam provocado em mim.

Questionei-me se era necessário haver equilíbrio nos relacionamentos, especialmente em relação à busca por ser saudável. Concluí que o nosso sistema antigo funcionava porque duas abordagens ajudaram a criar um delicado equilíbrio: cada vez que eu saía um pouco do controle, Drew me trazia de volta; cada vez que ele se tornava um general militar, eu organizava uma nova saída à noite.

Com os papéis invertidos, nosso casamento estava completamente fora de sintonia, e de repente passei a ocupar o papel de compulsiva por saúde. Embora não pudesse forçar Drew a se alimentar melhor, eu podia controlar o que eu e meus filhos estávamos comendo, bem como nossa rotina de exercícios regulares.

Será que é por isso que tantas pessoas falham na batalha contra a obesidade? Talvez falte a elas um reforço para colocá-las na linha quando as coisas ficam mais difíceis. Talvez seja por isso que muitos personal trainers não entendem como é estar acima do peso. Eles não estão cercados pelas mesmas tentações e não sabem o que é ser sedentário, sentindo-se confortáveis assim.

Faço aniversário três dias antes do nosso filho de dois anos. Fizemos uma festa juntos, num centro local de atividades. Convidamos cerca de 25 pessoas, mas a quantidade de trabalho para organizar o que parecia ser uma festa simples foi absolutamente massacrante. O dia começou de maneira tranquila: preparei as crianças e verifiquei se estava tudo certo com nossa reserva, bolo, presentes e planos.

Cuidar de várias crianças em um lugar lotado impõe muitos desafios. Mesmo que você seja o anfitrião, não vai querer perder um minuto ao lado do seu filho. Quando se comemoram dois aniversários juntos, você tem que abrir presentes, agradecer a todos pela presença e tentar aproveitar a festa. Estávamos em um centro de atividades, então eu também queria ensinar minha filha a andar de patins, a levantar depois dos tombos no pula-pula e a jogar no fliperama.

Drew, por outro lado, ficava sem fôlego facilmente e por isso decidiu evitar as várias atividades disponíveis. Na verdade, toda vez que eu olhava para ele, ele estava comendo – não sabia se isso me deixava irritada ou com inveja.

Acordei no dia seguinte como se nem tivesse dormido. Enquanto estávamos na cozinha e eu começava os afazeres domésticos, tentei explicar o cansaço para meu marido. Sua resposta, que se tornara padrão recentemente, foi uma competição para mostrar quem estava mais cansado. Drew reclamou que também não tinha dormido e que ficava exausto só de subir as escadas, sem falar no trabalho que a festa da véspera tinha dado.

Isso desencadeou meu colapso, que provavelmente estava se formando havia alguns meses. Drew e eu brigamos mais nesses últimos seis meses do que nos seis anos de casamento. Em algum momento, todos chegam ao limite.

Disse para ele que eu tinha que me lembrar o tempo todo de que essa jornada era temporária, caso contrário estaria pensando em procurar um advogado para pedir o divórcio. Era só uma briga conjugal, mas eu estava discutindo com alguém que eu não reconhecia, nem amava. Essa briga, que foi nosso ponto mais baixo, iluminou de forma cruel os verdadeiros efeitos que a jornada estava causando em nosso casamento.

Os homens são criaturas simples: eles acreditam que o segredo para ser "desejável" é estar em forma, ser bonito ou romântico. Eu acho isso irônico. Quando se está casado, não é mais do que esperado que haja atração física?

Aqui vai o segredo das mulheres casadas: não há nada mais sexy do que um homem lavando a louça – e isso era atraente e adorável no velho Drew. Ele sempre estava disposto a ir além, e não só na esteira. Assumia o "turno da noite" com as crianças e ajudava nas tarefas de casa todos os dias.

Essa foi a resposta para todas as pessoas que me perguntaram se eu ainda me sentia atraída pelo meu marido, sem sua barriga "tanquinho". Na verdade, eu teria preferido um tanque de verdade. Quem era esse homem sem nenhuma autoestima que parecia acreditar que o mundo girava em torno de sua jornada? O que ele tinha feito com meu marido prestativo e atencioso?

Embora eu ficasse com medo quando os médicos ou amigos mencionavam os perigos aos quais Drew estava se expondo, eu temia mais o impacto da jornada em nosso casamento.

Mais tarde, concluí que, no fim das contas, Drew não tinha se tornado uma pessoa diferente. Ele não tinha deixado de se importar com nosso lar, nossos filhos ou comigo só por causa de alguns donuts, porém não conseguia demonstrar sua afeição com gestos e ações.

O efeito do aumento de peso vai muito além das garantias conjugais ou de calças de moletom extragrandes. Ganhar peso muda a vontade de fazer coisas normais, como brincar com os filhos, sair do sofá ou ajudar nos afazeres domésticos. Existe uma barreira que não é fácil perceber quando você está saudável e em forma – uma barreira física e emocional, cuja combinação pode impedir que até mesmo os bem intencionados prosperem.

O Ganhar para Perder pareceu um ideia inocente quando foi proposta. Gostei de imaginar que meu marido alcançaria um público muito maior do que tinha com seus clientes. Adorei o fato de ele ter embarcado em uma jornada que lhe permitiria compreender melhor a si mesmo, junto aos aspectos mais importantes de sua vida.

Entretanto, fui ingênua ao pensar que o caminho para esse objetivo se resumiria a alguns quilogramas a mais. Apenas seis meses depois, minhas noites de diversão haviam se tornado insossas e percebi que estava lidando com mais brigas e confusões do que esperava.

A jornada não se restringia ao custo de uma mudança radical no estilo de vida dele. Estar acima do peso nunca é uma questão puramente pessoal. Não é uma luta individual; afeta a todos, de uma maneira ou de outra.

Mal podia esperar para ter o velho Drew de volta.

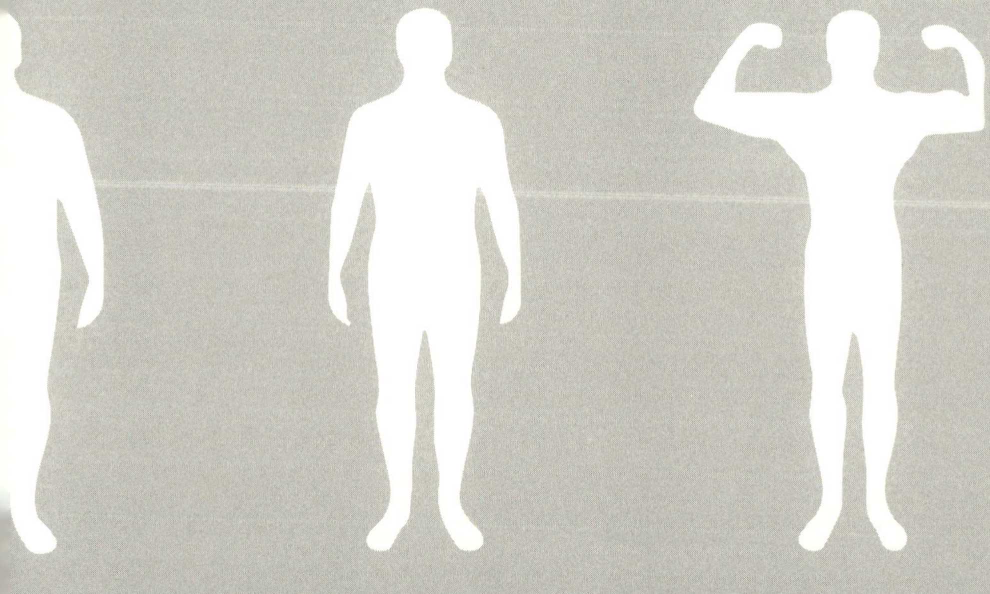

Parte dois

PARA PERDER

Capítulo 5

Síndrome de **abstinência**

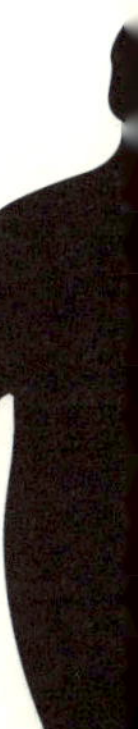

Na noite anterior, o choque de realidade tinha começado a me atingir, mas só agora, ao espiar a lata de lixo, tive certeza do que acabara de abrir mão.

Não me entenda mal. Eu estava empolgado – já vinha sonhando com essa fase. Sonhava com a sensação de bem-estar que voltaria a ter com meu estilo de vida saudável, ao voltar a ser "eu".

As atividades da noite passada foram ideia da Lynn. Ela achou que seria catártico realizar um evento oficial, durante o qual visitei a despensa, a geladeira e vários outros esconderijos e me livrei de toda a comida processada e não saudável que havíamos acumulado em casa.

Algumas coisas foram fáceis de deixar para trás: eu tinha certeza de que não sentiria falta do SpaghettiOs ou dos montinhos de "almôndegas" escondidos no fundo da lata. Também não seria difícil abandonar os sanduíches de pasta de amendoim (no pão branco) e os energéticos – embora fossem de fato saborosos – que tinham me acompanhado nas longas viagens de carro de casa para o trabalho e do trabalho para casa.

Mas estava sendo difícil abrir mão de dois itens. O que seria de mim sem minhas tigelas diárias de Cinnamon Toast Crunch? Como eu funcionaria sem meu litro de Mountain Dew? E por que eu tinha me permitido chegar ao ponto de sentir tanta falta desses itens, como se eles fossem meus terceiro e quarto filhos?

No entanto, sob o olhar vigilante de minha esposa, fiz o que tinha de ser feito. Mas foi a perda desses dois itens que me levou a encarar com saudade a lata de lixo numa manhã fria de novembro. Evidentemente, a catarse do plano da minha esposa na véspera não tinha sido tão eficaz quanto esperávamos.

Enquanto tampava a lata do lixo, procurei me lembrar de que se tratava de um dia de comemoração. Finalmente, eu voltaria a cuidar do meu corpo. Estava na hora de ser saudável novamente – desta vez, partindo do ponto da obesidade.

O dia parecia estar indo bem. Pude preparar e apreciar meu tradicional shake de espinafre novamente. Essa receita simples representava para mim o paraíso num copo, a melhor forma de começar o dia, mantendo-se longe da fome.

Ironicamente, fui escolhido para ser o treinador na partida decisiva do time juvenil de futebol americano da comunidade, que eu costumava orientar. Uma ótima maneira de voltar à vida saudável – assistindo àquelas miniaturas de mim mesmo na tundra congelada.

Mesmo assim, o dia aos poucos foi se tornando uma sequência de lembretes de tempos mais fáceis, quando eu estava ganhando peso de propósito.

Tudo começou quando eu estava correndo no campo com meu time. Não consegui sequer chegar ao meio do campo antes de perder o fôlego. Obviamente, só porque decidi entrar em forma não significava que meu coração, pulmões e corpo estavam preparados para o desafio no mesmo instante.

No intervalo, a mãe de uma das crianças me ofereceu um copo de chocolate quente. Por reflexo, peguei o copo e por pouco não bebi aquela delícia em um gole.

A mesma mãe perguntou: "Hoje não é o primeiro dia da fase Para Perder de sua jornada?". Lentamente afastei o copo de chocolate quente dos meus lábios, envergonhado e irritado. Primeiro, como eu tinha quase escorregado apenas algumas horas depois de começar essa fase? Segundo, ela estava brincando? Oferecendo um copo de chocolate só para ver se eu cederia à pressão?

Depois, comecei a sentir minha barriga doer de fome – a dor que eu tinha certeza de que meu shake de espinafre evitaria. Antes de começar o último quarto do jogo, eu já podia ouvir e sentir minha barriga roncando. Ainda pior, eu sabia que o lanchinho que me aguardava não tinha nada a ver com uma caixa de cereal de canela; resumia-se a verduras peludas e nozes crocantes.

A fome era controlável, em parte porque eu estava esperando que isso acontecesse, de certa forma; já havia previsto esse problema ao me preparar para o grande dia. Mas as dores de cabeça eram outra história. Pouco depois de termos perdido o jogo (será que eu teria atuado melhor como treinador se não tivesse me importado com meu excesso de peso?), minha cabeça começou a latejar.

A cada pontada de dor, imaginava meu Mountain Dew de todos os dias flutuando diante dos meus olhos. Ele me chamava – provavelmente tirando sarro de mim –, dizendo que meu corpo precisava da cafeína, exigia a gaseificação. Eu nunca tinha passado por uma síndrome de abstinência induzida por drogas, mas sentia agora o efeito da falta de cafeína – aquela forte dor de cabeça, nada agradável.

Mas persisti. Segui meu cardápio naquele primeiro dia e resisti às dores de cabeça contínuas e aos roncos de fome da minha barriga. Tentei me convencer de que a comida saudável que estava ingerindo era mais agradável que, por exemplo, uma lata de Pringles, e que a ausência de doces e sobremesas provavelmente também era melhor para a saúde da minha esposa e dos meus filhos.

Quando subia as escadas e sentia os pulmões implorando por oxigênio, dizia a mim mesmo que no dia seguinte estaria um pouco mais leve e a escalada não seria tão dolorosa. E, principalmente, quando sentava diante do computador e lia as histórias dos inúmeros indivíduos da comunidade Ganhar para Perder, que haviam se juntado a mim na busca pela saúde, sentia um misto de responsabilidade e confiança.

Lembro-me de prever que a parte mais difícil da fase Para Perder seria voltar a me exercitar. Eu me sentiria dolorido e teria dificuldades para realizar exercícios que antes executava com perfeição. Provavelmente, ainda me sentiria constrangido na academia.

Depois de apenas um dia, percebi que os exercícios seriam o menor dos meus problemas. Tinha que lidar com minha alimentação, e não seria tão fácil quanto simplesmente voltar para "o que sempre comi". Eu tinha, por vontade própria, forçado meu corpo a aceitar a dieta típica dos americanos acima do peso. Agora, como resultado, a luta entre o que eu deveria comer e o que eu queria comer iria dominar cada uma das minhas refeições.

Eu havia acabado de terminar o meu relacionamento com Cinnamon Toast Crunch e Mountain Dew. Quanto tempo ainda levaria para que eu deixasse de sentir a falta deles?

PRAZER IMEDIATO OU A LONGO PRAZO?

Ligue a televisão, folheie uma revista, olhe as prateleiras da farmácia mais próxima e você será bombardeado por soluções rápidas para qualquer possível problema com seu peso. Não importa qual é o discurso ou quem são os especialistas por trás dos produtos, todos afirmam a mesma coisa: siga esse método por um curto período de tempo e você verá os resultados.

Algumas dietas buscam excluir todos os carboidratos da sua alimentação, fazendo-o ingerir somente proteínas. Outras pessoas fornecem instruções simples: beba algumas de suas calorias e você irá parar de sentir fome durante a maior parte do dia. Outros ainda juram que comer apenas sopa de repolho (ou qualquer outro prato específico) é uma maneira de eliminar alguns quilogramas.

Independentemente da novidade, essas abordagens compartilham a mesma falha inerente – o fato de serem dietas. A ideia de uma dieta é simples: coma certos alimentos "bons" e restrinja o consumo dos "ruins". O problema é que em algum momento (seja em uma semana, um mês ou em algumas horas) os alimentos "ruins" vão voltar ao seu prato, e qualquer progresso feito será rapidamente revertido.

Pense em todas as dietas que você já tentou. A princípio, o caminho é suave. Conforme você retira os alimentos proibidos do seu cardápio, começa a perder peso. De repente, o processo para, e você não consegue mais emagrecer; é o que os especialistas em nutrição chamam de efeito platô. Ou você simplesmente depara com aqueles alimentos aos quais seu corpo estava acostumado e se sente torturado pela tentação. Aos poucos, começa a cometer uma escapada aqui, outra ali, jurando que vai voltar à dieta na segunda-feira. Então, essa "segunda-feira" vira a próxima segunda-feira, e de um alimento proibido você pula para dois. Resultado: a tentativa que parecia promissora no início se torna um grande fracasso.

Ainda assim, mesmo depois ter fracassado e desistido da última dieta da moda por um motivo qualquer, alguns meses depois você parte em busca da próxima dieta. E, antes mesmo que perceba, está enchendo o carrinho de supermercado com enormes quantidades de repolho (ou o que quer que seja), torcendo para encontrar a solução em uma porção infinita de sopa, molho de pimenta ou suco de toranja preparados de uma maneira nunca imaginada.

Esse é o lado das dietas na indústria da saúde. O outro lado da equação é a indústria da boa forma. Para cada dieta de resultados rápidos, há um programa de exercícios igualmente promissor, segundo o qual, em apenas alguns minutos, horas ou repetições, você terá o corpo com o qual sempre sonhou.

Os fanáticos por exercícios acreditam que o trabalho duro na academia é a maneira real de se ter sucesso a longo prazo com relação ao peso. Para essa turma, depende menos do que você come; a verdadeira mudança vem do número de calorias que estão sendo eliminadas.

Esse tipo de teoria é tão simples quanto aquelas proferidas pelos gurus das dietas: esforce-se um pouco e veja os resultados. Só mesmo nos Estados Unidos a ideia de obter resultados fantásticos com pouco esforço poderia ser abraçada como se fosse a última peça em liquidação. De que outra forma é possível justificar a existência de equipamentos como o "colete de peso" ou qualquer tipo de barra de metal que promete uma barriga tanquinho bem a tempo para o verão?

O tradicional programa de "exercícios para perder peso" segue a mesma linha das dietas da moda. O interesse inicial oferece resultados, mas não raro, com o efeito platô, você para de perder peso. Ou pode lhe acontecer comer mais, já agora que você está queimando mais calorias – e o balanço final é zero.

Muitos de nós que tentamos seguir uma dieta da moda também nos apegamos a um programa de exercícios milagroso, que garanta um corpo em forma em pouco tempo. Mas exercícios que prometem resultados rápidos não funcionam, e nos forçam a ir atrás de outra solução. Isso é a razão pela qual a indústria da saúde é uma das que vêm crescendo mais rápido nos Estados Unidos.

Ao parar de perder peso, a pessoa que estava até então se exercitando ou seguindo uma dieta começa a duvidar de que terá uma barriga tanquinho ou coxas definidas antes do próximo milênio, muito menos antes do verão. A motivação diminui, a dedicação vai sumindo, e a rotina sobrecarregada começa a interferir, o que faz os melhores planos não passarem de planos. A ação é deixada de lado até janeiro seguinte.

Sempre acreditei que exercícios e alimentação caminham lado a lado. Embora seja importante exercitar-se, a chave para perder peso definitivamente é o que você come. Não estou falando de seguir a dieta da moda. Estou falando de uma mudança nutricional no seu estilo de vida – uma abordagem holística que leva em consideração que você sairá da linha, comerá em restaurantes e chegará ao platô em sua jornada para emagrecer e ser saudável. O que você come é o fator mais importante para a perda de peso.

Embora seja importante exercitar-se, a chave para perder peso definitivamente é o que você come. Não estou falando de seguir a dieta da moda. Estou falando de uma mudança nutricional no seu estilo de vida – uma abordagem holística que leva em consideração que você sairá da linha, comerá em restaurantes e chegará ao platô em sua jornada para emagrecer e ser saudável. O que você come é o fator mais importante para a perda de peso.

Ao me olhar no espelho e examinar minha "bagagem" de mais de 30 quilogramas, percebi que era essencial compartilhar com todos meus seguidores que exercícios não nos levariam à boa forma. Sempre ajudam, com certeza, mas não são a peça central.

Então decidi abrir mão de uma das partes mais importantes da minha rotina de personal training: só faria alongamento e exercícios básicos de fortalecimento. Mudaria minha alimentação primeiro, torcendo para que meus resultados mostrassem que o que você ingere é muito mais importante do que qualquer outra coisa quando se está tentando perder peso e ficar saudável.

Diferente das dietas e treinos da moda que muitos de nós já experimentaram em alguma medida (meus sentimentos a todos vocês), meu ponto de vista em relação à saúde é simples. Eu acredito que todos nós estamos no controle da jornada rumo à saúde e à vida saudável. Esse ponto de vista é o de um estilo de vida, e não o de uma dieta!

A maioria das concepções exige que o indivíduo se torne quase um robô: coma isso, evite aquilo. Esse tipo de procedimento falha, pois não leva em consideração que somos humanos, teremos dificuldades e cometeremos erros. Se o plano não dá abertura para erros e lapsos, é fácil prever o resultado final: fracasso.

Muita gente começa rotinas de alimentação e exercícios com a melhor das intenções, mas, quando encontram a primeira adversidade, desistem. É bem simples: desistir é mais fácil do que se esforçar. Aliás, parte da vontade de desistir vem da frustração e do sentimento de que não se está seguindo o programa de forma correta ou não se está obtendo os resultados esperados.

Além disso, quando outra pessoa lhe diz o que fazer, é difícil exercer o autocontrole e tomar as próprias decisões. Sempre acreditei que havia uma escolha intrínseca a cada um – as pessoas escolhiam ser saudáveis ou não e, dessa forma, os resultados falavam por si mesmos. Quando fiquei acima do peso, conheci uma nova realidade, bem mais complexa. Eu estava certo ao pensar que ser saudável era uma questão de escolha. Mas eu estava errado em relação ao significado da palavra "escolha". Para mim, bastava colocar isso em mente e todo o resto se alinharia automaticamente.

No entanto, percebi que nada se alinharia automaticamente em relação à minha perda de peso. Também não foi assim que fiquei acima do peso. Tive que me forçar a escolher alimentos e comportamentos não saudáveis. Tive que me forçar a comer aquele primeiro donut.

À medida que comecei a ganhar peso, tive que fazer escolhas diversas vezes ao dia – as escolhas erradas para a minha saúde e boa forma. Em algum momento da jornada, todavia, não precisei mais me esforçar. As decisões se tornaram fáceis; eu estava tão acostumado a elas que esqueci que estava fazendo escolhas – não saudáveis – a cada dia. Tratava-se apenas da minha nova rotina.

Ao final de seis meses ganhando peso, o conceito de escolha veio à tona mais uma vez. Ao iniciar o caminho de volta e começar a comer de forma saudável, deparei com as mesmas oportunidades de fazer escolhas boas ou ruins, não só todos os dias, mas várias vezes ao dia. E foi difícil escolher sempre a opção certa.

A dificuldade inicial ficou por conta das dores de cabeça provocadas pela abstinência de cafeína e pela fome causada pelo meu novo apetite. Talvez meu corpo agora precisasse do açúcar. Talvez fosse a comodidade dos alimentos processados. Na verdade, era uma combinação de todas as anteriores, e eu tinha que me forçar a fazer a escolha certa várias vezes por dia, torcendo para que ficasse mais fácil tomar essas decisões com o passar do tempo.

Ganhei 34 quilogramas em seis meses tomando as decisões erradas todos os dias. Sabia que não seria suficiente virar as costas para meus novos vícios. A tentação de fazer a escolha errada havia se tornado parte de mim. A tentação sempre estaria logo ali, em todos os lugares. Ser saudável é uma escolha. Ficar saudável é um processo totalmente diferente, que requer uma mudança na forma de pensar, uma boa estratégia e muito apoio.

> **Ser saudável é uma escolha. Ficar saudável é um processo totalmente diferente, que requer uma mudança na forma de pensar, uma boa estratégia e muito apoio.**

Mudei a forma como eu encarava minha rotina diária. Assim, a cada oportunidade de fazer uma escolha, fiz a certa. Era a única maneira de assegurar que eu seguiria em frente na minha jornada.

Nas próximas páginas, você verá em detalhes alguns dos principais métodos que usei para voltar ao caminho da boa forma. Essas estratégias não são uma dieta da moda; não vou falar para você evitar alguns tipos de alimento a todo custo. Ficar saudável significa entender como fazer boas escolhas quando a outra opção parece mais apetitosa (embora muito mais prejudicial).

A realidade é que faremos algumas escolhas erradas. Mas, se a cada dia fizermos mais escolhas certas do que erradas, nossa saúde começará a mudar para melhor. E então, se formos pacientes, tomar as decisões certas se tornará algo automático – e parte de uma nova rotina.

COMER, BEBER, AMAR

Enquanto crescemos, nossos pais sempre usam qualquer meio necessário para nos ensinar lições de vida. Essas lições geralmente chegam a nós em forma de livros, filmes, experiências pessoais (que costumam envolver as caminhadas para ir e voltar da escola, enfrentando subidas e quase um metro de neve) e outras histórias.

Quando éramos crianças (e principalmente adolescentes), costumávamos zombar dessas histórias aparentemente insignificantes. Virávamos os olhos com indiferença, e nossos pais tentavam desesperadamente encontrar uma analogia melhor para chegar ao ponto que queriam.

Mal sabia eu que uma dessas histórias acabaria sendo essencial para que eu entendesse por que lutamos para sair de nossa rotina não saudável.

Por que não conseguimos nos afastar de fast-food? Por que sentimos vontade de comer itens processados em todas as refeições? O segredo para responder a essas perguntas está na pequena história a seguir (vou ignorar essa virada de olhos!).

Um dia, uma garotinha entrou na cozinha e viu um grande pernil sobre o balcão. Ela sentou-se em um banquinho e observou a mãe pegar uma faca (não se preocupem, crianças, isso não é um romance do Stephen King) e remover as extremidades do pernil, colocar a grande peça de carne em uma assadeira e levar ao forno.

A menina ficou quieta por um tempo, com certo espanto e um olhar confuso em seu rosto. Quando a mãe perguntou por que ela estava com aquela cara, a garota questionou o que a mãe havia acabado de fazer com o pernil. "Por que você cortou fora as extremidades, mamãe?", ela perguntou.

Depois de uma breve pausa, a mãe da menina afirmou que era assim que sua mãe cozinhava o pernil. Quando pequena, aprendeu que deveria seguir os mesmos passos, como se fosse um ritual de passagem, para preparar o pernil de domingo que a família inteira comeria. A garotinha foi adiante: "E por que a vovó cortava fora as extremidades?".

Sem saber a resposta, a mãe pegou o telefone e ligou para a "vovó". Não foi surpresa receber uma resposta muito parecida – a vovó tinha visto a própria mãe fazer dessa forma e, então, copiou esse método ao iniciar sua família.

Agora, filha, mãe e avó estavam curiosas a respeito da origem daquele modo de preparo do pernil. Elas se dirigiram à bisavó, já bem idosa, e perguntaram: "Por que você removia as extremidades do pernil antes de assá-lo?". A resposta foi clara e sucinta: "Porque eu tinha uma assadeira pequena e, se não cortasse, o pernil não caberia".

Três gerações, três modos de preparo herdados e nenhum traço de lógica, a não ser no momento inicial. A ideia de que fazemos algo porque é assim que sempre foi feito parece banal e conveniente demais, até olharmos para nossa vida (especialmente para nossos hábitos alimentares) e percebermos que nós também seguimos os mesmos padrões.

Se você perguntar quantas refeições devem ser feitas por dia, cerca de 90% das pessoas responderão "três". Pergunte a essas pessoas o que deveria ter em uma refeição adequada, e a resposta será algo parecido com "uma carne, um pão e um acompanhamento".

O melhor shake de espinafre de todos os tempos

Rende 1 porção

1 scoop de whey protein[1] sabor baunilha
3 xícaras (chá) de espinafre fresco
½ banana
2 colheres (sopa) de pasta de amendoim (de preferência natural)
¾ xícara de leite de amêndoas sem açúcar (à venda em lojas de produtos naturais)[2]
2 xícaras (chá) de gelo

Bata todos os ingredientes no liquidificador e pronto! Essa bebida deliciosa, saudável e fácil de fazer é repleta de proteínas de qualidade, gordura do bem e potássio, além de conter uma dose de vitamina C e fibras benéficas. Você pode substituir o café da manhã, o jantar ou o pré/pós-treino por esse shake; outra alternativa é preparar meia receita e tomar o shake como um dos lanches ao longo do dia. Para reduzir ainda mais os carboidratos, não coloque a banana.

1 Suplemento de proteína de soro de leite. O autor usou em suas receitas a versão isolada, que possui menos carboidratos e menos gorduras e maior concentração de proteínas.

2 Veja receita caseira de leite de amêndoas na p. 170.

Mal sabemos que essas tradições herdadas se voltam contra nós, dia após dia. O significado da expressão "comer de forma saudável" pode ter mudado ao longo das gerações, mas nossos hábitos alimentares não mudaram. Não vou sugerir que o segredo de uma alimentação adequada é expulsar os carboidratos da cozinha ou abusar das proteínas. As mudanças necessárias na alimentação são muito mais sutis do que isso.

Nosso organismo precisa de diversos tipos de nutrientes para funcionar bem: água, proteínas, carboidratos e gordura (sim, gordura). Esses nutrientes trabalham juntos para fornecer a energia necessária ao bom funcionamento de todos os órgãos e, de acordo com o metabolismo de cada um, participam da queima de calorias.

Eu me concentro nos seguintes aspectos: bebo bastante água (o suficiente para ter a urina quase transparente) e tento optar por alimentos ricos em fibras e proteínas, com poucos carboidratos e minimamente processados. Para impulsionar o metabolismo e mantê-lo acelerado, também procuro comer a cada três horas. O corpo precisa de combustível constantemente para evitar que você coma demais.

As pessoas tendem a pensar que só encontramos proteínas nos hambúrgueres e bifes, e que carboidratos só são ingeridos se consumirmos pães, massas e alimentos processados. Mas a verdade é que os principais nutrientes (proteína, carboidrato e gordura) podem ser encontrados em itens mais saudáveis.

No meu cardápio, a principal fonte de proteínas são as carnes magras, as leguminosas e as nozes e castanhas. Esses tipos de proteína também fornecem uma quantidade adequada de gordura, acabando com a necessidade de comer um pacote de rosquinhas para se abastecer de gordura.

Os vegetais são uma excelente fonte de carboidratos e podem ser ingeridos sem a preocupação com o excesso de calorias e gordura. É crucial entender que os carboidratos se dividem em duas categorias: bons e ruins. Os bons (itens ricos em fibras) são benéficos à nossa nutrição. Os ruins (açúcares, carboidratos refinados e processados etc.) inibem nosso progresso e resultam em altos níveis de açúcar no sangue, o que é diretamente relacionado a diversos problemas de saúde.

Por último, sempre nos disseram que a ingestão de oito copos de água por dia é suficiente e benéfica, porém tendemos a buscar líquidos mais interessantes. Energéticos, refrigerantes e sucos de frutas dominam o mercado, incentivando-nos a ingerir mais calorias e, como consequência, temos mais dificuldade para perder peso. Particularmente, acho mais agradável beber um litro de Mountain Dew do que a mesma quantidade de água, mas, ao escolher consumir a quantidade diária de calorias em alimentos sólidos, em vez de em Frappuccinos sabor Mocha, aumentamos drasticamente a capacidade de queimar gordura e perder peso.

Essa abordagem não busca forçar ninguém a parar de comer um certo tipo de alimento. Ao contrário, pretende ajudar você a perceber que uma dieta balanceada precisa dos mesmos elementos nutricionais de sempre, e que você pode optar por comer itens mais saudáveis para adquirir os nutrientes de que precisa. É assim que os indesejáveis quilogramas vão embora.

ADOTANDO O LEMA DO ESCOTEIRO

Ir para o trabalho e voltar para casa todos os dias não era uma experiência nova para mim. Para sair de minha casa em Utah e chegar no horário ao hospital em Idaho, eu me arrastava para fora da cama, engolia um café da manhã, pegava alguns lanches e o almoço e saía dirigindo. Porém, durante a fase de ganho de peso da minha jornada Ganhar para Perder, essa rotina mudou: eu quase sempre parava para comer durante a viagem.

Um dia, eu havia dirigido apenas 30 minutos do total de três horas de viagem quando percebi que tinha dois problemas: um, meu café da manhã menor que o habitual, uma tigela de cereais, não iria me sustentar; e dois, eu tinha deixado os meus lanches no balcão da cozinha.

O jeito era dar um pulo no McDonald's mais próximo. E foi isso que fiz. Alguns Egg McMuffins e muitas batatinhas depois, meu estômago avisou que daria para chegar a Idaho sem mais reclamações. Quando estacionei em frente ao trabalho e peguei minhas coisas para entrar, percebi que meu almoço também tinha ficado em casa, no balcão, ao lado dos lanches. Eu até podia imaginar a cara da Lynn ao ver a enorme pilha de comida, que mais parecia o conteúdo de um carrinho de supermercado cheio, ao entrar na cozinha muito tempo depois que eu havia saído.

Ir ao McDonald's mais cedo levou a um tweet desesperado, pedindo conselho. Já era hora do almoço e eu estava ficando com fome. Meus seguidores me deram uma vasta gama de sugestões, incluindo a possibilidade de realizar um desafio alimentar no meio da semana. Parecia uma homenagem a todas as redes de fast-food imagináveis. No fim, decidi ir ao Wendy's e comer um de seus famosos Baconators.

Depois de um dia cheio de trabalho, não favorecido pela quantidade de doces que havia na sala de descanso do hospital, eu estava pronto para voltar para casa. Mas mal havia começado a viagem e já visitava o 7-Eleven e o Taco Bell.

Depois de tomar o que pareceu um tubo inteiro de antiácidos e de me preparar para dormir, imaginei quantas calorias aquela manhã tinha acarretado. Não que esperasse comer muitos lanches saudáveis nessa etapa da minha empreitada, de ganho de peso, mas o trio (inédito para mim) McDonald's, Wendy's e Taco Bell certamente tinha levado minha ingestão calórica diária à estratosfera. Nem preciso dizer que demorei mais tempo passando o creme antiestrias antes de ir para a cama naquela noite.

E aí está um dos maiores erros que as pessoas cometem ao procurar uma dieta saudável. Não, não é o fato de eu não conseguir ficar longe das redes de fast-food. É o fato de eu ter me colocado em uma posição de despreparo.

Frango mexicano

Rende 4 porções
Tempo de preparo: 20 minutos
Tempo de cozimento: 50–60 minutos

450 g de peito de frango sem osso e sem pele
1 colher (chá) de tempero para tacos pronto
½ xícara (chá) de molho para enchilada (ou molho de tomate picante)
1 vidro pequeno de azeitonas pretas picadas
1 vidro pequeno de pimentas verdes picadas
110 g de queijo cheddar em pedaços (opcional)
3 cebolinhas fatiadas

Salpique o tempero para tacos nos dois lados do frango. Prepare o frango grelhado ou refogado. Corte-o em cubos e coloque os pedaços numa assadeira untada de aproximadamente 20 x 20 cm. Regue com o molho de enchilada e vire o frango até que esteja coberto pelo molho. Salpique o queijo (se quiser) e as azeitonas sobre o frango e asse a 180°C por 10 a 20 minutos, até que esteja quente e formando bolhas. Espalhe a pimenta verde e a cebolinha por cima.

Como diz o ditado popular, "saco vazio não para em pé". Se ficamos muito tempo sem comer, o estômago começa a roncar. Espere mais um pouco e logo terá a sensação de que o estômago está sendo corroído pelos próprios ácidos. Se estamos *realmente* com fome, começamos a olhar para os animais de estimação em casa como se fossem frango assado.

Quando sentimos fome e não temos nada por perto para comer, saímos em busca de algo. Vasculhamos potes e tigelas de doces ou convidamos os colegas de trabalho para dividir uma pizza extragrande. É por isso que precisamos seguir o lema do escoteiro: "Esteja preparado".

Todos os dias somos cercados por alimentos não saudáveis oferecidos, por exemplo, pelas redes de fast-food, que tentam chamar nossa atenção com porções grandes, serviço rápido e preço baixo. Essas redes sabem que o segredo do sucesso é conquistar o chamado "comprador de vitrine" – aquela pessoa que não planejou comer fora, mas que, ao ver a placa ou ouvir a propaganda do restaurante, decide passar no drive-thru e fazer um lanchinho rápido.

Isso acontece porque as empresas que vendem pratos pouco saudáveis estão sempre tentando nos levar à autossabotagem. Tudo o que elas querem é nos fazer ceder à tentação. Elas dependem disso.

Estar preparado é essencial não só para mim, mas para todos nós que queremos estabelecer um relacionamento equilibrado com a comida. É nossa única defesa na guerra contra o fast-food.

Sei que todos somos ocupados, e a vida nos impede de preparar refeições saudáveis todos os dias. Tenho emprego e família, sei quanta pressão e quanto estresse o dia a dia atribulado pode trazer. Por isso, simplifico as coisas. Duas vezes por semana, tempero as carnes, corto os vegetais e cozinho as refeições. Coloco-os em uma série de recipientes e crio uma variedade de pratos que consumirei pelos próximos três dias, ou seja, eu me preparo para evitar o drive-thru.

Ao elaborar as refeições antecipadamente, mas fazendo-o apenas duas vezes por semana (em vez de sete, o que é simplesmente impraticável), eu sei o que vou comer e como vou me programar. Posso garantir que cada refeição me manterá na direção do meu objetivo e, mais importante, ajo de forma a facilitar que isso aconteça.

Algumas semanas depois de iniciar a segunda fase da minha jornada, Para Perder, lá estava eu enfrentando outra viagem para Idaho em plena segunda-feira. Saí da cama (com menos dificuldade dessa vez!) e fui para a cozinha, onde comecei a rir da iniciativa de apoio da minha esposa. Em lugares estratégicos por toda a cozinha havia post-its me lembrando de levar a bolsa térmica. Embalei as refeições e os lanches escolhidos a dedo e saí de casa.

Os resultados foram bem diferentes. Nada de Egg McMuffins dessa vez. Nada de Baconators. Nada de Taco Bell. Por quê? Porque eu não precisava ir atrás de comida. Saboreei minhas refeições caseiras – boas porções de carnes e vegetais. E, cada vez que ouvia meu estômago roncar, tinha uma opção que acabaria com a fome, mas não às custas da minha saúde e da minha cintura.

As pessoas não saem da linha porque precisam especificamente de um hambúrguer. Na maioria das vezes, elas compram esse hambúrguer por estarem despreparadas. O segredo da mudança é fazer com que os alimentos certos sejam tão convenientes – ou mais – do que as opções não saudáveis que cruzam o nosso caminho várias vezes ao dia.

Vamos lá, escoteiros!

As pessoas não saem da linha porque precisam especificamente de um hambúrguer. Na maioria das vezes, elas compram esse hambúrguer por estarem despreparadas. O segredo da mudança é fazer com que os alimentos certos sejam tão convenientes – ou mais – do que as opções não saudáveis que cruzam o nosso caminho várias vezes ao dia.

SEJA UM COMPRADOR CASCA DE BATATA

Era fácil para meus pais. Eles pareciam evitar sem nenhum esforço uma das batalhas mais desafiadoras de todos os tempos para as famílias americanas – a luta para convencer as crianças a esvaziarem o prato no jantar.

Desde pequeno, eu amava frutas e vegetais. Amava praticamente tudo que meus pais colocavam na minha frente. Embora eu admita que minha ausência de restrições a alimentos nutritivos provavelmente tenha a ver com minha obsessão prematura com a saúde, eles não tiveram que passar por negociações encenadas para me fazer comer o jantar, principalmente porque eu morava com outras dez crianças com fome.

Em algumas famílias, os vegetais não são muitos populares, e os pais quase sempre tentam negociar positivamente (para cada refeição bem-sucedida, uma hora extra de televisão ou um dia para brincar com um amiguinho) ou negativamente (para cada porção intocada, ir para a cama mais cedo ou não assistir à televisão). Esse método é rapidamente seguido pela indução de culpa: há crianças morrendo de fome que não têm tanta sorte quanto nós, então coma tudo ou sua comida será enviada para os necessitados.

Se todas as negociações dão errado, os pais tentam tornar a comida artificialmente interessante. Um pedaço de brócolis em um aviãozinho é mais apetitoso do que ao lado do purê de batatas. E, finalmente, quando toda a esperança parece perdida, há a abordagem nutricional educativa. Dizem que crianças não crescem se não comem vegetais e contam a elas todo o valor nutricional da casca da batata.

Lembro-me de comer batata assada quando era criança, sem ligar muito para a casca. Era difícil de mastigar e, pior, aquela cor marrom não me parecia nem um pouco apetitosa. Mas meus pais tentavam me convencer de que, na verdade, a parte interna, quente e cremosa, não tinha nenhum valor nutricional. Os nutrientes que me fariam alcançar meus irmãos e irmãs mais altos e atléticos estavam todos na casca.

Anos mais tarde, criei minha própria versão de "Os caçadores de mitos" e fiz uma pesquisa para descobrir se essas afirmações sobre a casca da batata eram verdadeiras ou falsas. (Peço desculpas antecipadamente caso eu esteja prestes a destruir uma das grandes lições que seus pais lhe ensinaram.) A conclusão? O valor nutricional da batata está tanto no delicioso interior cremoso quanto na casca asquerosa e marrom!

Vamos avançar para o mercado. Durante a minha jornada de volta à saúde, quando eu me preparava para comprar os alimentos certos, uma bancada de batatas chamou minha atenção. Percebi que minha lição de vida saudável poderia ser compartilhada por meio das afirmações que meus pais haviam feito a respeito da casca da batata. Mas vamos deixar isso para mais tarde.

Para desenvolver um estilo de vida saudável é essencial entender o que é ruim para você. Em geral, é provavelmente o caso de tudo cujo sabor seja bom demais para ser verdade. A indústria e a cultura americanas têm aperfeiçoado, ao longo dos anos, o comércio dos alimentos processados que tanto desejamos. Onde estaríamos agora sem nosso macarrão instantâneo com queijo, por exemplo?

Mesmo quando aceitamos o fato de que a comida processada é ruim para nós e para nossa saúde, é difícil nos afastar. E o problema começa já no mercado. Ao fazer as compras após um longo dia de trabalho, você se depara com 15, 20 corredores de delícias. Geralmente, as melhores ofertas e os alimentos mais baratos costumam ficar bem no meio da loja; portanto, se você percorrer um corredor até o fim, já terá perdido a batalha.

Uma simples ida ao supermercado – "Você pode comprar leite?" – acaba se tornando um passeio de 45 minutos por todos os corredores e se transforma em um carrinho cheio de tralhas como resultado. Com o passar do tempo, mesmo aqueles que tentam fazer compras sensatas se perguntam por que não estão saudáveis e, mais importante, por que as frutas e os vegetais na geladeira estão estragando.

Embora meus pais tenham me enganado com o mito da casca da batata, não costumo desperdiçar nada. Na tradição consagrada de transformar um limão em limonada, aprendi a usar esse mito para resolver o dilema do mercado. E ele também pode ajudá-lo a adotar os alimentos certos: carnes magras, nozes, grãos, frutas, vegetais. Quem disse que as mentirinhas inocentes dos nossos pais não seriam úteis?

Quero que você veja o mercadinho do bairro que frequenta como uma grande batata. A parede do fundo e os corredores laterais são a casca. Os corredores do meio são a parte deliciosa – branca e cremosa

– que adoramos. Por favor, preste atenção: você precisa ficar na casca. Evite o interior a todo custo.

As extremidades da loja são o nirvana de um estilo de vida saudável. Lá você vai encontrar frutas, vegetais, carnes magras, frutos do mar saudáveis e excelentes fontes de proteínas. Embora o mercadinho do bairro provavelmente não tenha ofertas como "Dez filés de salmão por dez dólares!", ele com certeza o fará economizar coisas bem mais importantes, como determinação, autoestima e saúde.

Então, por ora, perdoarei meus pais pela mentirinha sobre a casca da batata. Afinal de contas, quanto mais você encarar suas compras semanais como o ato de comer a parte externa da batata, mais perto você estará de seus objetivos.

Parece que o mundo desafia nossas boas intenções nutricionais o tempo todo. Seria mais fácil se pudéssemos enviar uma mensagem de texto para o mundo todo, pedindo a todos que apoiassem nossas decisões de vida. Não seria maravilhoso entrar em um mercado que só vendesse alimentos saudáveis? Eu realmente acreditava, quando estava em forma, que, a partir do momento em que a decisão de perder peso e ser saudável fosse tomada, o desejo de seguir os cardápios saudáveis e as rotinas de exercícios faria esses hábitos se incorporarem naturalmente à nova rotina.

Precisei engordar 34 quilos para perceber que a simples escolha de se tornar saudável era apenas o começo.

Precisei engordar 34 quilogramas para perceber que a simples escolha de se tornar saudável era apenas o começo.

Omelete de claras com espinafre

Rende 1 porção

½ xícara (chá) de claras (cerca de 3 ovos grandes) e 1 ovo inteiro
¼ xícara (chá) de cebola picada
2 colheres (sopa) de pimenta jalapeño picada (opcional)
½ xícara (chá) de espinafre fresco
¼ xícara (chá) de cogumelos picados
¼ xícara (chá) de pimentão vermelho picado
½ xícara (chá) de peito de frango pré-cozido
2 colheres (sopa) de salsinha

Unte uma frigideira média com óleo em spray. Misture as claras e o ovo inteiro. Assim que a panela estiver quente, coloque a mistura e deixe por 30 segundos em fogo médio-alto. Em seguida, adicione a cebola, a pimenta jalapeño, o espinafre, o cogumelo, o pimentão e o peito de frango, enfileirando-os no meio. Assim que o ovo começar a formar bolhas e ficar firme por baixo (de 1 a 2 minutos de cozimento), a omelete está pronta para ser virada. Respingue com os dedos algumas gotas de água nas bordas – as bolhas criam um espaço que facilita o uso de uma espátula para a virada. Feche o omelete e cozinhe por mais cerca de 1 minuto; então, vire a omelete para o outro lado e deixe por mais 1 ou 2 minutos, ou até o ponto. Quando estiver do seu gosto, salpique a salsinha, sirva e aproveite.

O próximo passo foi aprender a lidar com a enorme quantidade de escolhas que sempre precisavam ser feitas para manter minha opção nutricional. Todas as vezes que eu parava no posto de gasolina para abastecer o carro, tinha que me lembrar de não comprar Zingers, e sim comer um dos meus lanches saudáveis. E, como mencionei anteriormente, duas vezes por semana eu preparava as refeições à noite para os dias seguintes, numa tentativa de tornar as escolhas difíceis um pouco mais fáceis.

E as coisas realmente ficaram mais fáceis. O segundo dia, embora extremamente difícil, foi um pouco mais fácil de aguentar do que o primeiro. Continuei fazendo escolhas na segunda semana, mas minha determinação e força de vontade pareciam estar mais preparadas para a tarefa.

Como já expliquei, minha alma de personal trainer decidiu não fazer exercícios durante o primeiro mês de Para Perder. Eu estava torcendo para que os cuidados com minha alimentação impulsionassem minha perda de peso, mas mal sabia eu que a alimentação por si só poderia levar a resultados tão impressionantes.

Engordei 34 quilogramas em seis meses. Em um mês de alimentação adequada, perdi quase nove. Diminuí 5% da minha gordura corporal, e minha energia aumentou incrivelmente. Meu nível de testosterona quase duplicou (de 249 para 475), meu colesterol total foi de 147 para 116, o LDL (mau colesterol), de 80 para 62, os triglicérides de 132 para 59 e meu nível de insulina, de 51 para 5 (considerado normal).

Lamentavelmente, o processo não era tão simples quanto fazer uma única escolha e observar os resultados fluírem. Como personal trainer, eu havia simplificado o mundo de tal forma que estava cego para a realidade de como esse processo pode ser difícil.

Mas há outra realidade. Cada escolha representa uma nova oportunidade para nós. E, a cada dia, temos 10, 20, 30 oportunidades para fazer a escolha certa. O segredo é estar preparado, o que torna cada escolha certa muito mais fácil. Funcionou para mim. Perder quase 9 quilogramas sem levantar peso ou fazer uma flexão sequer foi melhor do que eu esperava.

Infelizmente, minha jornada para voltar a ficar em forma envolveria muito mais do que apenas a alimentação, e toda a diversão ainda estava por vir...

Capítulo 6

Sem desperdiçar a mensalidade da **academia**

Havia algo sinistro em seu sorriso. Ele havia me apoiado quando engordei mais de 30 quilogramas, mas, agora que eu estava traçando o sofrido caminho de volta, aquele sorriso não combinava com a conversa.

Eu estava no meio de um almoço com um de meus amigos mais próximos e tinha acabado de relatar meu nervosismo em relação à semana seguinte, quando eu voltaria a malhar pela primeira vez após sete meses. Tudo que ele fez foi dar um sorriso malicioso, como se estivesse saboreando a minha inquietação. A expressão dele demonstrava vingança.

Quando eu era personal trainer, cada cliente novo representava um novo desafio; porém, se ele fosse, por acaso, um membro da família ou um amigo, a situação se complicava, como foi o caso de James. Afinal, uma das principais características de um bom personal trainer é incentivar o aluno a realizar determinadas tarefas que ele não consegue fazer sozinho. Nesse caso, a falta de proximidade é útil. O treinador se sente menos culpado por pegar pesado e, ao mesmo tempo, evita a frustração, uma vez que está distante dos maus hábitos ou rotinas prejudiciais do aluno.

No entanto, amigos e familiares são um desafio diferente. Eles geralmente são muito mais honestos em relação a suas dificuldades e colapsos, mas também têm uma expectativa maior, pois acreditam que os laços compartilhados poderão garantir melhores resultados com a metade do esforço!

Antes de Ganhar para Perder passar pela minha cabeça, o amigo em questão tinha pedido que eu fosse o seu personal trainer e que o ajudasse. Aceitei, sentindo uma mistura de empolgação e receio. A proposta de treinamento seria diferente, pois ele não estava acima do peso, queria apenas ganhar músculos e tonificá-los.

Sugeri que treinássemos em uma academia, pois dessa forma eu teria todo o arsenal de equipamentos à disposição. Ele recusou educadamente e pediu para ser treinado no conforto do porão da casa dele. Essa resposta me pegou de surpresa, pois eu já tinha constatado como o medo de academias poderia atrasar o progresso de clientes acima do peso, mas esse amigo não tinha nada do que se envergonhar em seu corpo.

Depois, fiquei levemente perplexo com algumas de suas dificuldades quando expliquei os passos básicos do primeiro treino. A princípio, os problemas eram bastante simples: ele precisava de algumas pausas a mais para beber água e frequentemente mencionava que "nunca tinha malhado dessa maneira". Fui paciente, mas persistente. Estava determinado a fazer o corpo dele trabalhar como nunca.

Em seguida, ele começou a reclamar, por incrível que pareça, de seu nariz dormente! Durante a minha atuação como personal trainer, já ouvi todas as desculpas imagináveis e inacreditáveis, mas um nariz dormente no meio de um treino de 45 minutos? Tinha minhas dúvidas. O adormecimento foi seguido por náuseas, que, segundo ele, ficavam mais fortes a cada exercício. Após outra pausa mais comprida, insisti que ele seguisse em frente. Então, na metade da série de flexões, ele correu para o banheiro e vomitou. Fim do treino.

Como profissional e bom amigo, liguei no dia seguinte para saber se ele ainda considerava a possibilidade de voltarmos para o porão e continuarmos a treinar. Embora ele tenha dito que ainda estava disposto, também comentou que nosso único treino havia lhe causado alguns comportamentos bizarros, como descer as escadas de costas. Aparentemente ele estava tão dolorido que não conseguia descer as escadas como um ser humano normal. A dor era terrível.

As dores estavam ganhando a guerra. Infelizmente, essas explicações me pareciam tão convincentes quanto seu nariz dormente. As desculpas e as reclamações estavam se acumulando mais rápido do que as flexões.

Nosso treino durou apenas mais duas sessões. Não tivemos outra experiência envolvendo vômito, mas o nariz dormente retornou diversas vezes e a leve tensão entre treinador e aluno foi aumentando, até que ele decidiu terminar nosso acordo de maneira amigável.

Enquanto voltava para casa após aquele almoço, muitos meses – e 34 quilogramas – depois desse episódio, sorri ao pensar na reação do meu amigo diante das rotinas de treinos que eu atravessaria. Ele certamente iria gostar de ver minha retomada dos exercícios para recuperar a forma. Eu estava ansioso para provar que a experiência dele tinha sido só mais um exemplo de alguém que não se esforçou o suficiente.

Dois dias depois, ao estacionar em frente à academia, hesitei. Pela primeira vez em minha vida, estava apreensivo para entrar. O que as pessoas iriam pensar quando me vissem acima do peso e lutando para realizar movimentos básicos? Afinal, a minha foto estava pendurada na parede, divulgando minha jornada Ganhar para Perder. Mas chegar à academia não foi a parte mais difícil.

Aparentemente, uma única série de flexões já era mais do que meu corpo podia aguentar. Na metade do primeiro grupo de exercícios, não conseguia me livrar da sensação da barriga encostando no colchonete de ginástica e dos joelhos pregados no chão. Mesmo fazendo as flexões apoiado nos joelhos, tinha muita dificuldade para desenvolver os exercícios.

Após cada série de repetições, meus braços tremiam – levemente no começo, violentamente no fim. Olhava ao meu redor, imaginando quem me observava e me julgava, porém segui em frente e consegui realizar meu primeiro treino completo após sete meses.

"Ao menos não vomitei", pensei a caminho de casa, fisicamente abalado e mentalmente derrotado. Era muito difícil admitir para minha esposa que precisei fazer flexões de joelhos e que perdi tanta força em um período tão curto.

O pior veio no dia seguinte. Percebi que estava com problemas quando fui acordado pela dor em meu peito e braços. Ao sair da cama, senti que meus músculos estavam sendo esfaqueados e a escada até a cozinha parecia ter 500 quilômetros de comprimento.

Segundo meus conhecimentos de personal trainer, essa condição poderia ser classificada como DMIT (Dor Muscular de Início Tardio). No entanto, a cada passo que eu dava, o mais lento e humanamente possível, e toda vez que gritava de dor ao pegar minha filha de dois anos no colo, surgia a imagem do meu amigo. Para mim, a dor que sentia era DMIT. Para ele e para muitos dos meus clientes antigos, era... vingança!

OS SEGREDOS DE UMA BOA ROTINA DE EXERCÍCIOS

É realmente incrível o que você pode ver na televisão tarde da noite, quando não consegue dormir. A programação não se resume a filmes *trash*, *reality shows* de segunda linha ou aos piores momentos dos esportes. Cada minuto entre 1 e 5 horas da manhã é preenchido com algo um pouco mais inebriante: mensagens publicitárias.

Há comerciais de 30 minutos de todos os produtos imagináveis. Se seu problema é acne, excesso de peso, comida estragada, dificuldade para encontrar macarrão fresco, manchas no carpete ou até mesmo queda de cabelo, as mensagens publicitárias da madrugada apresentam as soluções. Se você ligar nos próximos 15 minutos, ainda terá um bom desconto!

Certa noite, no início da minha jornada Para Perder, eu fiquei sem sono e acabei assistindo a esses comerciais, até que dei de cara com uma série sobre exercícios. Depois de passar umas duas horas na frente da televisão, até a minha alma de personal trainer estava convencida de que eu poderia perder mais de 30 quilogramas de peso extra sem levantar um dedo.

O primeiro comercial sobre produtos milagrosos a que assisti fez tudo parecer incrivelmente fácil. Tudo que eu tinha a fazer era gastar 10 minutos do meu dia e o peso iria embora. Não havia dietas especiais e eu não precisava gastar várias horas na academia. Melhor ainda, não se tratava de um equipamento especial: seguindo uma rotina de aproximadamente 1 hora de atividades físicas por semana, eu perderia todos os centímetros e quilogramas indesejados. Sério!

Em seguida, veio a propaganda de algo que pode ser descrito como um instrumento de tortura humana: um aparelho que poderia ser guardado embaixo da cama quando não estivesse em uso ou afixado na parte de trás de qualquer porta, se necessário. Segundo o anúncio, os exercícios normais eram insuficientes, mas se eu os realizasse preso àquela engenhoca chique (e cara), aí sim, eu veria o excesso de peso desaparecer e as medidas diminuírem.

Mas a coisa não parava por aí. A outra arapuca, uma espécie de barra – menos cara e intimidadora –, garantia a realização adequada dos abdominais. A única coisa que me separava de músculos abdominais duros como pedra (e brilhantes ao sol) era uma rotina de treinos de (pasmem!) 5 minutos. Não era preciso levantar peso ou fazer horas de exercícios cardiovasculares. Bastava comprar o vídeo e a barra para ter um corpo escultural. Não estou brincando!

Assisti a um último comercial quando já estava me preparando para dormir. Com uma proposta totalmente diferente, esse pegava pesado: doze treinos diferentes, seis vezes por semana. Eu teria que malhar de 1 a 2 horas por dia nesse regime, talvez a coisa mais difícil que eu já tinha feito. Segundo o anúncio, seria como ter um personal trainer em casa todos os dias – se não me matasse, certamente me tornaria o assunto da cidade. Mas, para mostrar que não era muito sacrifício, prometiam um programa de apenas três meses – tempo suficiente para me fazer chegar à melhor forma da minha vida. Mas, se eu comprasse o pacote completo, os quilogramas extras iriam embora imediatamente.

Não sei se eu estava exausto por ser 4 horas da manhã ou se as propagandas tornaram-se cada vez mais inacreditáveis. Ainda assim, eu estava acordado o suficiente para perceber que o discurso de todos os comerciais tinha três partes críticas:

Seja extremo. Nenhuma das mensagens publicitárias mencionou a importância de ter equilíbrio e ser realista. Em vez disso, os comerciais apresentavam a possibilidade de obter resultados extraordinários com o menor esforço possível, desde que acompanhada do produto. Aquele que se aventurasse a obter resultados sem a mercadoria, teria que sacrificar seu corpo e estilo de vida.

Shhhh! É segredo! Só depois de gastar 50 dólares ou mais você aprenderia o segredo para se tornar alguém melhor. Não bastava fazer exercícios ou manter hábitos básicos. Desse jeito, você nunca alcançaria seu verdadeiro potencial. Era necessário um vídeo especial, uma engenhoca ou um instrumento de tortura humana, disponíveis apenas nessa única fonte.

Não há outra opção. Como qualquer boa propaganda, as apresentações deixavam claro que o único caminho para a verdadeira saúde e a boa forma era aquele que elas indicavam. Não havia uma diferenciação dos interesses, das habilidades ou dos desejos de cada indivíduo. Se você seguisse o complicado plano descrito, perderia peso – com o lembrete (constante) de que os "resultados podem variar".

Na verdade, exercícios e boa forma não são componentes secretos e estão relacionados a outros aspectos importantes: persistência, equilíbrio e interesse.

A boa forma e os exercícios relacionam-se com a persistência, pois, para mudar os hábitos, é preciso fazer as escolhas alimentares certas a cada hora e é preciso sair do sofá todos os dias para realizar alguma atividade física. Uma mudança na alimentação é mais fácil, porque você tem muitas oportunidades para se corrigir ou voltar a andar na linha. Exercitar-se é mais difícil e mais invasivo, quando se leva em conta a rotina agitada. Entre emprego, família, filhos, amigos e outras atividades, quem tem tempo, energia e paciência para dedicar-se a 2 horas de exercício por dia? Ainda assim, achar tempo para atividades físicas é fundamental para chegar à boa forma e ser saudável.

Além disso, o aspecto mais necessário e crítico de uma rotina de exercícios é o equilíbrio. Sabemos que os resultados podem ser obtidos valendo-se de programas mais extremos, que forçarão o corpo e a mente a limites nunca imaginados. E que alguns indivíduos conseguem fazer apenas 10 minutos de exercícios por dia, manter o metabolismo acelerado e o corpo em forma. Mas a verdadeira boa forma exige equilíbrio: você deve empregar tempo, esforço e energia nos treinos, sentindo uma tensão saudável.

O corpo é uma máquina: precisa ser trabalhado, mas também precisa de descanso. Quando danificado, requer pausa para o conserto. Encontrar o ponto certo entre "pouco" e "muito" é essencial para um enfoque e uma filosofia coerentes de exercícios.

Finalmente, uma percepção correta sobre exercícios considera os interesses individuais. Não dá para ser bom em todas as atividades que nos são apresentadas ou gostar de todas elas. Pela mesma razão que alguns amam frutos do mar e outros fogem deles, a escolha do exercício deve ser baseada nas preferências individuais. Porque, acredite em mim, chegará um momento em que você não desejará despender o tempo e o esforço exigidos. Se você não tiver interesse nos exercícios que está desenvolvendo, certamente irá desistir, pondo fim à sua trajetória para uma vida saudável.

Quando as pessoas veem minhas fotos anteriores ao início da jornada, elas quase sempre me perguntam como eu conseguia treinar 2 ou 3 horas toda noite. Sim, era isso que elas supunham que fosse necessário para alcançar os meus resultados, e não apenas os 45 minutos que eu investia nos treinos, quatro ou cinco vezes por semana, na academia local ou no porão.

Não tenho certeza de que elas acreditavam em mim quando eu falava a verdade. Assim como elas, eu dizia: “Tenho um emprego, uma família e amigos; o que eu não tenho são mais 3 horas de tempo livre”. Eu tinha alcançado a plena forma em treinos que duravam entre 45 minutos e 1 hora, quatro ou cinco vezes por semana. Consegui esses resultados a partir da combinação de persistência, equilíbrio e interesse.

Quando me arrastei de volta para a academia, após sete meses de inatividade, finalmente percebi quanto a montanha parecia pavorosa e assustadora quando se está na base. Sair de uma rotina de noites de preguiça no sofá foi brutal, e eu sempre pensava na possibilidade de tirar uma ou duas noites de folga, simplesmente porque me sentia ineficaz – quer dizer, eu não conseguia fazer nem uma flexão normal; que diferença faria se eu relaxasse só por uma noite?

A resposta era simples: saúde e boa forma nunca estão no sofá, mas na academia, em uma sala de ginástica ou ao ar livre, praticando qualquer atividade física. Então me forcei a voltar para a academia, dia após dia, lembrando que o segredo era o equilíbrio e que eu não precisava me matar.

Eu sabia que, para entrar em forma e me manter assim, eram necessários equilíbrio, persistência e exercícios capazes de atrair meu interesse. Como tinha ocorrido com a minha estratégia para a mudança alimentar, eu precisava de um plano plausível. Mas um plano não seria suficiente: havia armadilhas à frente, perigos que poderiam desviar até o indivíduo mais ávido e focado. Seria importante saber o que estava por vir, o modo de ficar na linha e continuar seguindo em frente.

TUDO QUE SEI SOBRE EQUILÍBRIO

Há muitos ritos de passagem para uma pessoa que deixa de ser criança e se torna adulta. Para aqueles com consciência social, a primeira vez em que você entra em uma cabine de votação é o verdadeiro indicativo de que agora você é alguém que deve ser levado a sério.

Para os outros, passar no vestibular ou levar o primeiro trote significa que a infância ficou para trás e que há um mundo de oportunidades a sua frente.

Meu rito de passagem foi tirar a carteira de motorista. Naquele momento, o cordão umbilical virtual que me ligava a meus pais foi rompido, e de repente eu podia ir ao shopping, ao mercado ou ao cinema sem ter que implorar à minha mãe que me levasse (e me deixasse a um quarteirão de distância, para que meus amigos não me vissem).

Não devo ter sido a única pessoa que levou as aulas de direção mais a sério do que todos os outros colegas de sala. Estava determinado a passar no exame na primeira tentativa e queria correr para o órgão emissor da carteira assim que... minha mãe pudesse me levar.

A caminho das aulas de direção, lembro-me de observar meus pais dirigindo. Parecia tão simples... Você virava um pouco o volante, ligava a seta de vez em quando e acelerava quando a luz do semáforo ficava verde. Eu não estava preparado nem capacitado para dirigir naquele momento. Não fazia ideia do que era preciso para dirigir com segurança pelo bairro, mas isso não me impediu de acreditar que eu sabia tudo.

As aulas de direção mudaram esse cenário. Durante as aulas práticas supervisionadas pelo instrutor e com a companhia de outros alunos amedrontados, a realidade do que era necessário para dirigir um carro veio à tona. Sempre que eu assumia o volante parecia ter o mau hábito de assustar os passageiros e o instrutor. Quando aprendi a alternar o pé entre os pedais do acelerador e do freio (usar os dois pés para dirigir, como eu havia imaginado, aparentemente não era aceitável), a checar os pontos cegos e a fazer baliza, percebi como eu era incompetente para dirigir um carro. Não importava quantas vezes eu lesse o manual de direção, eu simplesmente não tinha ideia do que fazer para pôr o carro em movimento sem colocar em risco a vida das pessoas ao redor.

Então, o grande dia da prova chegou e... eu passei! Depois, comecei a sair sozinho por aí. No início, eu era o melhor exemplo de um iniciante assustado ao volante: meu corpo ficava tenso o tempo todo, eu checava os pontos cegos tantas vezes que criava novos pontos cegos bem à frente do carro e dirigia a 15 quilômetros por hora abaixo do limite de velocidade, só para garantir. Um ou dois dias depois de receber minha habilitação, fui até o mercado local, que ficava a apenas 10 minutos de distância. Quando cheguei lá, estava exausto. Fazia absolutamente tudo que deveria ao conduzir um carro e o processo demandava toda a minha concentração e um esforço descomunal.

Não tenho certeza de quanto tempo a adaptação demorou, mas meu nível de conforto com um automóvel é um pouco diferente hoje em dia. Como a maioria dos americanos, descobri que consigo dirigir, comer um sanduíche, ligar o rádio e, de vez em quando, conferir minhas mensagens de texto no celular, deixando apenas alguns poucos momentos livres para checar os pontos cegos. Por favor, saiba que estou tentando mudar esses maus hábitos.

Ainda assim, dirijo tão "inconscientemente" hoje em dia que às vezes chego ao meu destino sem me lembrar de como cheguei lá. Em outras palavras, à medida que fiquei mais experiente na direção de um automóvel, meu nível de conforto também aumentou. Em pouco tempo, eu estava fazendo coisas com as quais nunca sonharia em meu primeiro dia na autoescola. Na verdade, não sei dizer se sou um motorista bom ou ruim; não penso sobre isso. Mas com certeza desenvolvi alguns hábitos ruins e preguiçosos ao longo do tempo.

Ao mesmo tempo que dirijo pela estrada e escrevo este livro (brincadeira, sr. policial), é lamentavelmente claro para mim que muitos de nós encaram as atividades físicas da mesma maneira que aprendemos a dirigir um carro. O resultado é que ninguém consegue chegar aonde queria (além de adquirir alguns maus hábitos).

Antes de começar a praticar exercícios, é comum olhar o instrutor e perguntar: "por que eu não consigo fazer isso?". Parece tão básico fazer uma flexão ou barra. E correr em uma esteira? É só correr no mesmo lugar, não é? Todas as pessoas conseguem fazer isso, então por que eu não consigo? Na verdade, para começar a transformar o corpo em uma máquina refinada e bem lubrificada, são necessários sangue, suor e lágrimas, e isso só se entende depois de experimentar o processo.

Exercícios essenciais: step-up com as mãos em prancha

PASSO 1 – Encoste um step na parede para aumentar a estabilidade, ou use a escada de sua casa.
PASSO 2 – Fique em posição de flexão, de frente para o step.
PASSO 3 – Coloque uma mão aberta em cima do step e depois a outra, mantendo o corpo em posição reta (como uma "prancha").
PASSO 4 – Tire as mãos do step/degrau, uma de cada vez, fazendo que o corpo retorne para a posição inicial de flexão.
PASSO 5 – Repita esses movimentos em ritmo acelerado por 30 a 45 segundos, dependendo de seu nível de condicionamento.

Se você é iniciante, pode fazer esse exercício de joelhos, até adquirir força para fazê-lo sem apoio. Esse é um ótimo exercício para trabalhar tronco, ombros e braços, além de acelerar seus batimentos cardíacos. A combinação de movimentos faz você queimar gordura e desenvolver massa muscular ao mesmo tempo.

Todos os anos, aqueles que têm alguma conexão com o universo fitness observam o mesmo ritual. Depois das festas de fim de ano recheadas de culpa, uma multidão de pessoas se matricula na academia e decide frequentá-la com assiduidade. Durante alguns meses, essa turma cumpre o prometido esforçando-se corajosamente.

É fácil reconhecer a turma das "resoluções de ano novo": são aqueles que não sabem ligar as esteiras mais modernas, ficam parados na frente delas e as observam como se fossem relíquias da Inquisição, usadas para tortura em vez de exercícios. Mas o esforço desse pessoal deve ser aplaudido, afinal, estão no caminho certo. Mas quando seguimos as rotinas de exercícios sem saber se estamos obtendo resultados de fato, a motivação inicial começa a diminuir.

Muitas dessas pessoas passam pela primeira fase com total determinação e alcançam o que eu costumo chamar de "fase de competência", em que já aprenderam a usar os diversos equipamentos da forma correta. No entanto, nesse ponto, o corpo provavelmente não está pronto para o chamado "ataque da penitência". Elas fazem 20 flexões e sentem que o peito está prestes a explodir. Uma hora mais tarde, mal conseguem voltar para casa e têm dúvidas se resistirão ao próximo treino. Mesmo depois de alguns dias, ainda sentem as consequências da repetição de cada movimento que fizeram. A dor característica da fase de competência é uma barreira que, se não afasta as pessoas da academia, no mínimo reduz as chances de mantê-las motivadas.

Ainda assim, os mais fortes e determinados seguem adiante, pois começam a ver resultados, e os esforços parecem ser recompensados. Depois de alguns meses, aquelas mesmas 20 flexões tornam-se fáceis. A esteira é tão confortável que seu ocupante está mais focado na busca de um programa de televisão para assistir do que no próprio corpo.

Então, algo estranho acontece: os exercícios parecem não mais dar resultado. Os incansáveis praticantes de exercícios que chegam a esse nível ficam frustrados, e todo o esforço gasto na academia parece não valer a pena. Os treinos são realizados com tanta facilidade que essas pessoas nem se lembram de quais exercícios fizeram. Sem resultados, porém, ficam entediados e sentem-se como se tivessem fracassado. Sem melhora física, nem dores para provar que estão trabalhando duro, os praticantes param de frequentar a academia, e a frustração passa a ser com o bolso, ao ver o dinheiro desperdiçado na mensalidade.

Nesse ritual de todos os anos, podemos identificar o problema inerente a tantos esforços em busca de uma vida saudável. Como um adolescente que está aprendendo a dirigir, o corpo entende o que está passando. Antes que você se dê conta, ele já se adaptou à dor, ao desconforto e à fadiga causados pelos exercícios, porque está ficando mais resistente. Em apenas algumas semanas, você já é capaz de executar alguns treinos que, no início, pareciam praticamente impossíveis. O resultado é o que chamamos de platô: o corpo se acostuma com os mesmos movimentos, pesos, rotinas de treinos cardiovasculares e aprende a sobreviver inconscientemente à ida diária para a academia sem que as DMIT ameacem aparecer.

O segredo para alcançar o tão sonhado corpo é confundir o organismo, a fim de continuar evoluindo. Em outras palavras, você precisa ser mais esperto do que seu corpo e estar sempre um passo à frente. É essencial mudar a rotina de exercícios a cada duas ou quatro semanas. Variar os aparelhos cardiovasculares, os pesos, a intensidade dos exercícios ou as aulas de ginástica irá forçar o corpo a se readaptar e obter novos resultados. Quanto mais você impedir seu corpo de se acomodar, mais energia gastará, resultando em maior perda de peso e ganho de massa muscular.

Se você perceber que não está mais se sentindo dolorido, é porque o corpo está se adaptando, acostumando-se à rotina e não precisa mais queimar tantas calorias. Se as 20 flexões tornaram-se brincadeira de criança para você, aumente para 40 e use uma *medicine ball*[1] como apoio. Se andar 30 minutos na esteira em ritmo acelerado não diminui o seu fôlego como antes, intensifique para uma corrida lenta.

Se seguir essa estratégia, o seu corpo nunca vai ficar acomodado, os resultados serão impressionantes e a vontade de continuar a lutar por eles não será perdida.

Se você encara cada rotina de exercícios como se fosse um adolescente perdido, tentando entender como dirigir um carro, você se surpreenderá com o que seu corpo é capaz de fazer – certamente muito mais do que as 20 flexões que quase o mataram há alguns dias ou semanas.

Essa proposta de mudanças tem um efeito duplo: ela não só impede um platô e a perda de interesse, como também elimina o tédio dos treinos. Nossa motivação inicial é reforçada quando nos sentimos mais fortes. Começamos a ver resultados concretos em nossa aparência e na maneira como nos sentimos. Assim, a academia não é mais um inimigo que deve ser evitado. Pode-se criar uma experiência sustentável na academia, ou seja, que não reduza os seus planos em pó logo no começo de março.

ENCONTRANDO O PRÓPRIO EQUILÍBRIO

Talvez nem todos compartilhem a mesma opinião, mas tenho certeza de que os homens são criaturas surpreendentes quando falamos de relacionamentos. Muitos homens acreditam que qualquer bom re-

1 Também conhecida como "bola de peso". Trata-se de uma esfera com sobrepeso usada para alongar, melhorar a resistência muscular, desenvolver força, entre outras habilidades.

lacionamento baseia-se no controle e que é preciso passar por várias tentativas para aperfeiçoar a arte da conquista.

Primeiro existe o desafiador jogo da paquera. Nós, homens, perdemos incontáveis horas aprimorando as cantadas – que nos deixam mais envergonhados – e, após o primeiro encontro, já nos empenhamos na conquista. Existem algumas regras a serem seguidas, como: quanto tempo esperar para telefonar após um encontro e quanto gastar em um jantar (se não tiver certeza, fique com um café ou um refrigerante básico). Sempre achamos que estamos no controle, impondo os próximos passos.

Mas, de repente, já estamos em um relacionamento de três meses no qual devemos ligar (e ligamos) para ela todas as noites antes de dormir. Asseguramo-nos de que ela chegue aonde precisa e, mesmo tentando manter firme a capacidade de decisão, começamos a ceder a algumas atividades, como assistir a filmes melosos.

No momento em que o relacionamento fica sério, desistimos completamente da ideia de que controlamos o seu destino. O único controle possível é evitar, sutilmente, conversas como "definir a relação" ou "qual tipo de aliança usaremos?".

As atividades cotidianas, como comprar roupas novas, ganham novo significado. A combinação de calça marrom e camiseta preta deixa de ser aquele traço fofo de personalidade e, pouco tempo depois, ela já está renovando o seu guarda-roupa, certificando-se de que você pareça, ao menos, "apresentável" para a família e os amigos.

Quando nos damos conta, chega o dia do casamento e, apesar de não admitirmos abertamente, todo o controle está nas mãos dela. A casa é decorada no estilo da esposa, o calendário de eventos sociais está cheio de "encontros de casais" e gastamos mais do que o tempo necessário na discussão sobre qual é o melhor nome para o bebê.

Na minha versão dessa história, fiz então o que qualquer homem casado que se preze faria: retomei, tanto quanto pude, as atividades que tinha quando era solteiro. Passava muitas (insanas) horas assistindo às partidas de futebol americano, realizava longas caminhadas, praticava *mountain bike* e, estrategicamente, programava saídas com meus amigos para fazer coisas de homem como... assistir a uma partida de futebol americano ou fazer caminhadas. Essas atividades eram a única coisa que mantinha a minha identidade diante dos outros. Era quando eu podia tomar um pouco de ar.

Apesar disso, os cutucões e a "lapidação" de minha esposa continuaram. Constantemente, ela verificava se eu estava vestido de forma adequada (o suficiente). Ela me levou para bons restaurantes para me ajudar a entender que as *fajitas* de frango não eram a única comida no mundo. Frequentamos teatros, cinemas – alguns filmes me fizeram chorar, mas vou negar isso até o fim – e participamos de eventos culturais que abriram meus olhos para um novo e fascinante mundo.

Em algum momento, dei-me conta de que Lynn tinha me tornado uma pessoa melhor. Quanto mais eu tentava retomar o controle, mais ficava assustado com aquilo em que eu tinha me tornado: afinal, eu me vestia muito melhor do que antes, era mais culto e vivido, era, claro, alguém muito melhor. Os resultados tinham sido mais positivos e impactantes do que eu podia supor que seriam. Eu nunca teria feito tudo isso sozinho; precisava ser forçado a experimentar as coisas que nunca teria levado em consideração.

Se ao menos as esposas pudessem influenciar nossos hábitos em relação à saúde e boa forma da mesma maneira! Quando somos deixados à deriva, tornamo-nos almas perdidas, certamente com menos experiências do que poderíamos vivenciar.

Olhe para as pessoas ao seu redor e depois para você mesmo. Pergunte a qualquer um qual seu tipo de exercício favorito e ele lhe dará uma resposta direta: há os corredores, que parecem fugir de qualquer tipo de máquina com pesos e preferem passar horas atravessando quilômetros a céu aberto (inclusive na chuva) a fazer uma sessão de treino na academia.

Nadadores costumam ser muito focados: odeiam correr com todas as suas forças e prefeririam viver na água para fazer seus exercícios apropriadamente, desprezando qualquer local que não seja a piscina.

As pessoas que gostam de levantamento de peso são os mestres de suas academias: todo mundo se conhece e é uma competição constante para ver quem consegue levantar mais, fazer mais e suar mais. Ainda assim, esse pessoal olha desconcertado para as esteiras do lado "cárdio" da academia – como pode alguém querer correr sem sair do lugar durante 45 minutos, quando poderia estar puxando ferro?

Os praticantes que levam a ioga a sério menosprezam os exercícios "comuns" e têm certeza de que a nossa energia *chi* está seriamente abalada. Eles conseguem fazer coisas inacreditáveis com o corpo, coisas que a maioria das pessoas pensaria existir apenas em um circo, mas, para eles, fazer "remada" ou *peck deck* com pesos de mais de 20 quilogramas poderia afetar, de maneira sinistra, a tão cultuada energia vital.

Também não podemos esquecer os alunos que frequentam a academia há muito tempo, seja levantando pesos leves, realizando exercícios cardiovasculares pesados, fazendo abdominais que duram um dia e meio ou mesmo desenvolvendo passos de dança que envergonhariam qualquer participante masculino. A rotina desses antigos alunos está estabelecida e eles desconsiderariam fazer algo tão sem graça quanto atravessar uma piscina ou correr pela rua.

Exercícios essenciais: agachamento com halteres

PASSO 1 – Segurando os halteres na altura dos ombros, posicione-se com os joelhos afastados e alinhados aos ombros.

PASSO 2 – Abaixe-se até que seu quadril esteja paralelo ao chão; em seguida, suba cerca de um quarto do trajeto.

PASSO 3 – Desça novamente para a posição em paralelo e depois suba completamente.

PASSO 4 – Durante a subida, levante os halteres acima da cabeça até que os braços estejam totalmente esticados.

PASSO 5 – Traga os halteres de volta à posição inicial (na altura dos ombros) antes de começar a próxima repetição.

Não podemos dizer que não é fantástico ser um expert em alguma dessas atividades físicas; qualquer rotina de exercícios diversificados e consistentes ajudará a avançar em direção à saúde e à boa forma. A conquista da saúde e de um bom condicionamento físico exige um planejamento equilibrado.

Antes de começar minha jornada, muitos amigos acreditavam que eu era um "cabeça-oca": eles achavam que eu vivia na academia, utilizando religiosamente cada peso disponível e exibindo quanto peso eu conseguia levantar. Mas treinar com pesos era somente uma parte do meu planejamento para manter a forma. Aceitar que uma combinação balanceada de diferentes rotinas de exercícios iria me ajudar a atingir meus objetivos – algo que compreendi antes de me tornar um treinador – foi muito mais fácil do que ceder à minha esposa as escolhas no meu guarda-roupa.

Além de levantar pesos, comecei a correr, a nadar, a fazer aulas de ginástica e até mesmo a praticar ioga. Quando meus amigos descobrissem que eu estava reservando tempo para fazer a posição do "cachorro olhando para baixo", eles certamente zombariam de mim, achando que alguma coisa realmente estava fora dos eixos. A verdade é que o nosso corpo precisa de diferentes tipos de exercícios, de diferentes estímulos. De maneira similar às discussões sobre como evitar o platô, seguir uma rotina completar de atividades físicas cria novos desafios para o corpo, gerando resultados distintos.

Treinar com pesos e sob orientação é essencial para trabalhar músculos que podem se tornar flácidos com o tempo. Corrida, natação e outros exercícios cardiovasculares são excelentes atividades para queimar grande quantidade de calorias e eliminar aquela gordura teimosa, diminuindo seu IMC (Índice de Massa Corporal[2]). Já os exercícios de ioga se concentram na respiração, no alongamento e na flexibilidade: três peças fundamentais para a obtenção de mais resultados.

Todos os ganhos físicos são benéficos e não podem ser obtidos em apenas um tipo de treino. Assim, talvez o mais importante seja uma solução que incorpore as diferentes modalidades de exercícios, tornando as sessões atrativas e motivadoras.

A pessoa precisa ser persistente e paciente para subir em uma esteira e correr muitos quilômetros, todo santo dia. O mesmo vale para aquele que levanta pesos todos os dias durante 1 hora ou que nada o equivalente a 8 quilômetros. A não ser que você tenha a sorte (ou, como minha mulher gosta de dizer, falta de sorte) de ser premiado com o gene da obsessão pela saúde, chega um momento em que sua rotina habitual de exercícios se torna ultrapassada. Essa é a hora de misturar as coisas e desafiar o corpo com variações de exercícios que você nunca tinha experimentado.

---

2 O cálculo do IMC corresponde ao peso dividido pelo quadrado da altura, ou seja, IMC = peso (kg) / [altura (m)]^2. (N. da E.)

Quando me lembro de como eu era antes de conhecer a minha esposa, percebo como era limitada a minha visão sobre a vida. Minhas rotinas, pontos de vista e preferências eram suficientes, e eu estava feliz com elas. Se não tivesse levado um empurrão da Lynn, não teria olhado ao meu redor e visto tantas possibilidades de realização e descoberta. Dou crédito à minha esposa pelas minhas conquistas, pois ela me impulsionou às novas experiências.

Para ficarmos em forma, precisamos nos tornar aficionados pela saúde, dispostos a mergulhar de cabeça em uma grande variedade de exercícios. A pessoa que se exercita de forma balanceada e completa encontrará não apenas grandes resultados, mas também será capaz de tornar os exercícios parte de seu cotidiano, sem que perca o interesse e, consequentemente, desista de toda e qualquer atividade física.

A FORMA IMPORTA

Para os homens, a atividade esportiva permite que eles se conectem, é o único assunto que nunca falha quando não temos o que dizer. Mais do que isso: é a única ocasião na qual os homens podem extravasar a energia e agir como loucos sem precisarem se explicar. Além disso, os esportes podem facilmente se tornar uma obsessão que determina nosso humor. Se você não acredita em mim, saia com um cara que acabou de ver seu time do coração perder o jogo mais importante – pois é, não é legal.

É por isso que, toda vez que Tom e eu estávamos absortos conversando sobre esportes, tudo parecia estar certo no mundo. Isto é, até ele dizer a palavra de cinco letras que instila medo, raiva e aflição até mesmo no atleta mais consagrado ou talentoso: golfe.

Eu sou péssimo no golfe. É mais fácil admitir de cara do que tentar dizer que todo mundo é ruim nesse esporte. Não, o golfe não é meu ponto forte. Dê-me uma bola de futebol americano e eu parecerei um peixe na água. Dê-me um taco e uma bola de golfe e serei pior do que um cachorro correndo atrás do próprio rabo.

Tom também não é lá muito diferente, mas, com certeza, é bem mais persistente do que eu. Depois de algumas rodadas fracassadas de golfe, eu simplesmente desistia. Ele não. Não importava o tamanho da tragédia anunciada: ele sempre voltava a jogar.

Para tentar jogar bem, meu amigo decidiu fazer aulas. Gastar horas em campo treinando centenas de tacadas não estava dando resultado, então era hora de consultar um profissional. Isso despertou a minha curiosidade. Apesar de não estar planejando voltar para esse esporte tão cedo, fiquei interessado em ouvir qualquer dica ou segredo.

A lição, contudo, foi inesperada. O instrutor se sentou e viu Tom acabar com um balde de 50 bolas. Meu amigo esperava que a qualquer momento as dicas e os truques começassem a vir, mas nenhuma palavra foi dita. Então Tom se virou para o instrutor e perguntou: "E aí, qual é o meu problema?". Esquecendo-se de ter "cuidado com o que se deseja", meu amigo foi inundado de "dicas".

Aparentemente, Tom nunca batia na bola da mesma maneira, os movimentos (inconsistentes) que fazia com o taco ao treinar eram diferentes dos que punha em prática quando jogava de verdade. O modo de segurar estava errado, às vezes era muito fraco, outras vezes muito forte. Ele não girava os quadris ou girava demais, olhava para cima em vez de olhar para a bola e não estava finalizando o movimento de maneira adequada. Quando Tom perguntou se havia algo que se salvasse, o instrutor sorriu e disse que ele tinha um belo conjunto de tacos de golfe. O instrutor foi mais receptivo quando ele questionou como poderia melhorar.

Em geral, o problema era a forma do movimento. Ele tinha o equipamento certo e seu movimento com o taco não era terrível, mas até começar a aperfeiçoar essa forma e a se concentrar mais em acertar a bola da maneira correta (em vez de desejar tornar-se um golfista profissional no circuito da PGA[3]), os resultados não seriam ideais e sua frustração só iria aumentar.

A minha experiência com o golfe tinha sido um fracasso, e eu sabia muito bem que não tiraria proveito daquele esporte. Mas o golfe me deu ali uma nova perspectiva acerca daquilo que eu estava vivendo na fase Para Perder da minha jornada. Comecei a perceber que, ao entrar na academia, estava cercado de pessoas agindo da mesma forma que meu amigo em relação ao golfe.

Nós encontramos com praticantes desse tipo todos os dias – às vezes, nós somos esses amadores. Tem aquele na esteira, correndo

3 Professional Golfers' Association (Associação de Golfistas Profissionais). (N. da E.)

visivelmente mais rápido do que deveria para o seu condicionamento. Para compensar, ele fica se segurando nos lados do aparelho ou colocando os pés perigosamente nas laterais da esteira para recuperar o fôlego.

Não muito longe dali, você avista alguém trabalhando os bíceps e exagerando visivelmente. Em vez de levantar os halteres de maneira suave e natural, ele usa a força centrífuga e todos os músculos possíveis das costas para levar os pesos até o peitoral. Seria muito melhor usar menos peso e executar da forma certa do que torcer os joelhos e as costas tentando levantar os pesos.

Bem perto dele está o especialista em abdominais. Se você se aproximar, com certeza irá escutar a contagem chegando a cem, mas, olhando com atenção, verá que a cabeça é a única parte do corpo dele que está se mexendo de fato. Você não sabe ao certo quais músculos estão sendo trabalhados, mas tem certeza de que a região abdominal não está em ação. Será que ele está tentando fortalecer os músculos do pescoço?

Esses três exemplos podem ser testemunhados – e são uma realidade – em cada academia americana, todo santo dia.

Exercícios essenciais: flexões acompanhadas de remada alternada

PASSO 1 – Comece em posição de flexão, não com as mãos abertas no piso, mas segurando halteres posicionados no chão, separados pela mesma distância em relação aos ombros (se necessário, você pode fazer o exercício apoiado sobre os joelhos).

PASSO 2 – Com as pernas bem afastadas, abaixe-se, faça uma flexão e volte para cima.

PASSO 3 – Levante um dos halteres e faça um movimento de remada, mantendo o halter e o braço rentes ao corpo.*

PASSO 4 – Após a remada, leve o halter de volta ao chão lentamente, retornando à posição inicial.

PASSO 5 – Faça outra flexão na sequência. Desta vez, execute uma remada com o halter da outra mão.

Troque os braços após cada flexão.

* Levante um halter ao longo de sua lateral até que ele encoste em suas costelas ou até que a parte de cima do braço esteja praticamente na horizontal.

Exercitar-se não é o bastante. Não adianta só fazer centenas de repetições: você precisa executá-la corretamente, da forma adequada. Caso contrário, você será um golfista ruim, balançando de um lado para outro sem parar, distante de um bom resultado.

Mas por que as pessoas se exercitam de formas tão inadequadas? Para algumas, é a simples falta de conhecimento: elas nunca aprenderam a técnica correta, então tentam fazer o melhor que podem. Para outras, é o desejo – causado por pressão interna ou externa para um bom desempenho – de tentar fazer mais do que aguentam. Outras ainda acreditam que, não importa a técnica, três horas na academia oferecem mais benefícios do que uma hora.

A verdade, no entanto, é bem diferente. Não é suficiente apenas decidir exercitar-se constantemente. É de grande valia aprender como executar cada exercício e se concentrar na biomecânica e nos movimentos adequados em vez de tentar quebrar um recorde de levantamento de peso ou de exercício cardiovascular.

Se as pessoas se exercitam da maneira incorreta, os resultados desejados não vêm e ainda há o risco de lesão. Tanto as lesões quanto a falta de resultados levam as pessoas a desistirem de fazer exercícios e a se distanciarem da saúde e da boa forma que desejam.

Entender o que significam os jargões comumente usados para os exercícios é igualmente importante. Uma pessoa pode se exercitar demais ou muito pouco só porque não sabe a diferença entre série e repetição. O número de vezes que você executa um exercício representa o número de séries, já o número de vezes que você levanta cada peso representa o número de repetições. A combinação entre o conhecimento e a realização dos exercícios de forma adequada ajuda até mesmo o mais inexperiente iniciante da academia a atingir novos patamares.

Ao iniciar uma nova atividade física, é importante fazer a lição de casa e analisar os movimentos, rotinas e exercícios que você irá realizar. É melhor fazer somente uma série de repetições da forma correta do que fazer duas séries da maneira errada. Assim que seu corpo se tornar mais forte, ele lhe dirá claramente quando é a hora de aumentar a intensidade e o nível de dificuldade. Veja os diversos exemplos de planos de treinos e exercícios no final deste livro, que incluem como aumentar a intensidade conforme a força aumenta.

Caso tenha dificuldade para entender a forma correta da realização de um movimento ou para fazer algum exercício ou esporte da maneira adequada, procure um especialista ou busque os recursos necessários. Exercitar-se da maneira incorreta pode levar à falsa ideia de que a simples realização de exercícios basta, o que o distancia de suas metas.

Após diversas aulas, Tom admitiu que, apesar de ter melhorado no golfe, o ritmo ainda estava lento. Ele já não pensa em ser o novo Tiger Woods a cada vez que se aproxima da bola. Depois de ter contato com um profissional, ele passou a prestar atenção na pegada, no movimento de seus quadris e na finalização da tacada, assegurava-se de usar a mesma precisão todas as vezes, tornou-se um entusiasta da realização do exercício de maneira adequada e, com isso, os resultados apareciam lentamente.

Cada vez que temos a oportunidade de nos exercitar, podemos buscar a forma correta de realização da atividade física ou simplesmente encontrar satisfação no ato de fazer exercícios. A questão é: você quer ser a pessoa que se exercita ou a pessoa que está em forma? A diferença consiste na maneira como os exercícios são realizados.

ANO NOVO/EU NOVO

Sempre tive sentimentos contraditórios sobre o primeiro dia do ano. Por um lado, o número de clientes cresce, pois muitas pessoas decidem (ano após ano) que o 1º de janeiro será o marco do início de um melhor condicionamento físico. O meu lado de "maníaco por exercícios" não gosta nada disso. É quase impossível se exercitar na academia nos dias, semanas e meses que sucedem o Ano Novo, pois quase todos os equipamentos estão sendo usados, os exercícios são executados de forma incorreta por todos os lados, e pode-se sentir no ar a irritação dos alunos assíduos. Todos esperamos o final de fevereiro para que a multidão diminua.

Essa é uma realidade que se repete: a cada ano, as pessoas elaboram uma resolução de Ano Novo para entrarem em forma e demonstram um tremendo empenho por alguns meses. Quando a manutenção do novo hábito se torna difícil, ou os resultados não são suficientemente rápidos, e os novos frequentadores da academia desaparecem. Então, em abril ou maio, a lotação da academia volta ao nível "normal".

Como um personal trainer obcecado por condicionamento, pensei que eu soubesse o que estava acontecendo. Ou seja, as pessoas não têm um planejamento ou apoio adequados para se comprometerem a longo prazo e, quando chega a hora de pegar pesado, elas não têm força para continuar o percurso.

Quando me tornei alguém que ficou acima do peso e preguiçoso de propósito, percebi que eu estava errado. Eu tinha passado mais tempo na academia ao chegar aos 30 anos do que a maior parte das pessoas durante toda a vida, e agora eu estava com medo de retornar e encarar o julgamento dos outros e as dificuldades físicas.

Eu me esforcei em meus treinos. A dor e a falta de energia faziam o sofá parecer ainda mais convidativo, e os treinos e as rotinas específicos, mais assustadores, apesar de costumarem ser a base do nirvana de meu condicionamento físico.

Mesmo assim fui para a academia todos os dias porque era preciso. Sabia que estava começando a colher os frutos de minha mudança alimentar, mas uma saúde verdadeira não é encontrada somente com uma dieta adequada. Meu corpo precisava entrar em movimento e ser desafiado.

Aprendi também que meus limites eram diferentes daqueles que eu tinha quando estava em forma. Naquela época, a ideia de sofrer para fazer flexões teria sido cômica. Agora, meus braços tremiam violentamente e a sensação de meu estômago encostando no chão era desconfortável. Teria sido mais fácil pegar pesado logo de uma vez e me forçar a odiar a dor (ou pior, o fracasso).

Por mais difícil que fosse, tive que aprender a me equilibrar. O que importava era a atividade física e não o nível de desempenho das flexões. Eu me apoiava nos joelhos para poder continuar o treino. Assim que os dias se tornaram semanas e as semanas se tornaram meses, a dor desapareceu. Voltei a gostar de me exercitar assim que pude sentir que meu corpo dependia novamente do esforço físico. Foi encorajador perceber a evolução da minha força e do meu condicionamento.

Ter ficado terrivelmente fora de forma em minha jornada Para Ganhar ajudou-me a perceber quanto é difícil entrar em forma quando você está muito longe disso. O processo de ganho de peso me ajudou a pôr em perspectiva a jornada de volta à forma física. Minhas rotinas antigas já não funcionavam, e meu orgulho na academia tinha sido ferido. A força e o condicionamento precisam de esforço para serem mantidos, pois eles são surpreendentemente passageiros se você não tomar cuidado.

No final, a lição mais crítica que aprendi é que o único caminho para se alcançar a boa forma é o do equilíbrio. É preciso buscar equilíbrio no dia a dia se quiser tempo para cuidar de si mesmo. É preciso procurar equilíbrio na academia para não perder o interesse, mantendo a obtenção de resultados. É preciso encontrar equilíbrio na maneira de realizar os exercícios e de encarar a atividade física.

Em outras palavras, a resposta não pode ser encontrada na dor exagerada ou no tédio, mas na escolha de entrar em forma, com um passo a cada dia. O sorriso de vingança do meu amigo foi o primeiro lembrete, entre muitos outros, de que minha jornada de volta à boa forma seria desafiadora. Mas em cada desafio as recompensas falam por si próprias. Minha motivação nunca diminuiu – não por muito tempo –, embora eu tenha sido impelido a adotar uma atitude nova e mais planejada.

Percebi que, com meu plano nutricional consistente, os resultados continuaram a aparecer no segundo e terceiro meses de Para Perder. Após o primeiro mês de perda de peso – que havia sido fora do comum –, o emagrecimento entrou em um padrão estável. No segundo mês, perdi mais de 5 quilogramas. No terceiro mês, cerca de 4. Mesmo que tivesse passado o período de perder quase 9 quilogramas em um mês, o fato de ainda estar emagrecendo me incentivava.

É fácil ficar animado com a grande quantidade de peso perdido no início e, depois, com a perda dos quilogramas finais, quando, então, você atinge sua meta. Os quilogramas no meio do caminho é que são difíceis; é o momento em que você está lutando contra a obesidade, mas também percebendo como é se sentir saudável. Quando esses quilogramas que estão "no meio do caminho" começam a ser eliminados, em um processo lento, a jornada para entrar em forma fica mais difícil. Tomamos consciência de que, depois da perda de 10, 20 ou 30 quilogramas, precisaremos de algo além de uma alimentação balanceada e de exercícios apropriados.

Além de shakes de espinafre, flexões, refeições adequadas e exercícios na barra, há um último ingrediente, fundamental para que qualquer reviravolta Para Perder seja duradoura. Surpreendentemente, não tem nada a ver com a pessoa que está acima do peso, mas com aqueles que estão a sua volta. Assumir o controle da própria saúde não é uma jornada solitária.

Capítulo 7

Caminhando até o **topo** da montanha

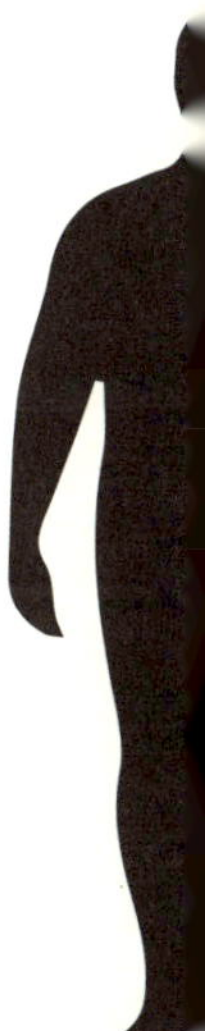

Eu não queria. Era cedo demais, tinha muita coisa para fazer e parecia assustador demais. O pior é que eu me sentia forçado pela culpa e não conseguia imaginar alguma justificativa capaz de me livrar da atividade que ele havia planejado para mim.

Deveria ser um fim de semana longo e relaxante. Não tive que trabalhar; estávamos no meio das festas de fim de ano e meu irmão Erik estava na cidade. Eu experimentava algo que nunca havia sentido quando estava em forma: uma vontade absurda de *não* me exercitar.

Como você já sabe, fazer exercícios costumava ser a minha droga, meu vício. Eu não me cansava e sentia abstinência se passasse alguns dias sem ir à academia. Mas após sete meses de sedentarismo, acostumei-me a longas tardes na frente da televisão.

Presumi que a visita de meu irmão não seria ambiciosa. Ele sabia o estado em que eu me encontrava e estávamos em período de festas. Mas eu deveria ter me precavido. Erik foi uma tremenda influência para mim desde sempre: ele era tão ativo quanto eu, talvez até mais – o que ajuda a explicar a minha motivação inicial. Além disso, ele não passara por sete meses de descanso e relaxamento. Ele estava em plena forma e nenhum excesso de peso em mim iria dissuadi-lo de cumprir uma tradição entre irmãos.

Criamos laços por meio dos exercícios. As visitas eram sempre acompanhadas de caminhadas, exercícios, corridas e assim por diante. Erik sempre me incentivou a ultrapassar limites, inclusive quando eu estava em forma. Era uma tradição que continuaria a existir, mesmo com minha mudança.

Quando Erik se sentou para falar comigo sobre a "atividade", parecia sentir minha agitação. Antes que eu conseguisse elaborar uma única desculpa sobre por que deveríamos pegar leve, ele propôs uma caminhada agressiva, algo que exigiria muito de mim, mesmo quando eu estava saudável. Não parecia que ia dar certo.

Tomei as precauções necessárias: carreguei tanta água que era possível para me confundir com um escoteiro recém-formado. Dei um abraço a mais em minha esposa, caso a natureza me vencesse, e então parti com meu irmão para a caminhada.

Apenas quinze minutos se passaram antes que eu começasse a perder o fôlego. Esse teria sido o momento ideal para retornar e descer a montanha, porém meu irmão me conhecia e sabia do que meu corpo precisava (melhor do que eu, inclusive). Ele continuou andando, um pouco à minha frente, forçando-me a acompanhá-lo. Quando eu fazia pausas longas para água, ele me pressionava a prosseguir.

Meu corpo estava se revoltando: minhas pernas pegavam fogo, meus pulmões pareciam explodir e despontavam dores que me puniriam no dia seguinte.

Entretanto, a dor física não era nada em comparação ao que passava pela minha mente: pensava em ferir meu irmão e tinha ideias loucas para forçá-lo a finalizar a caminhada. Também considerei diversas desculpas, cada uma mais absurda que a outra, para induzi-lo a pegar leve. Contudo, no final, o melhor que consegui fazer foi apelar para o lado emocional, dizendo que a minha jornada era árdua e que exigia muito de minha saúde física e mental. Mesmo assim... continuamos na trilha. Erik brincou com minhas emoções ao dizer repetidamente que iríamos só um pouco mais adiante. Apesar de tudo, eu o segui.

Quando meu irmão parou e se virou, eu estava suando abundantemente e minhas pernas pareciam gelatina. Eu não tinha recuperado o fôlego desde o começo da trilha e ainda não tinha certeza de que conseguiria voltar para o carro. Em seguida, olhei ao redor e percebi quanto havíamos andado: foi um longo caminho! Eu tinha conseguido, havia caminhado mais do que podia esperar e senti um orgulho enorme.

Assim que meu irmão me ultrapassou e começou a retornar, eu o segui lealmente montanha abaixo. Na minha descida, algo me ocorreu: não fui o responsável por chegar ao topo da montanha. Se eu tivesse feito do meu jeito, ainda estaria deitado no sofá, trabalhando apenas os músculos dos dedos enquanto trocava de canal de TV.

Gentilmente, meu irmão colocou-me em movimento, porém com determinação, fazendo-me sair da zona de conforto. Foi um sentimento estranho. No passado, eu sempre estava disposto a um desafio e quanto mais difícil fosse, melhor. Mas, nesse dia, seria uma das primeiras vezes na minha vida em que eu escolheria não fazer nada. Mesmo assim, fiz algo, mais do que achava ser possível, pois alguém sabia (mais do que eu) qual era a minha necessidade e essa pessoa garantiu que eu conseguisse, a despeito de minha própria vontade.

O MAIOR VENCEDOR

Não existe nenhum livro de regras para ser personal trainer. Até onde sei, nenhum autor escreveu até hoje *Personal training para leigos*. O que existe são aulas e certificações, cujo objetivo principal é fornecer as instruções adequadas, tanto técnicas quanto de segurança.

Contudo, entender os desafios mentais e emocionais de um cliente não é algo obtido com uma certificação. Apesar de serem importantes, esses desafios são difíceis de medir e ainda mais difíceis de serem controlados. Ainda assim, mais do que qualquer outra característica, o que distingue um personal trainer é como ele lida com os aspectos mental e emocional de seus clientes.

Existem os personal trainers que gritam: generais que amedrontam o cliente para que ele entre em forma (quem sabe, na tentativa de botar o excesso de peso para correr de medo também!). Mas, berrando comandos sem parar, esses treinadores acabam ganhando uma boa dor de garganta, olhares preocupados de quem está ao redor e um medo genuíno de sua clientela.

O outro extremo são os gurus, uma versão ambulante do *Chicken soup for the soul*[1]. Esses treinadores proferem palavras de incentivo, acompanhadas de histórias inspiradoras, que visam proporcionar a mais profunda motivação.

Eu me valia de uma abordagem diferente, era o "faz tudo". Tentava tudo que estava a meu alcance para garantir que meus clientes

[1] Coleção de livros com pequenos contos motivacionais (N. da E.).

alcançassem seus objetivos. Nunca precisei recorrer à gritaria ou às mentalizações positivas, mas usei, de fato, uma enorme gama de artifícios para fazer meus clientes darem os passos necessários para a vida saudável.

Se alguns clientes estavam desapontados, eu tentava animá-los, encorajando-os; dizia que acreditava neles e que poderiam alcançar qualquer coisa que desejassem. Se estivessem preguiçosos ou desmotivados, eu os desafiava, explicando que somente eles poderiam mudar o próprio estilo de vida. Ficava entusiasmado quando concluíam até a menor das séries, esperando que aquilo os motivasse a continuar. Quando isso não funcionava, eu tentava a estratégia da culpa e, se isso também falhasse, eu fingia estar irritado (ou deixava minha irritação verdadeira aparecer).

Não importa quantas táticas eu usasse, na melhor das hipóteses o resultado era inconsistente. Alguns clientes me ouviam durante um período, mas esqueciam a mensagem à medida que o tempo passava. Outros pareciam insensíveis às diferentes abordagens, antecipando qualquer método novo que eu tentasse emplacar.

Contudo, depois de ter ganhado mais de 30 quilogramas, eu percebi exatamente qual era o problema. Antes, eu costumava acreditar que eu ainda não tinha encontrado a mensagem ideal para os meus clientes. Teimosamente achava que a revelação estava a uma sessão de treinos de distância e que, em breve, eu descobriria a fórmula mágica.

Eu estava errado: a epifania não estava a uma sessão de distância. Mesmo que os personal trainers sejam muito versáteis, eles são apenas uma peça do quebra-cabeça, e não são a mais importante. Para realmente mudar a forma como você encara sua saúde, é fundamental uma rede de apoio.

Como disse anteriormente, quando eu estava em forma acreditava que uma pessoa precisava simplesmente decidir ficar saudável e todo o resto viria naturalmente. Mas, quando eu estava fora de forma, buscando ficar saudável, acordava todos os dias duvidando de que conseguiria. Tentava, o máximo possível, reduzir o esforço necessário. Sabia quais eram meus objetivos porque eu os tinha mapeado, tinha conhecimento de como alcançá-los. Mesmo assim era uma batalha a cada dia.

De fato, se dependesse só de mim, eu teria tomado mais decisões erradas do que certas. Teria alegado que um dia a mais de folga não seria um problema. Eu tinha me tornado meu pior inimigo na luta para ficar em forma.

Assumir o controle da própria saúde é quase literalmente uma batalha pela vida. Depois de engordar, entendi a importância e a dificuldade dessa batalha. O corpo e a mente lutam contra você todos os dias, difíceis decisões tornam-se aparentemente simples e você é seduzido por artimanhas, como um descanso da rotina de exercícios e algumas escolhas fáceis e não saudáveis.

Uma forte e bem estabelecida rede de apoio é vital nos momentos de escolha. O grupo pode ser estabelecido de diversas formas: família, amigos ou uma mistura de ambos. Mas deve ser composto por indivíduos que oferecerão duas coisas que você é incapaz de fornecer consistentemente a si mesmo durante a jornada para se tornar saudável: honestidade e convicção. Além disso, o mais importante é que eles estejam intimamente envolvidos em sua jornada, sabendo se você está em dificuldades ou se precisa de uma dose extra de sinceridade ou incentivo – às vezes, antes mesmo de você perceber. Para ser a chave do sucesso, essa rede de apoio precisa ser compor de duas partes: uma vem deles, a outra, de você.

YIN-YANG

Antes do nascimento de nosso primeiro filho, Lynn e eu tivemos longas conversas sobre que tipo de pais seríamos. Divagamos sobre quem seria o disciplinador, quem derreteria como um picolé no verão quando os filhos fizessem aquela carinha manhosa e quem seria a brava alma que aguentaria os pesadelos, resfriados e gripes.

Quando eu estava crescendo, meus pais ocupavam papéis diferentes, aos quais eu me adaptei. Portanto, sabia com quem falar, dependendo da ocasião.

Minha mãe estava lá para os assuntos "leves": um abraço, um joelho ralado ou um lenço no meio de uma virose. Minha mãe sabia como garantir que tivéssemos tudo à mão quando as coisas não iam muito bem. Ela acreditava em mim e me incentivava, mesmo quando eu estava inseguro.

Meu pai, por outro lado, era o exigente. Ele me levou a fazer mais e a ser mais. Checava se eu estava me esforçando nos esportes e nas atividades que havia escolhido, com uma abordagem um pouco rigorosa. Ainda assim, suas alfinetadas me impulsionaram a ir além na busca de meus objetivos. Ele também era o disciplinador. Eu não teria medo de mostrar um boletim com notas ruins para minha mãe, pois, provavelmente, ela traria algo para comer e diria para me esforçar um pouco mais. Meu pai, por sua vez, me mantinha na linha. Ele me pressionou quando foi necessário e me fez ver as consequências de minhas ações. Esse amor mais linha-dura era necessário porque me ajudava a perceber a "realidade" e a tomar decisões acertadas.

Na verdade, conversei cheio de expectativa com Lynn sobre os vários papéis que iríamos ocupar em relação aos nossos filhos porque percebi a importância do equilíbrio em minha vida. Cresci em um "yin-yang": eu ficava harmonicamente entre alguém protegendo as quinas e alguém me empurrando contra elas para que eu soubesse evitá-las. Com relação a meus filhos, eu estava ansioso para manter esse equilíbrio, mesmo se isso significasse que Lynn herdaria o papel de disciplinadora e eu seria responsável pelos curativos adesivos de princesas.

Não importa se somos crianças, adolescentes indisciplinados, jovens adultos confusos ou adultos ocupados e distraídos: algo dentro de nós anseia por equilíbrio. Tendemos a nos afastar dos extremos quando reconhecemos a importância dos dois lados da equação.

Então por que nosso cuidado com a saúde deveria ser diferente? O corpo e a mente reagem mal a dietas e rotinas de exercícios radicais. Isso nos faz procurar opções que levem em conta a necessidade de sermos saudáveis sem perder de vista a vida ocupada que levamos. Queremos uma ótima alimentação, mas não desejamos estourar o limite do cartão de crédito para obtê-la. Queremos refeições saudáveis sem ter trabalho demais para prepará-las. Por isso, encontrar o equilíbrio é essencial.

Ainda assim, quase sempre tentamos dar um passo maior que a perna quando se trata de estabelecer novas metas nutricionais ou rotinas de exercícios. Assumir planos radicais é um risco. Acabamos percebendo que um prato de lentilhas que demora três horas para ficar pronto é impraticável em uma noite de quarta-feira. Ou que 90 minutos de kickboxing é desaconselhável, seja por falta de tempo, seja por questões de saúde. Da mesma forma, vai ficando óbvio que adotar uma sistemática desbalanceada não é sustentável a longo prazo.

Isso não significa que não devemos nos esforçar. Sim, devemos. Mas é crucial perceber que as chances de sucesso são muito maiores quando temos o apoio necessário. Parte do equilíbrio é conquistada quando nos damos conta de que sozinhos somos mais vulneráveis, de que precisamos de quem está a nossa volta para nos encorajar e alertar antes que nos desviemos demais. Precisamos tanto do yin como do yang, ou seja, tanto do incentivo quanto da responsabilidade.

A jornada para a boa forma causa inseguranças. Todo dia você é confrontado com imagens de indivíduos em melhor forma e melhor controle de sua própria saúde. Você tem de enfrentar os maus hábitos, desejos estranhos e pontos fracos recém-descobertos. É constantemente lembrado sobre como chegou em seu estado atual e sobre a facilidade de recair nos mesmos modelos destrutivos.

Sempre haverá momentos em que você não vai acreditar que é possível alcançar tudo que planejou. Nesses momentos em que você se sentir nada confiante física, mental ou emocionalmente, você precisa de um yin, um incentivador.

Isso não quer dizer que você precise de um facilitador, ou seja, de alguém que o desculpará por fugir constantemente dos cardápios ou por não realizar exercícios durante uma semana. Meus pais, mesmo incentivadores, nunca nos deram a opção de desistir ou fracassar. Eles só tornaram mais fácil ser bem-sucedido.

Um incentivador estará presente para escutá-lo em dias difíceis e para lembrá-lo de por que você entrou nessa jornada. Se seu jantar de lentilhas está fazendo-o repensar seu regime nutricional, ou se os exercícios cardiovasculares lhe causaram uma pequena lesão, o incentivador estará no mesmo barco que você, motivando-o a insistir por mais um dia ou preparar outro cardápio para mais uma semana ou mesmo tirando os alimentos processados de seu caminho no mercado.

O incentivador também conhece seus pontos fracos e entende a batalha emocional e mental que é estar acima do peso e tentar ficar em forma. Ele consegue perceber seu erro antes que você o cometa e pode dar uma cutucada para colocá-lo de volta na linha.

Entretanto, muito incentivo pode ser um problema na jornada em busca da saúde, pois, como seres humanos, sabemos tirar o incentivador do sério e também sabemos ganhar sua empatia. Daí a necessidade de um yang e, com ele, a responsabilidade.

Por mais que precisemos ser compreendidos enquanto lutamos por nossa saúde, às vezes um empurrão é fundamental. Caímos em armadilhas, ao acreditar que não há problema em tirar um dia de folga da academia ou em trapacear outro dia comendo fast-food. Nessa hora, nenhum incentivo irá nos colocar de volta nos trilhos: precisamos de alguém "linha-dura".

Os disciplinadores irão fornecer a dose de honestidade de que você mais precisa. Não, eles não abusarão a ponto de se tornarem desmotivadores, mas irão lembrá-lo do motivo pelo qual você está nesta jornada e mostrar que você não atingirá seus objetivos sem trabalho pesado.

Os disciplinadores tiram você do sofá e o levam para a academia, quando tudo o que você quer é ficar em casa. São eles também que o mantêm longe de um restaurante fast-food quando o McLanche Feliz parece ser a única meta de sua vida. Em resumo, eles não aceitam desculpas e não o deixam se afastar de seu objetivo. Quando é mais fácil desistir, eles continuam desejando que você se dê bem.

Curiosamente, ambos os papéis têm uma coisa em comum: fazem você seguir em frente. Um time de apoio para a saúde não aceita desculpas por escolhas ruins, não aplaude uma interrupção em sua rotina de exercícios ou diz que "ninguém vai ficar sabendo" se você trapacear. Isso não é apoio: é um passaporte de volta aos seus velhos hábitos e sua velha cintura.

O verdadeiro yin-yang de apoio oferece incentivo e disciplina em partes iguais, mantendo você na linha, em busca de seus objetivos. Para mudar seu estilo de vida, além de um plano equilibrado de exercícios, você precisa de equilíbrio em sua rede de apoio.

Normalmente, o yin e o yang de que você precisa já estão presentes em sua vida, ansiosos para ajudar. Olhe em volta e compartilhe seus objetivos. Você pode se surpreender com a rapidez da formação de um time. No entanto, a equipe de apoio é só metade da equação. A outra metade é a mais importante e corajosa de todas. E ela vem de você.

A DECLARAÇÃO PÚBLICA

Algumas matérias na escola certamente não eram meus pontos fortes. Enquanto eu parecia me distinguir na Educação Física, enfrentar os Estudos Sociais não era a minha parte favorita do dia. Isso não quer dizer que eu era o estereótipo do esportista cabeça-oca. Talvez só um pouco mais seletivo nas aulas e matérias que prendiam minha atenção.

Prestar atenção não era um problema nas aulas de História. Gostava de histórias e fascinavam-me aquelas nas quais o destino de muitos era decidido pelas palavras e ações de poucos. Como todo mundo, aprendi sobre alguns personagens importantes: líderes mundiais, inventores, generais militares e presidentes. Eu era atraído pelas palavras e ações de John F. Kennedy, apesar de ele ter marcado uma época anterior à minha.

Kennedy conseguia mover uma nação inteira com palavras eloquentes de incentivo. Um único discurso era suficiente para levar as pessoas à ação. Quando tomou posse, em 1961, pronunciou uma frase que se tornou famosa: "Não pergunte o que seu país pode fazer para você. Pergunte o que você pode fazer por seu país".

Em maio de 1961, Kennedy proferiu outro discurso para uma seção conjunta do Congresso em que demonstraria o poder da declaração pública de um objetivo e compromisso, não importando quanto pudesse parecer improvável ou impossível.

Na ocasião em que Kennedy falou ao Congresso, o assunto de seu discurso (exploração espacial) era uma ideia audaciosa. Enquanto os Estados Unidos estavam afundados em uma corrida armamentista contra a União Soviética, a ideia de explorar os limites do espaço não parecia plausível e era considerada um pouco insana.

O presidente Kennedy poderia ter ficado na frente do salão e pedido alguns avanços no programa especial. Poderia ter proclamado o objetivo de chegar ao espaço bem depois do fim do mandato. Em vez disso, ele assumiu uma postura totalmente arriscada e muito criticada. Ele apostou alto. Kennedy desafiou a Nasa e os Estados Unidos a levarem o homem à Lua até o final da década. Para muitos, a ideia era risível e impossível; para Kennedy, uma ordem.

Dois anos e meio depois, John F. Kennedy foi assassinado. Mesmo assim, surpreendentemente, apenas oito anos depois (e seis meses antes do final da década) os primeiros humanos pousaram na Lua com a missão Apollo 11 da Nasa.

Historiadores dariam crédito ao financiamento adequado, ao apoio político e à expertise da Nasa para alcançar um feito que parecia impossível nesse prazo tão improvável. Mas o verdadeiro fator-chave foi o fato de Kennedy ter declarado publicamente a proposta, desafiando as pessoas a realizá-la, em vez de se concentrar nas razões que impediam a sua concretização.

A questão nessa história é que a declaração pública é uma parte vital (e talvez a mais importante) para alcançar seus objetivos, independentemente da sua proporção. Isso também se aplica a nós.

A cada dia, milhões de americanos desejam mudar seu estilo de vida, querem ficar mais saudáveis e entrar em forma. Mas, com bastante frequência, vão em busca desses objetivos sozinhos e em silêncio. Acreditam que é melhor mantê-los em segredo até que tenham alcançado o sucesso. A verdade, no entanto, é que guardamos em segredo nossos objetivos e compromissos por dois motivos: medo de críticas e da responsabilidade.

É fácil achar que vivemos em um mundo cruel e mais interessado em nos derrubar do que nos manter de pé. Por essa razão, pensar em declarar publicamente metas de saúde e boa forma é intimidante. Temos medo de que esse tipo de declaração possa atrair críticas, descrença e desencorajamento.

Além disso, compartilhar metas e compromissos representa um novo receio: a responsabilidade. Quando estamos sozinhos em casa e fugimos da dieta ou pulamos uma sessão de treinos, somos as únicas pessoas que sabem disso – é nosso segredinho. Mas torne suas metas conhecidas e de repente você está cercado de pessoas que perceberão suas más escolhas e sua falta de empenho.

Ao declarar publicamente sua jornada, você fecha a rota de escape e não será o único a saber caso tenha fracassado. Se já é difícil nos desapontarmos, frustrar outras pessoas é muito mais complicado. De repente, assumimos responsabilidade extra por nossas ações.

Acredite em mim, você ficará surpreso ao perceber como as desculpas vão embora rapidamente quando você declara suas intenções. Afinal, você se torna responsável pelo que disse e sabe disso.

Não importa quantos cardápios, receitas e exercícios são oferecidos; a faísca para mudar precisa vir da própria pessoa. Talvez após anos de indefinição, chega uma hora em que você decide que está pronto para mudar e que deseja seguir os passos necessários para isso.

Esse é o momento de declarar publicamente suas intenções, o que representa o primeiro passo no sentido de construir um compromisso permanente e duradouro com sua saúde. Precisamos do maior número possível de pessoas para nos manter responsáveis pela mudança de vida que queremos. Precisamos pedir aquilo que não conseguiremos proporcionar para nós mesmos durante a jornada: honestidade e convicção.

Isso não quer dizer que qualquer pessoa que deseje mudar sua condição de saúde precise criar um blog ou escrever uma carta para a Oprah. Para alguns, uma declaração pública pode ser feita apenas para a esposa, um amigo ou um colega de trabalho. Mas as palavras, os desejos e as metas gerais precisam ser ditas e compartilhadas. Somente depois disso você conseguirá chegar ao seu objetivo de verdade.

O significado da declaração, ou seja, o compromisso público e corajoso, só pode ser cumprido por uma pessoa convencida de que o resultado final será obtido. Nessa fase não se coloca em questão se é possível alcançá-lo, mas questiona-se *como* e *quando* ocorrerá. Se suas metas e desejos de ser alguém melhor são mantidos somente para você, então viverá em um mundo de "Eu não consigo fazer isso". No momento em que você torna essas metas conhecidas, você se força a viver em um mundo de "Como eu posso fazer isso?" e encontrará uma maneira.

Você então não estará mais sozinho. A partir do momento em que compartilha suas pretensões, o grupo de apoio entra nessa com você. A equipe e a declaração andam de mãos dadas, um não pode existir sem o outro, e os dois o conduzirão para a saúde.

Minha declaração pública foi um pouco diferente, dadas minhas metas e minha jornada. Começou discreta, mas logo tive mais retorno do que eu imaginaria. Por sorte, cada tweet ou e-mail negativo veio acompanhado de vários outros que me incentivavam. Minha mulher e alguns poucos amigos compuseram uma equipe de apoio incrível desde o início, mas eu logo percebi que ela se estendeu para além de meu círculo direto. A comunidade on-line estava lá para me encorajar, me manter responsável, e eu estava muito mais motivado do que jamais havia estado antes.

Em 1961, muito antes de o mundo estar preparado para isso, um homem declarou em público que os Estados Unidos iriam alcançar o feito inédito de colocar um homem na Lua, em um espaço de tempo tão curto que poucos acreditavam que essa ousadia seria possível.

Oito anos depois, a meta foi alcançada. Não somente porque as pessoas trabalharam duro e a Nasa tinha recursos suficientes, mas porque alguém teve coragem de fazer essa declaração, assumindo as críticas e a responsabilidade. Mais importante: foi como dar uma inabalável ordem para garantir que a meta seria alcançada.

O caminho para a saúde não acontece na cozinha ou na academia, mas se faz quando você anuncia suas intenções em alto e bom som, passando a trabalhar com aqueles que irão ajudá-lo a atingir seus objetivos e cumprir suas palavras.

Mais dia, menos dia, surgirão novas dietas da moda, tão radicais quanto as anteriores. As dietas e os planos para perda de peso se concentram no que você está comendo, com o exercício visto como um bônus em relação à restrição alimentar. Já os programas de exercícios focam na academia e nos treinos. Os resultados vêm com "muito suor" e a dieta ou as orientações nutricionais são incluídas como lembretes amigáveis para maximizar os resultados.

Esses metódos não são a resposta. O equilíbrio é a chave, como aprendi nessa jornada. Uma alimentação adequada é tão importante para uma perda significativa de peso quanto manter uma rotina consistente de exercícios.

Mas nós não podemos parar aqui. Atingir os próprios objetivos requer uma abordagem balanceada que seja sustentável, uma vez que fizemos uma declaração pública e temos uma equipe para nos apoiar no caminho.

As orientações nutricionais, o plano de treinamento e o apoio adequados me guiaram no retorno à boa forma. Ao longo dos meses, eu continuava a perder peso e a atingir minhas metas.

Ainda assim, eu iria enfrentar um obstáculo pouco comentado quando se fala em atingir as metas de saúde e condicionamento físico: os temidos "últimos 7 quilogramas". Até hoje, essa é a verdadeira barreira em que todos esbarram. É também o único assunto que ninguém deseja enfrentar. Até agora.

Capítulo 8

Os **últimos** 7 quilogramas

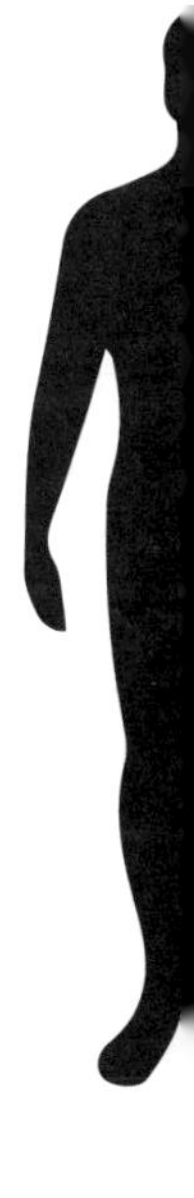

Apanhado de surpresa por uma emoção totalmente nova, coloquei-me diante da balança. Eu hesitava em dar mais um passo. Não era nada demais, certo? Tinha passado por aquilo todas as manhãs de sábado durante mais de dez meses. Por que hoje havia de ser diferente?

Assim que olhei para a balança, a agitação aumentou. Respirando fundo, dei o próximo passo, olhando mais para frente do que para baixo. Os resultados das últimas duas semanas não tinham sido os planejados e eu estava com receio de que os resultados de hoje não fossem muito melhores.

Duas semanas antes, eu havia subido na balança para ver alguns poucos quilogramas a menos. Estava perto, *muito* perto, de alcançar minha meta. Sabia que nessa etapa do processo todo quilograma tinha importância. Quando vi que tinha perdido mais peso em apenas uma semana, fiquei orgulhoso. Entusiasmado, eu literalmente pulei da balança naquele dia, com vontade de seguir em frente. Devorei meu shake de espinafre, preparei um almoço nutritivo e comecei a revisar minha rotina de exercícios para o dia. Eu me sentia em casa. Não precisava me preocupar muito mais com a necessidade de me alimentar de forma saudável. Além disso, meu corpo estava começando a ansiar novamente pelos exercícios. Enfim eu estava começando a me sentir eu mesmo!

Mais tarde, percorri o mercado com facilidade. Claro que tive algumas pontadas de saudade na prateleira gelada do Mountain Dew, mas a garrafa de água que eu carregava comigo rapidamente as fez sumir.

Permaneci nos corredores externos da loja, empurrando meu carrinho com vegetais, frutas e carnes magras.

Era ótimo sentir que o pior tinha passado. Já não me sentia mais tão tentado a comer fast-food (ou minhas vontades tinham ficado mais fáceis de controlar!). As refeições que eu preparava duas vezes por semana foram tão bem assimiladas na rotina familiar que minha mulher e eu dividíamos os deveres, surpreendendo um ao outro com a receita que havíamos escolhido para os próximos dias.

E os treinos... ah, os treinos! Esgotantes, exaustivos, mas viciantes. Eu me via novamente com vontade de ir à academia. Mais importante: eu estava mais confortável comigo mesmo. Sabia que estava longe do final, mas era ótimo me sentir eu mesmo outra vez.

Uma semana depois, subi na balança ansioso. Tinha certeza de que mais quilogramas haviam ido embora, e eu estaria um pouco mais próximo do meu peso anterior a essa jornada.

Meu primeiro pensamento quando o número apareceu: a balança devia estar com problemas. Era impossível que eu tivesse emagrecido tão pouco. A essa altura, eu nutria grandes expectativas em relação ao meu progresso. Desci da balança, reajustei-a (como se isso fosse ajudar) e tentei novamente. Claro que o número na balança não havia mudado. Desci novamente, peguei a balança e a sacudi. Talvez não estivesse calibrada corretamente.

Isso durou mais três minutos – subir, descer, chacoalhar – até que eu finalmente percebi que meu peso não mudaria, não importava quantas vezes eu subisse ou descesse da balança. Respirei fundo, levando em conta toda a situação, e encontrei uma determinação renovada para trabalhar mais duro e seguir minha rotina de treinos com ainda mais cuidado.

Naquela noite, Lynn me perguntou se eu queria sair para jantar, já que fazia bastante tempo que nós não tínhamos um encontro de verdade. Recusei, explicando que eu não queria nenhuma caloria a mais e que precisava garantir que me alimentaria de forma saudável, o máximo possível. (Só para constar, eu não ganhei o título de Marido da Semana.)

Fiz um treino mais longo no dia seguinte e, quando fui às compras, atravessei o mercado com tanta vontade que tenho certeza de que os empregados da loja ficaram um pouco assustados. Eu tinha me tornado praticamente um general quando o assunto era o que entraria no meu carrinho, sentindo que algumas frutas a mais resolveriam a questão.

Preparei eu mesmo todas as refeições da semana, dizendo para minha esposa que eu queria dar um descanso a ela. Na verdade, eu precisava garantir que as refeições seriam preparadas com perfeição. E, só para ajudar, tomei mais água que o normal durante todos os dias.

Alguns difíceis e cansativos dias depois lá estava eu, hesitante para subir na balança. E se eu não tivesse perdido peso suficiente? E se as semanas de peso eliminado aos montes tivessem acabado? Ainda mais preocupante: e se minhas rotinas de treino e orientações nutricionais não estivessem produzindo os efeitos que eu esperava?

Meu último pensamento reconfortante foi que eu havia seguido meus cardápios, não havia esbanjado nada e tinha concluído meus treinos com mais facilidade do que em qualquer momento nos últimos quatro meses.

Tudo bem, hora da verdade. Subi na balança e olhei para baixo. Pisquei. Se eu tinha achado que a última semana havia sido um fracasso, não estava preparado para a surpresa da balança naquela semana.

Uma semana já fora ruim o bastante, mas outra semana ruim para a perda de peso? Após *esta* semana de muita dedicação a exercícios e boa alimentação? Seria possível?

O QUE IMPORTA É O CAMINHO, NÃO O DESTINO FINAL

Michael Jordan foi um ícone do basquete profissional, o padrão usado para julgar todos os jogadores atuais e do futuro. Quando alguém pensa em Jordan, muitas coisas vem à cabeça: sua revolução no esporte, seus seis títulos e sua capacidade de realizar feitos sobre-humanos na quadra. Não há como negar sua excelência e a performance consistente que ele apresentava em cada partida.

Apesar disso, esse Michael Jordan que vem a nossa mente nem sempre foi visto dessa forma. Na verdade, anos antes, os críticos se perguntavam se ele iria durar e alcançar o que os grandes jogadores haviam conseguido: vencer um campeonato.

Michael Jordan havia entrado para a NBA como um fenômeno. Tinha levado o time de faculdade (North Carolina) ao título nacional, e todo mundo acreditava que ele estava pronto para disputar torneios profissionais. Após três anos de carreira, porém, Jordan era criticado pelos torcedores e questionado sobre sua capacidade de jogar em equipe e atuar bem na defesa. Era dolorosamente óbvio que ele estava tentando fazer demais. Sua equipe, o Chicago Bulls, continuou tendo um desempenho medíocre e perdendo na primeira rodada das fases eliminatórias. A pressão e o desejo de conquistar um título estava fazendo Jordan e seus torcedores sofrerem. Jordan simplesmente não estava melhorando. Na verdade, quanto mais ele tentava, menos parecia chegar perto.

Então Michael Jordan recomeçou do zero. Começou a trabalhar a forma física com um treinador que o ajudou a fortalecer o corpo e a ter mais resistência. Treinava incessantemente na academia, tentando melhorar sua técnica e desenvolver as habilidades no basquete. Também trabalhou sem descanso o seu jogo defensivo.

Mesmo com toda dedicação, Jordan avançava a passos lentos em suas metas. Anos mais tarde, depois de ter sido acusado de fazer corpo mole na defesa, preocupado apenas em marcar pontos, Jordan ganhou seu primeiro prêmio de Jogador Defensivo do Ano. O time também havia progredido. Tinha passado da primeira rodada dos *playoffs* e começava a ficar mais perto de uma vaga nas finais da NBA.

Contudo, Jordan encontrou outra barreira. Por mais fortes que ele e seu time tivessem se tornado, os Bulls continuaram perdendo ano a ano para uma equipe melhor, os Detroit Pistons. Outra vez em uma encruzilhada, Jordan deparou-se com mais um momento de escolha. Poderia continuar tentando, certo de que um dia conquistaria um título, ou fazer uma autoavaliação para descobrir o que podia melhorar. Foi então que o atleta analisou uma de suas pedras no sapato com os Pistons: Joe Dumars. Embora Jordan fosse mais talentoso, quando os Bulls e os Pistons chegavam ao sexto ou sétimo jogo da série anual, Dumars e os Pistons pareciam ter um pouco mais a oferecer.

Diante dessa situação, Jordan resolveu desenvolver um conjunto matutino de exercícios para adquirir mais resistência, levando em conta a longa temporada da NBA. Logo que Jordan começou a empreitada, seus companheiros se juntaram a ele. Ganharam não só resistência, como também melhoraram o trabalho em equipe. Na temporada de 1990–1991, Michael Jordan finalmente despontou e levou o Chicago Bulls para as finais da NBA. Naquele mesmo ano, os Bulls venceram o primeiro dos seis títulos com Jordan no comando.

Diante das vitórias, Jordan e o time poderiam ter relaxado, mas, em vez disso, continuaram com os exercícios matutinos, e mais companheiros de equipe aderiram ao programa. Jordan era o primeiro a entrar na academia e o último a sair. Por fim, teve que encarar outra decisão: concentrar-se no destino final ou no caminho para chegar lá (acreditando que o destino já está traçado). Ele escolheu a última opção.

À medida que nos aproximamos da nossa meta, fica mais fácil perder de vista o destino final. Ficamos apegados a determinado peso ou certo tamanho de roupa, elegendo-os como símbolos de tudo o que esperávamos alcançar. Essa meta numérica se torna a coisa mais importante. Em outras palavras, ignoramos o modelo de Jordan e ficamos obcecados pela ideia de atingir ou não determinado número.

Quando estamos acima do peso e decidimos ficar mais saudáveis, as primeiras mudanças na alimentação e na prática de exercícios têm impacto imediato nas medidas e na balança. Em pouco tempo, detonamos vários quilogramas. O número das calças vai diminuindo tanto que fica até difícil fazer compras. Com a alimentação em dia e os planos de exercícios seguidos à risca, tudo parece conspirar a nosso favor e de nossas metas até... pararmos de perder peso. E isso acontece mesmo quando a gente se mantém fiel à alimentação saudável e aos exercícios. Mesmo que a gente se esforce ao máximo, os quilogramas simplesmente ficam onde estão, e as calças que hoje servem duram um mês a mais do que se esperava.

É claro que ficamos frustrados. Assim começa um ciclo no qual todas as decisões e atitudes a respeito de nossa saúde são baseados em medidas ou números em uma balança. Se perdemos um quilograma, tudo parece ter valido a pena e comemoramos. Se ganhamos um quilograma ou simplesmente mantemos o peso, ficamos deprimidos, ou pior, ficamos convencidos de que algo está errado em nosso plano e que todo o trabalho pesado foi em vão.

Apesar de ser um problema bastante comum, os programas de exercícios e de alimentação por aí evitam falar sobre os "últimos 7 quilogramas". É um problema que não se comenta quando se quer emagrecer: o peso vai estabilizar – é inevitável –, e a maioria de nós se sente desconsolada diante dessa situação.

Aqui está o que aprendi do jeito mais difícil. Os últimos 5 a 7 quilogramas consistem em uma batalha tanto mental quanto física. E é por isso que nesse momento devemos mudar o jogo. É preciso esquecer os números.

Ser realmente saudável não está ligado a certo peso ou determinada cintura, mas sim à tomada de decisões certeiras a cada dia. É um estilo de vida. Isso, claro, não elimina o fato de que é muito difícil lidar com a frustração desses últimos quilogramas.

Entretanto, se queremos ir além e alcançar o que estamos buscando, devemos continuar a olhar a situação como um todo. Não se deve focar apenas nos números e resultados. Se isso acontecer, o destino final, que não tem nada a ver com um número específico, continuará fora do alcance.

Quando chegamos aos últimos 7 quilogramas, estamos na mesma encruzilhada que Michael Jordan enfrentou até o meio de sua carreira. Quanto mais ele insistia em chegar ao destino final, mais improvável parecia sua conquista. No entanto, quando ele deu um passo atrás e se concentrou nas escolhas que estava fazendo durante toda a sua jornada, Jordan foi capaz de distinguir-se dos demais no mais alto nível por anos a fio.

Aqui está o que aprendi do jeito mais difícil. Os últimos 5 a 7 quilogramas consistem em uma batalha tanto mental quanto física. E é por isso que nesse momento devemos mudar o jogo. É preciso esquecer os números.

A chave para vencer esses últimos quilogramas não é ficar obcecado pela balança ou por uma fita métrica. É refletir sobre como suas metas se encaixam em seu estilo de vida, encontrando maneiras simples e significativas de introduzi-las em seu dia a dia. Tornar-se uma pessoa saudável não é algo que se pode reduzir a um "treino de 45 minutos". Nossas decisões a respeito da saúde irão afetar todos os aspectos do cotidiano. Devemos aceitar que perder peso não se resume a dietas restritivas e obsessão por exercícios; tem a ver com fazer as escolhas certas todos os dias, e acreditar que essas escolhas irão nos fazer felizes e nos manter saudáveis para muito além dos prazos previstos nos planos e programas.

MUDANDO O JOGO

Parece que todo mundo já nasce com um mapa do que deve fazer assim que ficar adulto. Embora cada um possa ter o seu mapa particular, existe um caminho mais ou menos consagrado que se espera que todos sigam. Depois de terminar o ensino médio, devemos, por exemplo, tomar a decisão de encarar pelo menos mais quatro anos de ensino ou ingressar imediatamente no mercado de trabalho. Ao mesmo tempo ou um pouco depois, é a hora de sair da casa dos pais, arrumar o primeiro emprego e construir a própria vida. Em seguida vem a fase do namoro sério (mais do que namoricos de colégio), em que buscamos encontrar a pessoa certa para passar o resto da vida (ou, no meu caso, alguém que irá aguentá-lo!), e então vêm o casamento e, possivelmente, os filhos.

Não importa como você chegou a esse momento da vida, a fase adulta. O fato é que a maioria das pessoas nessa etapa compartilha um objetivo em comum: ter uma casa própria. Após alguns anos vivendo em apartamento, lidando com vizinhos barulhentos, com aluguéis exorbitantes e a constatação de que não se está construindo nenhum tipo de patrimônio, você começa a achar a ideia de ser dono do próprio lar cada vez mais atraente.

Normalmente, a primeira grande compra é a da primeira casa, com a qual geralmente você herda também uma hipoteca, mas, em compensação, pode pregar (e de fato o faz!) qualquer coisa na parede sem precisar prestar contas ao locador. Mas a primeira casa não é feita para ser algo muito duradouro. Ela tem um número limitado de quartos e ainda mais de banheiros. Você tem sorte se na cozinha couber confortavelmente mais do que uma pessoa; o espaço para guardar coisas é quase inexistente e a ideia de expandir o cômodo é audaciosa demais. Mas, para a atual situação, é a casa ideal.

Então as coisas começam a mudar. Você passa a colecionar pertences ao longo dos anos – lembranças, bugigangas e mobília das quais você não pensa em se desfazer. Com frequência, crianças acabam entrando nessa equação: primeiro assumindo qualquer quarto que esteja sobrando e depois tomando conta de metade do banheiro.

Com gavetas e armários repletos de brinquedos, livros e quebra-cabeças, você começa a procurar lugares criativos para guardar coisas. Nessa hora, fazer refeições com todos juntos na cozinha é cômico; é mais fácil comer usando bandejas na frente da televisão do que lidar com uma mesa de jantar lotada.

Por fim, você acorda um dia e parece que sua casa vai explodir. Não há espaço para nada, e você percebe que ou a família precisa parar de crescer ou os bens não devem mais se acumular (na verdade, tudo isso precisa diminuir!). Você se dá conta de que um imóvel maior é realmente necessário. A primeira casa cumpriu sua missão e você chegou ao limite.

Resultado: se você tiver sorte, venderá a casa para outros recém-casados e conseguirá algo melhor. Aí é só mudar para a nova casa, com espaço de sobra, mais de dois quartos e banheiros suficientes para que as crianças tenham um "só para elas". Cada quarto certamente tem espaço para os armários e existe a possibilidade de expansão. Você já pode aumentar a família ou acumular mais tralha. Talvez a situação imposta pelas limitações da primeira casa nos faça perceber que nossos hábitos não funcionam para sempre. Quando vemos armários transbordando, sabemos que é hora de conseguir mais espaço.

Estar acima do peso é como nos bons e velhos tempos de quando você ainda vivia com seus pais. Você não se preocupava com espaço naquela época, muito menos com o fato de ter que buscar a sobrevivência. De maneira similar, quando uma pessoa está acima do peso e sem nenhuma meta para entrar em forma, come o que quiser e quando quiser, sem contar que qualquer esforço físico não é muito cogitado.

Quando você toma a decisão de perder peso e entrar em forma, é como se percebesse que é hora de sair da casa dos pais e comprar sua primeira casa. Essa casa, pequena e gerenciável, oferece um nível de controle ao qual você não estava acostumado.

E isso dá certo para você. A primeira casa da saúde e da boa forma consiste em equilíbrio, escolha e persistência. Suas refeições são preparadas e medidas de acordo com o planejado e você se concentra em rotinas de treinos exigentes para conseguir os resultados de que precisa.

Contudo, frequentemente, como vimos, os resultados parecem ficar mais lentos. Você não consegue mais perder peso e medidas como estava acostumado e não tem certeza do porquê. A resposta pode surpreendê-lo.

Quando o corpo começa a ficar mais saudável, precisa passar por uma mudança. As pessoas normalmente ficam surpresas ao saber que eu precisava de uma dieta de 3 mil calorias para manter o corpo que tinha antes do ganho de peso. Por quê? Porque, quando o corpo está funcionando em seu ritmo máximo, uma quantidade considerável de energia é necessária. É preciso bastante combustível para o corpo continuar a perder gordura e a criar massa muscular. Em suma, o corpo precisa de mais para fazer mais.

Da mesma maneira, quando se está perto de alcançar a meta do peso ideal, o corpo começa a pedir mais nutrientes e exercícios, a fim de manter o desempenho. Se não mudarmos (isto é, se continuarmos na primeira casa), só avançaremos até certo ponto. Haverá um limite que você atingirá, e os resultados vão rastejar até estacionarem.

Como proprietários, somos espertos o bastante para saber quando é hora de deixar para trás a primeira casa e partir para um espaço maior. Quando chegamos ao limite da jornada para uma vida saudável, não somos tão perspicazes. Normalmente, desistimos ou exageramos ainda mais nas restrições. Acreditamos que, se cortarmos algumas calorias a mais da dieta, começaremos a perder peso novamente, mas acontece justamente o oposto.

Se o corpo começa a precisar de mais energia, mas não está obtendo, ele entra em "modo de retenção". Armazena a gordura e o número limitado de nutrientes que está recebendo para manter o estado atual. O corpo não vai continuar a emagrecer simplesmente porque não há combustível suficiente para fazê-lo.

Uma das lições mais difíceis a serem aprendidas é que, quando chegamos ao platô, precisamos sair da primeira casa e ir para uma maior. Na medida que nossa atividade física evolui, precisamos, muitas vezes, aumentar a ingestão de calorias (com opções saudáveis!). O corpo humano é incrível em sinalizar quando uma mudança sistêmica é necessária em nossa dieta e/ou rotina de exercícios: ele para de progredir. Você pode tentar ultrapassar o limite, frustrando-se por nenhum resultado aparecer, ou pode aprimorar a dieta e garantir que seu corpo tenha combustível suficiente para perder peso e desenvolver massa muscular.

Quando você avança na estrada da vida, é bem significativo passar da primeira casa para aquela em que você viverá durante 30 anos. Para muitos, significa que você está realizado. A chegada ao platô é igualmente memorável: seu corpo apresenta um desempenho que você nunca viu antes.

Ao dar um passo atrás e observar o todo, você pode fazer os ajustes necessários para vencer o efeito platô. A próxima etapa é reconhecer o momento de mudar para um lugar maior – ou seja, ingerir mais calorias de alimentos saudáveis e aumentar o nível das atividades físicas. Com esse ajuste, de repente, a estagnação vai embora e o peso começa a diminuir novamente.

UM GRAU DE SEPARAÇÃO

No início como personal trainer e, depois, intimamente quando engordei, eu me surpreendia com o fato de tratarmos nossa saúde como se precisássemos apenas de um diploma de ensino médio para sobreviver. Aprendemos o básico, aperfeiçoamos o básico e continuamos a fazer o básico... repetidamente. Nunca avançamos e nunca nos esforçamos.

Quando estamos acima do peso, até a ideia de atividade física é assustadora, cansativa e dolorosa. Só o ato de entrar na academia pode ser fatigante. Andar durante alguns minutos em uma esteira é o suficiente para que a pessoa mais determinada volte para casa se sentindo derrotada. Mesmo assim, toda vez que seguimos em frente nessa linha (ou esteira), ficamos mais fortes. Nossos corpos aprendem a funcionar melhor, emagrecemos e, pela primeira vez, sentimos o significado de ser "saudável".

Avançamos com pequenos passos. Em vez de simplesmente caminhar sobre a esteira, andamos com mais agilidade. Aumentamos os pesos na musculação e a resistência dos aparelhos elípticos. Antes que possamos perceber, perdemos uma quantidade impressionante de peso e nos sentimos ótimos. Ao nos aproximarmos de nossas metas principais, podemos fazer qualquer rotina de exercícios.

Começamos a nos identificar com aqueles que estão na academia todo santo dia, e não mais com os novos alunos se esforçando nos cantos. Sentimos prazer em realizar os treinos, ficamos cada vez mais satisfeitos com o fato de podermos correr 5 quilômetros sem desabar ou com a possibilidade de finalizarmos uma aula de exercícios com o melhor desempenho entre todos os participantes.

Então chegamos ao platô, a perda de peso fica estagnada e as medidas permanecem as mesmas. Estamos tão perto de atingirmos nossos objetivos e ao mesmo tempo tão longe de onde gostaríamos de estar. Agonizamos, mas não mudamos nada de importante em nossos exercícios.

Quando atingimos um bom desempenho, ficamos felizes com o resultado e com a energia em alta. Não ficamos mais doloridos e atribuímos isso a uma saúde melhor, deixando de pensar que não trabalhamos pesado o suficiente. Ficamos convencidos de que uma pessoa saudável não ficaria cansada ou dolorida durante um treino. A falta de dor é nossa recompensa por todos os horríveis treinos anteriores que transformavam qualquer movimento mínimo em uma agonia no dia seguinte. Ainda assim, a única forma de superar o platô e atingir resultados duradouros é aumentar a dificuldade dos exercícios, mudar as rotinas e preparar novos desafios. O corpo sinaliza quando subimos de nível: ficamos cansados e doloridos novamente. Quando vamos mais longe do que nunca, há uma tensão sensível.

Depois de uma longa caminhada rumo à saúde e à boa forma, a fase de estagnação nos "últimos 7" é cruel. Trabalhamos pesado – e continuamos trabalhando – para não apenas nos levantar do sofá, mas também para mudar nossa alimentação e garantir apoio para atingir nossos objetivos.

Quando atingimos o platô, olhamos para nossos treinadores e questionamos: "E agora?". Por incontáveis semanas e meses, ingerimos os mesmos alimentos e realizamos as mesmas rotinas. Cada vez que subíamos em uma balança os resultados eram positivos. Porém, quando os últimos quilogramas desagradáveis não desaparecem, apesar de os dias parecerem semanas e as semanas parecerem meses, ficamos frustrados. Queremos parar de nos esforçar – ou pior, queremos desistir. Sentimos que nunca alcançaremos os objetivos originais, pois o sucesso ou fracasso foram definidos em função de um número, um foco inadequado no destino final.

Você chegará ao platô se não reconhecer o momento de realizar uma mudança. Se um treino virou rotina e você consegue fazê-lo sem pensar e suar muito, chegou a hora de mudar: nade em vez de correr, pule corda em vez de subir degraus. Independentemente do exercício que você escolher, você precisa estar aberto para treinos novos e desafiadores.

Existe uma regra-chave para ultrapassar essa fase de estagnação, que pode ser aprendida utilizando a água como exemplo. A água é uma substância curiosa, pois muda suas características em diferentes temperaturas: a 1ºC está muito fria, a 99ºC torna-se muito quente. Em ambos os casos, ela permanece essencialmente a mesma. Entretanto, esfrie a água só mais um grau, de 1ºC a 0ºC, e ela transforma-se em gelo. Esquente-a só mais um grau, de 99ºC a 100ºC, e ela ferve. Comparativamente, quando estamos no platô de nossa saúde, chegamos facilmente a 1ºC ou a 99ºC, porém, é muito difícil conseguir aquele grau adicional que faz toda a diferença.

O grau adicional para a saúde e a boa forma pode surgir de diferentes maneiras. Às vezes, precisamos mudar nossos treinos e aumentar os desafios; em outros momentos, é preciso ter coragem e aumentar a quantidade de alimentos ingeridos, garantindo que o corpo tenha combustível suficiente para a ação. Além disso, esse "grau a mais" também pode ser um lembrete de que somos seres humanos falíveis e, quanto mais nosso estilo de vida se altera, menos desculpas precisaremos encontrar para trapacear na alimentação e nos exercícios.

A chave é descobrir quando o grau adicional se torna necessário. Para mim, ele foi revelado quando minha evolução atrasou duas semanas, depois de eu já ter perdido 27 quilogramas. Precisava de um grau a mais e, para isso, tinha que me esforçar um pouco além do que estava habituado.

Precisava de todos os elementos mencionados anteriormente: tinha que abandonar a minha obsessão por números, alterar meus treinos e comer mais. Levei um tempo para perceber isso, mas, quando fiz as alterações, sabia que alcançaria minha metas. A minha mudança de perspectiva sobre perda de peso e boa forma foi ainda mais importante do que alcançar os objetivos, pois ela iria melhorar minha vida em vários aspectos além do físico.

Quando estabilizamos em um platô, o corpo está dizendo que não estamos fazendo o suficiente para manter nosso novo estilo de vida. É como se fôssemos a água a 99°C: muito quente, mas ainda não fervente. Portanto, precisamos dar o próximo passo.

Somente então, a mudança real e sistêmica que queremos (e que nos colocou nessa jornada) será concretizada, e saberemos o que significa encontrar saúde e boa forma verdadeiras, de maneira definitiva.

COLOCANDO A "VIDA" NO "ESTILO DE VIDA"

Na vida, existem algumas coisas que podem criar laços entre estranhos. Quando eu estava crescendo, eram os esportes. Se você encontra alguém com pensamentos parecidos e que torce para o mesmo time, logo se tornam melhores amigos, tirando sarro do resto do mundo pelas suas más escolhas.

Até mesmo se você encontra alguém que torce para o time adversário, de repente, criam-se laços através da paixão pelo esporte e a conversa sobre os times e suas rivalidades flui.

Os livros podem causar o mesmo efeito. Lynn é uma ávida leitora e nada parece gerar mais conversas do que um romance em comum. De fato, pessoas se agrupam em clubes do livro em virtude da oportunidade de falar sobre um interesse em comum, quer eles concordem ou não sobre a qualidade literária da obra.

Além dos esportes e dos livros, existe uma terceira associação em que novatos são imediatamente bem-vindos: a dos pais. Afinal, nada cria mais vínculo do que a oportunidade de compartilhar histórias, dar conselhos ou procurar orientação. Quando você se torna pai (ou mãe), forma-se uma fila sem fim de pais companheiros que sentem as mesmas dores e te ajudam a evitar as armadilhas que eles atravessaram.

Se antes eu costumava pensar com carinho no crescimento e na independência das minhas filhas, hoje encaro o futuro com angústia e apreensão. Ao se aproximarem dos inevitáveis períodos da pré-adolescência e adolescência, minhas filhas se tornaram bombas-relógio.

Como se não estivesse inquieto o suficiente sobre essa transição futura, um dos membros do clube dos pais, Sarah, me apavorou. Ela tem filhos, mas a história de como ela lidou com os seus pais mostrou-me uma realidade nua e crua.

Como todos já fomos adolescentes um dia, conhecemos os truques e argumentos que usávamos para enganar nossos pais, por isso tentamos proteger nossos filhos deles mesmos. Veja o exemplo de Sarah: durante a adolescência, ela foi criada com mãos de ferro pelos pais. Sabendo o que um adolescente poderia tentar, eles apertaram as rédeas: o horário que instituíram para chegar em casa era muito mais cedo do que o dos outros pais, buscavam garantir que a filha fizesse a lição de casa todos os dias e seguiam todos os seus passos para saber o que ela estava fazendo quando a família não estava reunida.

Comuns ao estilo "mão de ferro", esses esforços geraram o efeito oposto: quanto mais curta a rédea, mais Sarah buscava a independência. Para burlar o horário de chegar em casa, ela fugia pela janela do quarto. Para manter os pais longe de seu rastro, ela tinha álibis falsos entre seus amigos. À medida que mais restrições foram impostas sobre sua interação social, Sarah começou a escolher amizades que seriam exatamente o oposto do que seus pais aconselhavam.

Quando perguntei a ela por que as coisas se desenrolaram desse jeito, ela retomou a ideia da educação "mão de ferro": o controle e os limites aplicados pelos pais impeliram à rebeldia e à luta pela liberdade. Uma descarga de adrenalina acompanhava a violação das regras e ela sentia que tinha uma justificativa.

As dietas e os regimes mais comuns para alcançar a boa forma têm restrições parecidas. Uma determinada dieta pode converter um pedaço de pão em "fruto proibido". Alguns programas de perda de peso tendem a gastar mais tempo instruindo os participantes sobre o que *não* fazer do que orientando para uma saúde melhor. No início, seguimos obedientemente, afinal, escolhemos isso. Se obtemos algum resultado, é fácil acreditar que as rigorosas etapas devem ser seguidas ordenadamente ou não teremos novos resultados.

Como foi dito anteriormente, isso parece dar certo para muitas pessoas até o momento em que o ritmo dos resultados começa a diminuir ou, simplesmente, a redução de peso ou das medidas deixa de acontecer. De repente, notamos o que estamos perdendo: tardes de descanso, sobremesas calóricas, "fruto proibido". A tirania do programa o faz perder a atratividade, apesar de a escolha ter sido nossa. A liberdade nos chama.

Quero fazer uma pausa aqui, pois é nesse momento que a maioria das dietas e planos são interrompidos abruptamente. Vale a pena analisar isso mais a fundo. Começamos uma jornada com grandes intenções, energia e direcionamento. Mas, em algum momento, estagnamos, como se houvesse uma lombada na estrada. Esse momento crítico causa alguns comportamentos no final de semana que desfazem tudo aquilo que você trabalhou pesado para obter. Por isso, precisamos definir com maior clareza qual é o objetivo: estamos preocupados com o destino final, ou seja, uma dieta que pode ser resumida a números e medidas, ou estamos focados na jornada, buscando saúde sustentável? Inevitavelmente, a resposta errada nos fará retroceder, e a resposta certa nos guiará até a linha de chegada, ou seja, viver uma vida saudável, com o corpo em forma.

Quando estamos na fase "militar" da rotina e o platô acontece, temos mais clareza sobre o que deixamos de fazer. De repente, parece que todos os amigos querem celebrar e sair à noite para um restaurante lotado de calorias; pelo correio, chegam promoções do tipo "pague um e leve dois", envolvendo alimentos nocivos para sua dieta; e, bem na hora de sair para a academia, seu filme predileto passará na televisão, implorando para que você se jogue no sofá e tire uma folga.

Apesar de nossas melhores intenções, a revolta contra a dieta ou o plano de exercícios sutilmente aparece. Avaliamos que um fim de semana de folga não poderia causar tanto problema, tendo em vista tudo o que já evoluímos. Então, chega a segunda-feira e decidimos que talvez uma semana inteira de folga possa ajudar o corpo a se recuperar.

Beliscamos um biscoito depois do jantar, como recompensa por ter sobrevivido a mais uma semana difícil, e comemos em um restaurante fast-food. Mas nos sentimos tão culpados quando chegamos em casa que jogamos os vestígios da nossa trapaça bem no fundo da lata de lixo, para que ninguém descubra.

Antes que percebamos, já nos rebelamos, frustrados pela falta de resultados, viciados na adrenalina de ingerir guloseimas proibidas e cansados de pensar no que estamos perdendo na vida. Quanto mais nossa dieta ou programa de perda de peso nos restringe, mais queremos nos rebelar quando paramos de nos aproximar de nossos objetivos. Era isso que eu nunca tinha entendido antes do Ganhar para Perder.

Quando eu estava treinando o James, seus lapsos eram naturais, normais e esperados. Em vez de incentivá-lo em sua escolha e talvez oferecer estratégias para lidar com a próxima tentação, eu o julguei e impus regras ainda mais severas. Assim como os pais de Sarah, sem querer, eu estava abrindo o caminho para o James se revoltar.

Troque a reação que tive com James por qualquer restrição dos programas de emagrecimento (um cardápio que limite a ingestão de proteínas no jantar a 170 gramas, uma rotina de inúmeros exercícios aeróbicos por semana ou um treinador descontente) e o resultado será o mesmo. James, como todos nós, queria liberdade, e isso, essencialmente, é o problema. Seguimos programas tão restritivos que eles acabam se tornando inimigos. O resultado é uma luta pela "liberdade de escolha" dos alimentos que ingerimos e de quanto exercício fazemos. Assumir um novo estilo de vida, contudo, traz uma ideia totalmente nova: o elemento-chave do "estilo de vida" é a "vida". Algo como: "você tem uma vida, então ela deve ser vivida".

A alimentação diz respeito (e sempre dirá) a fazer as escolhas "certas" todos os dias, em todas as refeições. Mas não existe nenhum regulamento dizendo que ao fazer uma escolha "errada" em um dia ou outro você acabará com toda sua evolução. Na verdade, essa escolha poderá até ajudar, se você olhar adiante. A verdade é que as coisas acontecem – a *vida* acontece – e você vai se deparar com escolhas difíceis e com decisões que podem jogar no lixo a sua dieta ideal ou a sua longa rotina de exercícios.

Eu sempre me aproximo dos fins de semana aceitando a possibilidade de ocorrerem deslizes na dieta e de algumas rotinas de exercícios serem modificadas. Quando isso acontece, sigo em frente. Esse é o segredo: seguir em frente.

Se estamos em uma dieta ou programa de perda de peso que não tem flexibilidade ou atalhos, toda "má" escolha parece uma perda fatal. Quanto mais sentimos que fracassamos, menos comprometidos ficamos para continuar na linha. Quando damos um passo mais longe nas dietas ou programas e mudamos nosso estilo de vida, aceitamos o fato de que atalhos aparecerão e uma mudança para melhor ocorrerá em cada próxima refeição ou treino programado.

Se eu acabo saindo com amigos para um restaurante e sucumbindo a um jantar nada saudável, eu tenho uma escolha: me martirizar ao pedir um hambúrguer delicioso e batatas fritas ou perceber que é duplamente importante comer a refeição certa na manhã seguinte. Se a oportunidade de passar o dia com minha família me faz pular um treino programado, eu posso me sentir culpado por ter quebrado uma rotina importante ou aproveitar meu tempo com a família, sabendo que o treino poderá ser realizado no dia seguinte.

Se a vida é feita de escolhas, as "más" escolhas também são um fato da vida. Uma mudança sustentável ocorre quando fazemos mais escolhas "boas" do que "más". Quando nos permitimos aceitar as oportunidades que a vida nos oferece, nos privamos da descarga de adrenalina que ocorre ao nos rebelar e deixamos de ter o desejo de nos presentear com guloseimas, depois de tanto tempo de tortura.

Quando damos um passo mais longe nas dietas ou programas e mudamos nosso estilo de vida, aceitamos o fato de que atalhos aparecerão e uma mudança para melhor ocorrerá em cada próxima refeição ou treino programado.

E o que acontece depois é um dos milagres da vida. Uma vez que nos damos liberdade e flexibilidade, nossas escolhas começam a ficar mais fáceis. Logo nos vemos escolhendo as opções mais saudáveis quando saímos para jantar – e percebemos que elas são saborosas e nos fazem sentir melhores do que nunca. A fixação por números começa a desaparecer e melhores escolhas são feitas quase inconscientemente. Quando deixamos de lado a dieta restritiva ou a rotina de exercícios, nossas escolhas deixam de ser pautadas exclusivamente pelo nosso peso ou pela medida da calça e passam a ser baseadas em se estamos nos sentindo bem, ou seja, levando um estilo de vida saudável.

No final da conversa com minha amiga Sarah, cujos pais tinham sido muito rígidos, perguntei qual seria a atitude dela como mãe, quando seus filhos fossem adolescentes. A resposta dela foi simples: "Deixá-los agirem como adolescentes". Na batalha para ficar saudável, talvez seja hora de nos permitirmos agir como seres humanos.

Conclusão

É um **estilo** de vida, não uma **dieta**

Despertei com o alarme do celular, lembrando-me do primeiro passo da minha nova rotina. Viro-me na cama e vejo que minha esposa está dormindo profundamente. Parece que ela não se mexeu a noite inteira e duvido que o faria na próxima hora, enquanto eu começo meu dia. Olhei para o relógio e vi que eu ainda tinha 30 minutos antes que as crianças tomassem a casa.

Escovei os dentes rapidamente, tomei um banho, fiz a barba e comecei o processo surpreendentemente difícil de encontrar algo para vestir. Revirei minhas roupas antigas, primeiro experimentando calças. Aquelas que usei durante o último ano estão agora quase caindo perigosamente sob meus pés, mas encontrei uma que servia e apertei bem o cinto. Sentei na beirada da cama e rapidamente amarrei os sapatos, algo bem diferente dos dias em que ficava sem fôlego.

Fui até o espelho para conferir meu progresso. Se eu mesmo não tivesse passado por isso, nunca saberia que havia ganhado e depois perdido mais de 34 quilogramas neste último ano. Meu reflexo no espelho era o mesmo de quando eu comecei a jornada, mas mesmo assim alguma coisa havia mudado.

Quando passei por algumas situações que me abalaram profundamente, internalizei as dificuldades pessoais. Inconscientemente, tentei esconder de todos a agitação e as mudanças que sofri.

Eu perdi um emprego, certa vez, e me recordo claramente do sentimento de inadequação. Muitas pessoas já passaram por isso, eu sei. Depois de ter me juntado ao clube dos que perderam a capacidade de sustentar suas famílias, sei que, de alguma maneira, estarei para sempre conectado a eles.

Talvez durante um momento de fraqueza, um amigo relatou sua experiência de ter sido demitido (nós, rapazes, geralmente não falamos sobre essas coisas). Ele falou sobre a dificuldade de manter a tranquilidade enquanto tudo desmoronava ao seu redor.

Mike não esperava perder o emprego, pois ele estava feliz e parecia prosperar. Em uma manhã de segunda-feira, inesperadamente, disseram que não precisavam mais dele. Foi engolido pelo medo durante o retorno para casa. Como garantiria que seu filho teria o que comer? Como daria a notícia para sua esposa?

Mike se permitiu desmoronar: caiu em lágrimas ao contar a sua parceira o que tinha acontecido. Então, ele decidiu encontrar um emprego melhor e transformar o ocorrido em uma oportunidade. Candidatou-se a diversas vagas, seguro de que se recolocaria com facilidade.

Porém, à medida que o tempo passava e nenhuma oportunidade aparecia, sua confiança começou a se abalar. Passou a ficar deitado no chão do quarto, olhando para o nada. Precisou de muita força e persistência para continuar se candidatando às vagas, mas cada resposta negativa o deixava com menos esperança.

Mike encontrou uma luz no momento em que a busca por um emprego ficou mais insuportável. Os bons momentos familiares eram sutis, mas poderosos. Ao longo do tempo em que ficou em casa, os vínculos com seu filho foram ampliados e Mike começou a ajudar nas tarefas de casa. Além disso, o apoio inabalável da sua esposa o auxiliou muito. Rapidamente, Mike tornou-se mais concentrado na busca por um emprego e nas entrevistas. Ele encontrou uma nova base de força e apoio e mudou a forma como enxergava os empregos potenciais.

Após longos meses, uma oportunidade de fato apareceu. Nesse momento, a postura de Mike estava se modificando, ele estava deixando de se culpar pelo fracasso e colocava a família em primeiro lugar. A nova proposta era uma grande oportunidade para o homem que estava se tornando. Logo, ele estava de volta à rotina de trabalho, vendo sua família somente à noite.

Mesmo assim, algo havia mudado. O salário estava de volta, mas Mike não era a mesma pessoa: a experiência tornara-o melhor, mesmo que a princípio parecesse que a situação não traria nada de bom.

De maneira semelhante, alguns meses após eu ter decidido ganhar quilogramas extras, motivado por vivenciar a experiência de perdê-los, vi-me em um estranho estado de desesperança. Eu me perguntava o que eu havia feito com minha família, com minha vida e comigo mesmo. Particularmente, eu me perguntava se seria capaz de voltar a ser como era.

Inicialmente, o que mais me incomodou foi o receio de não saber no que eu estava me metendo e como eu lidaria com tudo isso. Em seguida, veio o choque: minha confiança e autoestima foram abaladas à medida que a experiência transformava as minhas relações com o mundo exterior.

Além de ter o medo de um lado e a confiança do outro, uma transformação maior estava se processando. Eu não via mais o mundo em duas cores. Finalmente, entendi que eu estava errado sobre o motivo de fazermos (ou não) escolhas em relação a nossa saúde, uma descoberta que me enriqueceu como pessoa e também como profissional.

Essa mudança de consciência não teria ocorrido se eu não tivesse vivido os três estágios dessa experiência (em forma, acima do peso e em forma outra vez) e se não tivesse reconhecido como cada um deles me impactou cada vez que saía da cama de manhã.

DE MAGRO...

Antes da jornada, eu via a saúde como um estado físico do ser, algo que poderia ser alcançado e mantido com simples jargões motivacionais como determinação, opção e devoção.

Se você pedisse a minha esposa ou amigos próximos para descreverem meu jeito naquela época, eles o teriam associado a produtos: pesos, espinafre, esteiras.

Meses antes de minha jornada começar, Lynn e eu fomos jantar na casa de uma amiga. Após uma deliciosa refeição acompanhada de um ótimo papo, fomos todos para o sofá e nos acomodamos para assistir a um filme e relaxar. Enquanto outras pessoas no grupo começaram a saborear os petiscos de dar água na boca, típicos das noites de filme, sentei em um canto e prestei atenção na tela da televisão. O cheiro de pipoca não me provocava.

Minha amiga, por sua vez, teve outra ideia: cenouras. Ela trouxe uma bacia cheia delas para mim. Para dizer o mínimo, a bacia de cenouras era um gesto atencioso que demonstrava quanto amigos e família entendiam minha devoção à alimentação adequada.

Naquele momento, no entanto, eu estava muito focado em evitar comidas com alta concentração de carboidratos, como as cenouras (que concentram o amido em suas raízes). Então, em vez de aceitá-las e agradecer o gesto, respondi com um prático "Obrigado, mas cenouras têm muito carboidrato para mim". Minha amiga não sabia se eu estava brincando ou apenas sendo mal-educado.

Ela foi embora cabisbaixa, e meus amigos e minha esposa tiraram sarro de mim até o final da noite. Naquela época, cada piada fazia com que eu me sentisse mais seguro de minha posição – ou mais dono da verdade, se você preferir. Agora, eu já consigo rir de mim mesmo.

No meu trabalho de personal trainer, eu tentava transmitir essa sabedoria, que tanto defendia, para pessoas que estavam acima do peso. Em vez de ajudá-los em pequenas mudanças, eu ensinava uma verdadeira enciclopédia de frutas boas e ruins, vegetais ricos e pobres. Na minha cabeça, essa forma de perder peso parecia sensata, junto a pegar pesado nos exercícios. Eu não queria que meus clientes se lesionassem, então começávamos pelo básico, como flexões e pranchas. Eu tinha certeza de que músculos doloridos resultariam em um comprometimento maior.

Tudo que eu defendia como personal trainer e todas as minhas atitudes profissionais baseavam-se na crença de que as pessoas escolhiam estar ou não estar em forma. Para mim, a luta contra a própria saúde ou contra a própria forma podiam ser encerradas se as pessoas decidissem mudar. Meus cardápios e rotinas de exercícios fariam o resto.

Meus sucessos como personal trainer – e tive alguns muito significativos – solidificaram minha atitude militar. Qualquer fracasso era justificado pela falta de convicção de meus clientes. Para mim, eles não estavam se esforçando o bastante.

Eu simplesmente não conseguia entender por que as pessoas tomavam decisões que teriam impactos negativos sobre sua saúde. Viver de forma saudável exige escolhas saudáveis. Não foi o personal trainer que reagiu contra a bacia de cenouras, mas a pessoa que eu era, mesmo que eu não percebesse isso naquela época.

Minhas posições a respeito da saúde tinham me cegado tanto que eu não conseguia entender os argumentos do "outro lado": era isso que realmente precisava ser mudado, mais do que as mudanças corporais. Eu era saudável, em forma... mas lamentavelmente ignorante.

... PARA GORDO...

Algumas semanas antes de começar a etapa de ficar em forma, Lynn esperou as crianças dormirem para iniciar uma conversa a sós na mesa de jantar. Parecia-me improvável que ela fosse me colocar contra a parede nesse momento, mas pressentia que algo estava por vir e eu receava ouvir algumas verdades. Enquanto eu tentava adivinhar os motivos da conversa, lembrei-me de algumas revelações que tivera durante as compras, alguns meses antes.

Minhas visitas semanais ao mercado tinham se tornado rotina: um percurso preestabelecido me conduzia até as comidas favoritas. O corredor dos refrigerantes era o local onde eu passava mais tempo e estava convenientemente próximo à minha porção semanal de Zingers. A alguns passos de distância estava o Cinnamon Toast Crunch. Eu tinha me acostumado a ingerir comidas processadas e já temia o momento em que elas não estariam mais dentro do meu carrinho.

Enquanto eu descarregava as compras na esteira do caixa, três mulheres pararam atrás de mim. Era apenas a minha imaginação ou elas fixavam seus olhares nas minhas "necessidades" alimentares? Eu podia praticamente sentir os olhos delas se deslocando da minha cintura avantajada para a esteira rolante e vice-versa. Adivinhava o julgamento silencioso, repleto de ideias como "Não é à toa que está tão gordo" ou "Quantos litros de Mountain Dew são necessários para satisfazer as necessidades de uma única pessoa?".

Sair de casa se tornou odioso, pois eu tinha consciência de tudo, desde o meu jeito de andar até o tamanho dos meus quadris e bumbum. Quanto maior eu ficava, pior eu me sentia, como se eu tivesse perdido aquilo que me definia, o que me caracterizava. Naquele dia, na saída da loja, dei-me conta de que estar acima do peso não dizia respeito apenas ao tamanho da cintura, mas se relacionava à autoestima e a ser desvalorizado por pessoas que nem conheciam a sua história.

Nenhum levantamento de peso tinha sido mais difícil do que lidar com essa realidade.

Menos de um mês depois, fiz outra constatação. Essa foi dentro de casa. Apesar de nunca ter subestimado o nível de energia de Kale'a, minha filha de dois anos, acredito que ele aumentou na mesma proporção em que o meu despencou. Era uma simples brincadeira: ela corria pela casa e o papai tentava pegá-la. Porém, após algumas voltas, comecei a sentir o atrito em minha pele. O aperto em meus pulmões e a perda de fôlego acabaram com toda a força que restava em mim. Sentei-me exausto e disse a minha filha que ela só teria aqueles 3 minutos de brincadeira. Ela me olhou fixamente e as lágrimas começaram a rolar. Enquanto as lágrimas despencavam, ela procurou a mãe para consolá-la. Teria que encontrar um parceiro melhor para as suas brincadeiras.

Como meu experimento alimentar levou-me a decepcionar minha filha? Não era esse o tipo de pai que eu queria ser. Minhas suposições sobre o excesso de peso tinham se despedaçado completamente, arrasando tanto o meu corpo como a minha atitude. Parecia que a decisão de comer o que eu quisesse e evitar exercícios com o objetivo de experimentar um estilo de vida sedentário tinha resultado em péssimas escolhas que se tornaram mais fortes do que eu. Os efeitos iam além de mim: ocorreram outras derrotas na guerra que travei contra minha saúde.

Isso me remete à conversa com Lynn que comecei a narrar anteriormente. Eu tinha sido muito cego para perceber os efeitos que a jornada tinha causado. Ela apresentou seu ponto de vista de maneira tão calma, que irritava. Após seis anos de casamento e dois filhos, foi insuportável ouvir minha esposa dizer que não me reconhecia mais. Foi ainda mais perturbador quando me dei conta de que ela não estava se referindo a minha aparência física.

Lynn falou sobre o fardo adicional de ter de cuidar sozinha da casa, dos afazeres e das tarefas depois que a minha ajuda diminuiu. Ela explicou que se sentia como uma mãe solteira, cuidando de um recém-nascido e de uma criança de dois anos. Eu sabia que ela falava essas coisas porque me amava e precisava ser honesta para evitar ressentimentos. Eu não podia retrucar, não havia defesa nem justificativa.

Eu estava acima do peso, mas não era mais tão superficial a ponto de acreditar que o peso era um problema exclusivamente físico. Na verdade, poderia controlar as consequências do excesso de peso de algumas maneiras: havia talco para as irritações e assaduras da pele, loções para as estrias, antiácidos para a dor de estômago e tiras nasais para o ronco. Mas não havia loção alguma que pudesse combater a depressão que se impôs em minha vida. Não poderia comprar um talco para encobrir a decepção de minha filha em relação as minhas limitações físicas, nem os antiácidos acabariam com o sentimento de ter virado um estranho para minha esposa.

Não poderia comprar um talco para encobrir a decepção de minha filha em relação as minhas limitações físicas, nem os antiácidos acabariam com o sentimento de ter virado um estranho para minha esposa.

Estar acima do peso não é uma decisão tomada por uma pessoa preguiçosa: é um sintoma de uma batalha emocional e mental que transcende a materialidade, e é simultaneamente uma guerra contra a sociedade.

Eu ainda estava começando a entender os fatores que tornavam ser saudável tão difícil. Apesar das diferenças entre as batalhas individuais, eu vislumbrava a proporção do problema.

Com esse entendimento mais profundo, direcionei meus pensamentos para a etapa de emagrecimento. Será que eu voltaria a ter a mesma forma? Minha jornada deveria ser temporária, mas eu tinha medo de ficar preso a ela.

... PARA MAGRO NOVAMENTE

Existe um velho ditado que diz que os médicos são os piores pacientes. Depois de ter trabalhado nesse setor, ouvi um número suficiente de histórias para provar que isso é verdade. Por um lado, você acredita que o conhecimento e experiência de um médico o tornaria um bom parceiro para um tratamento. O paciente-médico poderia aconselhar e discutir o tratamento e, dessa forma, o provérbio que diz que "duas cabeças pensam melhor do que uma" demonstraria sua validade. No entanto, parece ocorrer o contrário. Quando um médico se torna o paciente, o resultado é geralmente uma batalha de egos. Há uma disputa para saber quem está certo e quem está errado e, se existem diversas soluções para o problema, o médico consultado precisará provar por que seu protocolo de tratamento é o mais adequado para o caso.

Eu posso atestar que esse provérbio também é válido na academia: nada se compara a receber ordens de outro personal trainer. Se um companheiro, rato de academia, tenta corrigir sua posição, você tende a fazer do seu jeito com ainda mais vigor. Quando apresentado a rotinas de treinos e cardápios de outros personal trainers, você gasta seu tempo desmerecendo as escolhas deles porque certamente eles não sabem o que uma saúde de verdade significa.

Minha decisão de abdicar dos exercícios no primeiro mês da etapa Para Perder foi calculado. Eu sabia que a chave para qualquer programa de perda de peso era a alimentação, então eu mergulhei em meu plano sem me preocupar com fazer flexões e barra inicialmente.

Apesar de ter demorado alguns meses para começar a ter meus momentos de "a-há!" enquanto engordava, durante meu emagrecimento apenas um dia foi suficiente para eu perceber que tinha calculado mal, pois logo que retirei o Mountain Dew de minha alimentação diária, meu corpo se revoltou.

Eu costumava debochar das reclamações dos clientes que sentiam falta de seus refrigerantes (até mesmo as versões diet eram proibidas) e das fortes dores de cabeça que a abstinência causava. Achava que isso era só uma desculpa para sair da linha. E lá estava eu, gemendo no sofá quando começaram minhas dores de cabeça causadas pela falta de refrigerante. O latejar era insistente e doloroso, e perdi qualquer motivação para sair do meu estado sedentário. Resisti ao ímpeto de alimentar meu vício, mas o simples fato de eu tê-lo considerado foi preocupante e assustador.

Eu finalmente entendi o que meus clientes viviam me dizendo: deixar uma vida inteira de má alimentação e de más escolhas *não* era somente uma questão de decisão.

Minha mente trabalhava contra mim, porém, insisti. O tempo foi passando e meu corpo foi se readaptando com meu shake de espinafre e com outras receitas. As dores de cabeça pararam, mas a lição permaneceu. Eu finalmente entendi o que meus clientes viviam me dizendo: deixar uma vida inteira de má alimentação e de más escolhas *não* era somente uma questão de decisão.

Cada lição veio acompanhada de um senso de humildade pouco visto na profissão de personal trainer. Fiquei horrorizado ao verificar quanto estive errado, mesmo quando a minha intenção era ajudar. Como um personal trainer, eu sempre percebi que alguns clientes não se esforçavam adequadamente. Em primeiro lugar, se fosse fácil, por que precisariam de um treinador? Para o bem deles, eu deveria levá-los a um novo patamar, não somente durante nossas sessões, mas ao longo dos telefonemas de acompanhamento e conversas.

Quando elaborei o meu próprio programa Para Perder, fui ambicioso. Sabia qual era o nível de condicionamento que eu possuía sete meses antes e esta era minha chance de provar que, quando motivado, eu poderia alcançar grandes coisas. Além disso, eu sabia da memória muscular. No entanto, na hora em que eu ia para a academia, não me sentia como um personal trainer ambicioso, tampouco um cliente empolgado. A insegurança, cravada em minha cabeça durante as transformações do meu corpo, ainda não tinha me abandonado. Pior: quando eu cruzava as portas da academia e via minha foto no mural (um antigo folheto da jornada Ganhar para Perder), sentia meu ego se encolhendo. Eu queria cavar um buraco no chão e sumir, não queria que ninguém visse minha forma física ou observasse meus esforços.

Pela primeira vez em minha vida, eu fazia flexões apoiado nos joelhos – e mal conseguia sobreviver ao processo. Na metade do meu treino, minhas pernas pareciam que iam desistir. Minha mente também não ia muito bem.

Eu estava parado na encruzilhada entre as coisas que eu tinha perdido nos últimos sete meses e a dificuldade do caminho de volta. Vi o mundo sob a ótica de meus clientes, pensando que não havia razão para se sentir motivado quando mal se consegue finalizar uma série de exercícios. Isso sem falar na vergonha de ficar de joelhos só para aguentar até o fim. Nesse momento, fazer exercícios não representava uma gama de

Eu estava parado na encruzilhada entre as coisas que eu tinha perdido nos últimos sete meses e a dificuldade do caminho de volta. Vi o mundo sob a ótica de meus clientes, pensando que não havia razão para se sentir motivado quando mal se consegue finalizar uma série de exercícios.

possibilidades, era um lembrete de como cada pequeno passo parecia impraticável.

Os primeiros seis meses de minha jornada já haviam me mostrado como meu ganho de peso era capaz de criar uma tensão emocional em minha esposa, filhos e outras pessoas amadas. Eu não estava preparado para o nível de apoio que eu precisaria no árduo caminho de volta.

A cada dia, eu precisava lutar para continuar motivado. Minha esposa me arrancava do sofá para me mandar para a academia. Em alguns momentos, eu quis trapacear o meu cardápio. Quando minha esposa fazia um bolo, várias estratégias para roubar um pedaço passavam pela minha cabeça. Sempre pensava que eu retornaria à vida saudável no dia *seguinte*.

Apesar de tudo, depois de cada episódio de fraqueza sempre havia um e-mail com a história de um seguidor que me empurrava para frente. Essas mensagens comprovavam a importância de nos motivarmos uns aos outros, fortalecendo nossa determinação para assumir o controle de nossa saúde.

No fim das contas, essa foi a maior lição de todas. Não se tratava somente de ingerir os alimentos adequados ou seguir um plano de exercícios. Finalmente, entendi o significado de "encontrar o equilíbrio" que as pessoas tanto diziam: era uma harmonia saudável que envolvia alimentação, treinos, persistência e apoio. Significa descobrir maneiras criativas de se esforçar física e mentalmente, procurando novos recursos. É também a tomada de consciência de que a jornada Para Perder deve ter acompanhamento: você precisa se cercar de pessoas que garantirão que você continuará se beneficiando do programa.

Normalmente, as pessoas exibem dois tipos de reações quanto à jornada Ganhar para Perder. Inicialmente, sou bombardeado com perguntas superficiais, que vão desde o tamanho da minha cintura até o desafio alimentar mais insano que encarei. De certa forma, todo mundo está interessado em saber como seria viver uma dieta sem limites e evitando exercícios físicos. Somente após ter passado por todo o ciclo no último ano, percebi que as questões quase sempre começam onde minha jornada iniciou: no aspecto físico. Talvez isso ocorra porque não há como esquecer a barriga redonda que deixei crescer. Mas talvez também seja porque, lá no fundo, quem está acima do peso sabe que a verdadeira batalha reside no enfrentamento das dificuldades emocionais e mentais.

Quando o primeiro bloco de perguntas acaba, as dúvidas mudam de tom. As pessoas começam a questionar como eu me sentia quando estava acima do peso, como minha família lidou com isso, enfim, as questões concentram-se nas dificuldades mentais e emocionais.

Durante o percurso Ganhar para Perder, a cada dia, havia mensagens contando histórias de outras pessoas em minha página do Twitter e nas postagens do Facebook. Fui inspirado por um homem que admitiu perder o controle sobre sua alimentação nas férias, mas retornou mais motivado e perdeu mais de 3 quilogramas em uma única semana. Encontrei esperança nas histórias de seguidores que conseguiam acompanhar o ritmo dos filhos, cortar a grama ou começar a ensinar suas famílias a serem saudáveis.

Eu aprendi que, para perder o peso que restava, primeiramente precisava aceitar que a jornada iria me desafiar física, mental e emocionalmente. Eu não podia me ater aos antigos padrões durante o caminho de volta. Existia um nível de equilíbrio físico e mental necessário para alcançar meus objetivos e valorizá-los ao mesmo tempo.

A questão fundamental: valeu a pena?

Pode-se dizer que nada foi ganho ou perdido do ponto de vista físico, durante a jornada. Eu comecei com 86 centímetros de cintura e acabei com a mesma medida. Quando se compara o aspecto final do meu corpo com o seu formato 365 dias antes, percebe-se que ele está assustadoramente parecido – e até minha rotina de depilação masculina voltou ao normal! Contudo, emocional e mentalmente, eu vivo uma vida diferente.

É incrível o que você toma como verdade quando está saudável, ainda mais se sempre esteve assim. Até mesmo os pequenos prazeres das tarefas domésticas ganham importância quando são perdidos. Minha filha mais velha parece estar mergulhada em um eterno bom humor, porque eu não me canso mais de correr atrás dela. Não vejo a hora de poder fazer o mesmo com a minha filha de um ano. Cada encontro com minha esposa passou a ter um significado especial, após me dar conta de tudo que quase perdi ao ganhar 34 quilogramas e o que a eliminação desses quilogramas trouxe de volta, ou seja, a minha vida. São essas coisas que fazem com que cada passo tenha valido a pena. Agora percebo que minha saúde afeta aqueles que estão próximos de mim e nunca esquecerei que eles ficaram ao meu lado e me incentivaram a completar minha jornada. Para cada novo cliente, enfatizarei o foco no coletivo.

Além dos familiares, contudo, existe um grupo de pessoas que fez com que valessem cada cardápio, cada rotina de exercícios, cada privação do Mountain Dew e a linha-dura de minha esposa. São as pessoas que se juntaram a mim na jornada Ganhar para Perder.

Acredito que cada e-mail, carta ou voto na enquete da internet tiveram um papel crucial. Aqueles que me desafiaram fortaleceram minha determinação para completar o ciclo e ficar aberto para as lições que viriam, mesmo quando eu não queria aprendê-las. Aqueles que tiveram coragem de seguir meus cardápios e rotinas de exercícios me mantiveram responsável. Eu não tinha como afrouxar ou trapacear, pois eles saberiam e eu também. A comunidade Ganhar para Perder me fez perceber que você nunca anda sozinho quando se trata de saúde e boa forma. Pelo contrário, a luta é coletiva.

Uma única jornada Ganhar para Perder: 365 dias, seis meses engordando, sem controle dos alimentos ingeridos e sem fazer nenhum tipo de exercício, seguidos de seis meses de restrições alimentares, preparação de refeições, treinos cruéis e uma rede de apoio incondicional. Talvez, seja mais adequado dizer que foi uma jornada Ganhar para... *mudar*, em todos os sentidos.

A odisseia foi drástica. Ganhar peso intencionalmente e, em seguida, perdê-lo em pouco tempo foi o plano que tracei, buscando entender as batalhas que tantos enfrentam em relação à saúde. Durante esse processo, a jornada me conduziu para algumas conclusões universais.

Alguns de nós precisam perder 7 quilogramas, outros apenas querem ficar em melhor forma física, alguns vêm lutando contra o peso ao longo da vida. Não importa em que situação você está, o que importa é que você comece a agir e lembre que todos estão em uma jornada.

Durante os dias em que lutei, esperava ter algo de valor para passar adiante ao chegar ao fim dessa aventura. Comecei essa odisseia para ajudar os outros e logo aprendi que era eu quem precisava de ajuda. Eu nunca teria feito isso sozinho.

Talvez a maior lição, a que eu gostaria que você levasse no fim, é a importância de *compartilhar a experiência*. Pode ser com um membro da família, um grande amigo, uma comunidade forte, um treinador (que compreenda!) ou on-line. Não importa quem seja, o importante é que você não parta para sua jornada sozinho. Você poderá atingir suas metas de saúde e mudar sua vida de verdade, contanto que tenha algum apoio e coragem para declarar a própria jornada.

Se você compartilha suas metas e é honesto com seus desafios, perceberá que possui todos os recursos e apoio necessários para ser bem-sucedido. Eu sei que você pode. A hora é agora e a decisão é sua.

Receitas

Shake de abóbora

Rende 1 porção

1 scoop de whey protein sabor baunilha
½ xícara (chá) de leite de amêndoas sem açúcar*
1 banana
¼ de xícara (chá) de purê de abóbora
⅛ de colher (chá) de noz-moscada
¼ de colher (chá) de canela
¼ de colher (chá) de essência de baunilha
1 envelope de adoçante natural (por exemplo, à base de estévia)
3 punhados de gelo

Bata todos os ingredientes no liquidificador e aproveite!

* Se você não encontrar leite de amêndoas à venda, pode fazê-lo em casa: coloque 200 g de amêndoas cruas (sem sal, não torradas) de molho em 1 litro de água mineral. Deixe hidratar por 8 horas e, em seguida, retire as amêndoas e lave-as em água corrente, descartando a água utilizada. Coloque-as no liquidificador com 3 xícaras (chá) de água mineral, 1/2 colher (chá) de essência de baunilha e 1 pitada de sal marinho. Bata até a mistura ficar homogênea e coe em uma peneira bem fina. Conserve em geladeira por até três dias.

O melhor shake de espinafre de todos os tempos

Rende 1 porção

1 scoop de whey protein sabor baunilha
3 xícaras (chá) de espinafre fresco
½ banana
2 colheres (sopa) de pasta de amendoim (de preferência natural)
¾ de xícara (chá) de leite de amêndoas sem açúcar[1]
2 xícaras (chá) de gelo

Bata todos os ingredientes no liquidificador e pronto! Essa bebida deliciosa, saudável e fácil de fazer é repleta de proteínas de qualidade, gordura do bem e potássio, além de conter uma dose de vitamina C e fibras benéficas. Você pode substituir o café da manhã, o jantar ou

1 Veja receita de leite de amêndoas caseiro na receita anterior.

o pré/pós-treino por esse shake; outra alternativa é preparar meia receita e tomar o shake como um dos lanches ao longo do dia. Para reduzir ainda mais os carboidratos, não coloque a banana.

Omelete de claras com espinafre

Rende 1 porção

½ xícara (chá) de claras (cerca de 3 ovos grandes) e 1 ovo
¼ de xícara (chá) de cebola picada
2 colheres (sopa) de pimenta jalapeño picada (opcional)
½ xícara (chá) de espinafre fresco
¼ de xícara (chá) de cogumelos picados
¼ de xícara (chá) de pimentão vermelho picado
½ xícara (chá) de peito de frango pré-cozido
2 colheres (sopa) de salsinha

Unte uma frigideira antiaderente média com azeite de oliva. Misture as claras e o ovo inteiro. Assim que a panela estiver quente, coloque a mistura e deixe por 30 segundos em fogo médio-alto. Em seguida, adicione a cebola, a pimenta jalapeño, o espinafre, os cogumelos, o pimentão e o peito de frango, enfileirando-os no meio. Assim que os ovos começarem a formar bolhas e ficarem firmes por baixo (de 1 a 2 minutos depois), a omelete está pronta para ser virada. Respingue com os dedos algumas gotas de água nas bordas – as bolhas criam um espaço que facilita o uso de uma espátula para a virada. Feche a omelete e cozinhe por mais 1 minuto; em seguida, vire-a e deixe cozinhar por mais 1 ou 2 minutos. Salpique a salsinha, sirva e aproveite.

Burrito de claras para o café da manhã

Rende 1 porção
Tempo de preparo: 10 minutos
Tempo de cozimento: 5 minutos

½ xícara (chá) de claras (cerca de 3 ovos grandes) e 1 ovo
¼ de xícara (chá) de couve-flor picada
¼ de xícara (chá) de pimentão amarelo picado
¼ de xícara (chá) de cogumelos picados
½ xícara (chá) de espinafre fresco
½ xícara (chá) de peito de frango pré-cozido
1 tortilha com baixo teor de carboidratos
2 colheres (sopa) de salsinha
¼ de xícara (chá) de abacate picado (opcional)

Unte uma frigideira média com óleo em spray. Misture as claras e o ovo. Coloque a mistura de ovos na panela preaquecida e leve a fogo médio-alto. Mexa sem parar até que os ovos estejam completamente cozidos (de 3 a 4 minutos depois). Em seguida, adicione os vegetais e o frango. Por último, acrescente a salsinha e o abacate e coloque tudo dentro da tortilha. Coma puro o que não couber na tortilha.

Arroz de fazenda

Rende 1 porção
Tempo de preparo: 10 minutos
Tempo de cozimento: 5 minutos

½ xícara (chá) de claras (cerca de 3 ovos grandes) e 1 ovo
½ xícara (chá) de arroz integral pré-cozido
¼ de xícara (chá) de cebola picada
¼ de xícara (chá) de pimentão vermelho picado
¼ de xícara (chá) de cogumelos picados
½ xícara (chá) de espinafre fresco
2 fatias de peito de peru

Unte uma frigideira média com óleo em spray. Misture as claras e o ovo. Coloque a mistura de ovos na panela preaquecida e leve a fogo médio-alto. Mexa sem parar até que os ovos estejam completamente cozidos (de 3 a 4 minutos depois). Em seguida, adicione o arroz integral, os vegetais e o peito de peru. Podem ser usados outros frios no lugar do peito de peru, se você preferir.

“Arroz frito” chinês

Rende 4-6 porções
Tempo de preparo: 10 minutos
Tempo de cozimento: 15 minutos

280 g de couve-flor fresca (cerca de meio buquê médio)
Óleo de girassol
3 cebolinhas fatiadas; separe a parte verde da branca
1 dente de alho amassado
1 pitada de gengibre (opcional)
3 colheres (sopa) de molho de soja
Algumas gotas de óleo de gergelim (a gosto)
2 xícaras (chá) de camarões crus descascados
3 ovos batidos

Rale a couve-flor com ralador de mão usando os buracos maiores ou use a lâmina de ralar do processador de alimentos. O resultado tem a aparência de arroz cozido; daí vem o nome da receita. Separe 280 g de couve-flor ralada e reserve as flores que sobrarem (para mim, sobraram quatro flores de bom tamanho) para outro uso. Em fogo médio-alto, aqueça óleo suficiente para cobrir o fundo de uma wok ou uma frigideira grande. Rapidamente, refogue o alho e a parte branca da cebolinha. Preste atenção para não queimar. Acrescente a couve-flor; frite por 4 a 5 minutos, mexendo sem parar, até que ganhe um pouco de cor. Não frite demais ou ficará muito mole. Acrescente o gengibre, o molho de soja, o óleo de gergelim, a parte verde da cebolinha e os camarões. Refogue até os camarões ficarem rosados e cozidos. Coloque a mistura de “arroz” em um lado da wok. Coloque os ovos do outro lado e refogue, até o ponto em que ainda esteja úmido. Misture os ovos com o “arroz”, partindo qualquer pedaço grande de ovos.
Dica: esse prato pode ser conservado em geladeira e requentado.

Frango com tomate seco

Rende 4 porções
Tempo de preparo: 10 minutos
Tempo de cozimento: 10 minutos

4 peitos de frango sem osso e sem pele
8 colheres (sopa) de molho de tomate seco pronto

Corte o frango em pequenos cubos. Unte uma frigideira grande com óleo em spray e aqueça-a em fogo médio-alto. Coloque o frango na frigideira e, imediatamente, regue com o molho e mexa. O molho vai cozinhar e dar mais sabor ao frango. Mexa o frango de vez em quando, até estar completamente cozido (o interior do frango não pode estar rosado).
Dica: para um sabor mais intenso, deixe o frango marinar durante a noite. Se não encontrar molho de tomate seco, troque por um diferente, contanto que tenha pouco açúcar.

Wraps de alface com frango ao barbecue

Rende 8 porções
Tempo de preparo: 20 minutos
Tempo de cozimento: 1 hora

1,4 kg de peito de frango sem osso e sem pele
Molho barbecue de sua escolha (de preferência com pouco açúcar)
1 pé de alface-americana grande
1 cebola roxa picada (opcional)
1 ou 2 cenouras grandes raladas (opcional)

Preaqueça o forno a 200°C. Forre uma assadeira de vidro de 22 x 33 cm com papel-alumínio. Unte o papel-alumínio com óleo em spray. Coloque o frango na assadeira (quantos pedaços couberem, porque as sobras serão utilizadas nos próximos dias). Espalhe o molho barbecue sobre o frango até que todos os pedaços sejam cobertos. Asse por 50 a 60 minutos, até que o interior do frango não esteja mais rosado. Delicadamente, fatie e coloque o frango dentro de folhas inteiras de alface, usando as folhas como "wraps". Se quiser, coloque pedaços de cenoura e de cebola roxa junto com o frango e aproveite.
Dica: esse prato fica ainda mais saboroso se o frango for preparado em cozimento lento. Dessa maneira, a carne fica mais macia e o molho tem mais tempo para penetrar no frango.

Frango assado

Rende 4 porções
Tempo de preparo: 10 minutos
Tempo de cozimento: 20-25 minutos

½ colher (chá) de sal marinho (opcional)
¾ de colher (chá) de semente de funcho esmagada
¼ de colher (chá) de pimenta-do-reino moída na hora
¼ de colher (chá) de alho em pó
¼ de colher (chá) de orégano seco
4 peitos de frango sem osso e sem pele (de 110 a 170 g cada)
6 colheres (chá) de azeite (separadas)
1 echalota cortada em fatias finas
2 colheres (chá) de alecrim fresco picado
2 pimentões vermelhos médios cortados em fatias finas
1 pimentão amarelo cortado em fatias finas
1 xícara (chá) de caldo de galinha
1 colher (sopa) de vinagre balsâmico

Preaqueça o forno a 230°C. Misture o sal, as sementes de funcho esmagadas, a pimenta-do-reino moída, o alho em pó e o orégano. Pincele o frango com 2 colheres (chá) de azeite e salpique a mistura de temperos. Aqueça uma frigideira grande em fogo médio-alto e adicione 2 colheres (chá) de azeite. Acrescente o frango e cozinhe por 3 minutos ou até dourar. Vire cada pedaço e cozinhe por mais 1 minuto. Retire o frango da frigideira e coloque os pedaços em uma assadeira grande. Deixe no forno por 15 a 20 minutos ou até ficar totalmente assado.

Enquanto isso, aqueça o azeite restante em fogo médio-alto na mesma frigideira usada para dourar o frango (sem lavá-la). Quando ela estiver quente, adicione a echalota e o alecrim picado e refogue por 3 a 5 minutos ou até os pedaços de echalota ficarem translúcidos. Adicione os pimentões e o caldo de galinha e mexa bem, raspando a frigideira para incorporar o sabor deixado pelo frango. Diminua o fogo e deixe cozinhar por 5 minutos. Adicione o vinagre e tempere com mais sal marinho e pimenta-do-reino. Cozinhe por mais 3 minutos, mexendo com frequência. Sirva o frango assado com o molho.

Frango mexicano

Rende 4 porções
Tempo de preparo: 20 minutos
Tempo de cozimento: 50–60 minutos

450 g de peito de frango sem osso e sem pele
1 colher (chá) de tempero para tacos pronto
½ xícara (chá) de molho para enchilada (ou molho de tomate picante)
1 vidro pequeno de azeitonas pretas picadas
1 vidro pequeno de pimentas verdes picadas
110 g de queijo cheddar em pedaços (opcional)
3 cebolinhas fatiadas

Salpique o tempero para tacos nos dois lados do frango. Prepare o frango grelhado ou refogado. Corte-o em cubos e coloque os pedaços numa assadeira untada de aproximadamente 20 x 20 cm. Regue com o molho de enchilada e vire o frango até que esteja coberto pelo molho. Salpique o queijo (se quiser) e as azeitonas sobre o frango e asse a 180°C por 10 a 20 minutos, até que esteja quente e formando bolhas. Espalhe a pimenta verde e a cebolinha por cima.

Frango ao manjericão com vegetais

Rende 2–3 porções
Tempo de preparo: 10 minutos
Tempo de cozimento: 10 minutos

450 g de peito de frango sem osso e sem pele cortado em pequenos pedaços
1 pimentão vermelho picado
220 g de cogumelos fatiados
2 xícaras (chá) de abobrinha fatiada
220 g de manjericão fresco picado
3 dentes de alho moídos ou espremidos
3 colheres (sopa) de azeite
Sal e pimenta a gosto

Esquente o azeite em uma frigideira grande em fogo alto. Salpique sal e pimenta sobre os pedaços de frango antes de levá-los à frigideira. Frite-os dos dois lados, adicione os vegetais e mexa. Quando estiver quase pronto, coloque tudo em um lado da frigideira e acrescente o alho. Após cerca de 30 segundos, misture todos os ingredientes e adicione o manjericão. Deixe no fogo por mais 30 a 60 segundos e sirva.
Dica: o alho e o manjericão podem ser substituídos por molho pesto (caseiro ou comprado).

Frango cajun refogado

Rende 2-4 porções
Tempo de preparo: 5 minutos
Tempo de cozimento: 10 minutos

2 peitos de frango sem osso e sem pele cortados em fatias
1 colher (chá) de sal
1 pimentão vermelho grande cortado em tiras
1 cebola pequena picada
1 dente de alho amassado
Azeite e/ou manteiga
Pimenta a gosto

Em uma tigela pequena, coloque o frango cru e tempere com o sal. Esquente uma quantidade pequena de azeite e/ou manteiga em uma frigideira grande em fogo médio-alto. Refogue o frango, o pimentão, a cebola e o alho até que o frango esteja cozido e os pedaços de pimentão estejam levemente crocantes. Tempere com mais sal e pimenta a gosto.

Peru tailandês na frigideira

Rende 4 porções
Tempo de preparo: 15 minutos
Tempo de cozimento: 15 minutos

450 g de carne de peru magra moída
2 pimentões vermelhos cortados em fatias finas
2 colheres (sopa) de gengibre fresco moído ou ralado
3 dentes de alho picados
1 colher (chá) de pimenta vermelha em flocos
3 colheres (sopa) de pasta de amendoim (de preferência natural)
2 colheres (sopa) de suco de limão
2 colheres (sopa) de molho de soja
2 colheres (sopa) de óleo de gergelim
½ xícara (chá) de coentro picado
8 folhas de alface-romana

Doure o peru moído em uma frigideira ou wok grande e antiaderente. Escorra a gordura e adicione os pimentões, o gengibre, o alho e os flocos de pimenta vermelha. Cozinhe em fogo médio-alto por cerca de 4 minutos, ou até os pimentões amolecerem um pouco. Enquanto isso, bata a pasta de amendoim com o suco de limão, o molho de soja, o óleo de gergelim e o coentro. Tire a frigideira do fogo e adicione a mistura à base de pasta de amendoim à frigideira, mexendo bem. Sirva a mistura de carne enrolada nas folhas de alface (ou, se preferir, sobre a alface picada).

Salada de peito de peru e frutas vermelhas

Rende 1 porção

4 fatias de peito de peru picadas
1 punhado de amêndoas
1 punhado de mirtilos
1 punhado de morangos
3 xícaras (chá) de folhas verde-escuras variadas
2 colheres (sopa) de vinagre de maçã light

Distribua as folhas, as frutas vermelhas e as amêndoas em um prato. Espalhe as fatias de peru por cima e regue com o vinagre.

Dica: pode ser substituído por quaisquer frios de sua preferência.

Carne à mexicana

Rende 4 porções
Tempo de preparo: 5 minutos
Tempo de cozimento: 10 minutos

700 g de fraldinha fatiada
1 xícara (chá) de pimentão vermelho
1 xícara (chá) de cebola branca
½ xícara (chá) de salsinha
½ abacate
Sal e pimenta a gosto

Leve a carne ao fogo em uma frigideira grande. Quando a carne estiver quase cozida, adicione o pimentão e a cebola e aguarde mais 2 minutos. Retire a frigideira do fogo e coloque a salsinha e o abacate. Misture tudo e bom apetite.

Salmão coberto com cebola caramelizada

Rende 4 porções
Tempo de preparo: 5 minutos
Tempo de cozimento: 30 minutos

4 filés de salmão (cerca de 170 g cada)
1 cebola branca cortada em fatias finas
8 fatias de bacon, cortadas em 3 pedaços
⅓ de xícara (chá) de açúcar mascavo light

Preaqueça o forno a 180°C. Unte uma assadeira de cerca de 20 x 30 cm com óleo em spray. Coloque os filés de salmão e espalhe as fatias de cebola. Em seguida, coloque uma camada de bacon sobre cada peça de salmão e salpique com o açúcar mascavo. Cubra a assadeira com papel-alumínio e deixe assar por 20 minutos. Retire o papel-alumínio e asse por mais 10 minutos, ou até que o salmão fique totalmente assado.

Salmão cítrico ao molho de abacate

Rende 4 porções
Tempo de preparo: 45 minutos
Tempo de cozimento: 6-8 minutos

4 filés de salmão (cerca de 170 g cada)
½ colher (sopa) de azeite
4 colheres (sopa) de suco de laranja fresco
1 colher (chá) de sal marinho
1 colher (chá) de cebola em pó
1 colher (chá) de páprica
½ colher (chá) de pimenta-do-reino
⅓ de colher (chá) de pimenta-da-jamaica
⅓ de colher (chá) de pimenta-caiena

Molho de abacate

1 abacate grande cortado em cubos
½ xícara (chá) de cebola roxa cortada em cubos
1 laranja descascada e cortada em cubos
1 pimenta jalapeño sem sementes cortada em cubos ou ⅓ de colher (chá) de pimenta-caiena
2 colheres (chá) de suco de limão fresco
3 colheres (sopa) de suco de laranja fresco
2 colheres (sopa) de coentro fresco moído
Sal marinho e pimenta-do-reino a gosto

Em uma assadeira, misture o azeite oliva e o suco de laranja. Coloque os filés de salmão e vire-os para cobrir os dois lados com a mistura. Em uma tigela pequena, misture o sal, a cebola em pó, a páprica, a pimenta-do-reino, a pimenta-da-jamaica e a pimenta-caiena. Salpique esses temperos sobre cada lado dos filés de salmão. Deixe marinar por 30 minutos.

Enquanto isso, em uma tigela pequena, junte todos os ingredientes do molho de abacate. Misture, tampe e leve à geladeira.

Unte uma frigideira grande com óleo em spray e aqueça-a em fogo médio-alto. Adicione o salmão e grelhe por 4 ou 5 minutos; vire os filés e grelhe por mais 2 ou 3 minutos, ou até que o peixe se quebre facilmente. Sirva com o molho de abacate gelado.

Salmão com maionese de azeite

Rende 4 porções

Tempo de preparo: 5 minutos

Tempo de cozimento: 30 minutos

4 filés de salmão (cerca de 170 g cada)
8 colheres (sopa) de maionese de azeite pronta
1 pitada de sal marinho

Preaqueça o forno a 180°C. Divida o papel-alumínio em pedaços de tamanho adequado para embrulhar cada um dos filés de salmão separadamente. Disponha cada pedaço de salmão sobre um papel e, antes de embrulhar, espalhe 2 colheres (sopa) de maionese de azeite sobre cada um e salpique o sal, para só então fechar firmemente o alumínio em volta dos filés. Distribua os embrulhos em uma assadeira de 20 x 30 cm aproximadamente. Coloque-a no forno e asse os filés por 20 minutos. Abra os embrulhos e asse por mais 10 minutos, ou até o salmão ficar no ponto.

CARDÁPIOS

Cardápio 1: Início

O cardápio mensal a seguir foi planejado para você começar a perder peso e mudar hábitos alimentares não saudáveis. Para mim, foi mais fácil fazer essas mudanças antes de começar os treinos propriamente ditos – eu fazia apenas alongamentos e exercícios para o tronco. Não frequentei a academia durante essa fase; em vez disso, foquei em abandonar alguns hábitos alimentares ruins e eliminar do meu corpo as toxinas das comidas processadas.

Esse cardápio elimina derivados de leite e cereais, a fim de cortar a maior parte das gorduras e carboidratos e prevenir problemas digestivos. Assim, concentra-se em carnes magras, vegetais frescos e frutas. Em termos gerais, usei uma versão bem parecida com essa durante o primeiro mês da minha etapa Para Perder. Pode ser uma mudança drástica no regime alimentar para a maioria das pessoas, mas todos que eu soube que se comprometeram a seguir esse cardápio por 30 dias tiveram como resultado não só perda de peso, mas aumento na energia e benefícios clínicos à saúde (melhoras nos níveis de pressão arterial, colesterol, glicemia e testosterona).

Como mencionei anteriormente, devemos comer aproximadamente a cada 3 horas ao longo do dia, em vez de apenas três vezes por dia. O motivo para comer com mais frequência é manter o metabolismo acelerado, o nível de açúcar estável e uma sensação de saciedade ao longo do dia, para evitar comer por compulsão. Obviamente, os horários de cada um são diferentes, mas o objetivo é alcançar um regime balanceado. Meus cardápios preveem essa ingestão mais frequente de comida.

No apêndice anterior, há uma lista de receitas que inclui todos os pratos dos cardápios. Você pode substituir uma receita por outra em qualquer dia, contanto que a nova receita tenha um número semelhante de calorias e nutrientes.

Criei esses cardápios para mim mesmo; assim, eles refletem as necessidades calóricas de um homem. Se você for mulher, recomendo que faça pequenos ajustes na quantidade de calorias consumidas por dia em cada cardápio. Recombine as receitas como preferir, mas procure reduzir cerca de 400 calorias da ingestão diária. Isso pode ser feito pela redução do tamanho das porções ou a eliminação de um dos lanches (ou a combinação de qualquer estratégia quc funcione para você). Lembre-se: o objetivo é o equilíbrio.

Note que a contagem calórica de cada prato é dada antes de qualquer acompanhamento ser mencionado. Os vegetais possuem relativamente poucas calorias (em média, menos de 75 calorias por 2 xícaras [chá] de vegetais no vapor), então nós os incluímos no total.

Perceba que não há nenhuma refeição livre planejada para o mês, como há no cardápio seguinte. Isso serve para ajudá-lo a romper com vícios alimentares.

Finalmente, você verá alguns suplementos listados nas páginas seguintes. Minhas marcas preferidas são: Protein2Fit Whey Protein Isolate (proteína de soro de leite), Multi2Fit Whole Food Vitamin (multivitamínico) e Enzymes2Fit Daily Digestive Enzymes (enzimas digestivas, que "liberam" o valor nutricional de nossos alimentos, ajudam a quebrar a comida nos menores componentes para otimizar a absorção de vitaminas, minerais e outros nutrientes e ajudam a reduzir inchaço e gases, aumentar a energia e manter níveis adequados de glicose e insulina). Sinta-se à vontade para escolher outros de sua preferência.

Dia 1 – Domingo*

A primeira coisa a se fazer ao acordar é beber 500 ml de água. Como em todos os meus cardápios, eu foco em hidratação logo pela manhã.

Refeição 1: Shake de espinafre (cerca de 400 calorias)
Multivitamínico
Enzimas digestivas

Refeição 2: Lanche da manhã (cerca de 200 calorias)
1 punhado de mirtilos
1 punhado grande de amêndoas

Refeição 3: Shake de espinafre (cerca de 400 calorias)
Enzimas digestivas

Refeição 4: Lanche da tarde (cerca de 300 calorias)
1 banana com 2 colheres (sopa) de pasta de amendoim natural
1 punhado de framboesas

Refeição 5: Frango com tomate seco (cerca de 400 calorias)**
Acrescente 2 xícaras (chá) de aspargos cozidos no vapor como acompanhamento.
Enzimas digestivas

* Embora nosso cardápio comece em um domingo, você pode, obviamente, começar sua dieta em qualquer dia da semana. O cardápio foi pensado para que uma parte das refeições seja preparada antecipadamente, no domingo, e a outra parte no meio da semana, na quarta-feira. Sinta-se à vontade para ajustar os dias conforme sua necessidade.

** Prepare 3 porções desta receita e conserve-as na geladeira em recipientes bem fechados para serem consumidas ao longo da semana.

Dia 2 – Segunda-feira

Beba 500 ml de água.

Refeição 1: Shake de espinafre (cerca de 400 calorias)
Multivitamínico
Enzimas digestivas

Refeição 2: Lanche da manhã (cerca de 200 calorias)
1 punhado de mirtilos
1 punhado grande de amêndoas

Refeição 3: Frango com tomate seco (cerca de 400 calorias)
Acrescente 2 xícaras (chá) de aspargos cozidos no vapor como acompanhamento.
Enzimas digestivas

Refeição 4: Lanche da tarde (cerca de 200 calorias)
1 punhado grande de sementes de abóbora
1 punhado de framboesas

Refeição 5: Salmão cítrico ao molho de abacate (cerca de 450 calorias)
Enzimas digestivas

Dia 3 – Terça-feira

Beba 500 ml de água.

Refeição 1: Burrito de claras para o café da manhã, sem a tortilha (cerca de 450 calorias)
Multivitamínico
Enzimas digestivas

Refeição 2: Lanche da manhã (cerca de 250 calorias)
1 punhado de mirtilos
1 punhado de morangos
1 punhado grande de amêndoas

Refeição 3: Frango com tomate seco na salada (cerca de 450 calorias)
Coloque 1 xícara (chá) do Frango com tomate seco, ¼ de xícara (chá) de pimentões vermelho e amarelo picados, ¼ de xícara (chá) de pepino picado e 1 punhado de amêndoas sobre uma salada de folhas verde-escuras temperada com vinagre e azeite.
Enzimas digestivas

Refeição 4: Lanche da tarde (cerca de 300 calorias)
1 punhado de morangos
1 punhado de sementes de abóbora
1 barra de proteína rica em fibras e com pouco açúcar (de preferência na proporção de 1 g de fibra para 1 g de proteína, mas não menos do que 0,5 g/1 g)

Refeição 5: Shake de espinafre (cerca de 400 calorias)
Enzimas digestivas

Dia 4 – Quarta-feira

Beba 500 ml de água.

Refeição 1: Shake de espinafre (cerca de 400 calorias)
Multivitamínico
Enzimas digestivas

Refeição 2: Lanche da manhã (cerca de 350 calorias)
1 banana com 2 colheres (sopa) de pasta de amendoim natural
1 punhado de nozes-pecã torradas

Refeição 3: Salada de peito de peru e frutas vermelhas (cerca de 400 calorias)
Enzimas digestivas

Refeição 4: Lanche da tarde (cerca de 250 calorias)
1 punhado grande de castanhas de caju
1 punhado grande de jerked beef (carne bovina salgada, curada e dessecada)

Refeição 5: Carne à mexicana (cerca de 450 calorias)*
Acrescente 2 xícaras (chá) de abóbora cozida no vapor.
Enzimas digestivas

* Prepare 3 porções desta receita e conserve-as na geladeira em recipientes bem fechados para serem consumidas ao longo da semana.

Dia 5 - Quinta-feira

Beba 500 ml de água.

Refeição 1: Omelete de claras com espinafre (cerca de 400 calorias)
Multivitamínico
Enzimas digestivas

Refeição 2: Lanche da manhã (cerca de 200 calorias)
1 punhado de morangos
1 punhado grande de jerked beef (carne bovina salgada, curada e dessecada)

Refeição 3: Carne à mexicana (cerca de 450 calorias)
Acrescente 2 xícaras (chá) de abóbora cozida no vapor.
Enzimas digestivas

Refeição 4: Lanche da tarde (cerca de 250 calorias)
1 punhado de mirtilos
1 punhado de framboesas
1 punhado grande de amêndoas

Refeição 5: Salada de peito de peru e frutas vermelhas (cerca de 400 calorias)
Enzimas digestivas

Dia 6 - Sexta-feira

Beba 500 ml de água.

Refeição 1: Shake de espinafre (cerca de 400 calorias)
Multivitamínico
Enzimas digestivas

Refeição 2: Lanche da manhã (cerca de 200 calorias)
1 punhado de mirtilos
1 barra de proteína rica em fibras e com pouco açúcar (de preferência na proporção de 1 g de fibra para 1 g de proteína, mas não menos do que 0,5 g/1 g)

Refeição 3: Carne à mexicana com salada (cerca de 450 calorias)
Coloque 1 xícara (chá) da Carne à mexicana, 1 pimentão vermelho fatiado e 1 punhado de nozes-pecã torradas sobre uma salada de folhas verde-escuras temperada com vinagre e azeite.
Enzimas digestivas

Refeição 4: Lanche da tarde (cerca de 200 calorias)
1 punhado de amêndoas
1 punhado de morangos
1 punhado de framboesas

Refeição 5: Salmão com maionese de azeite (cerca de 450 calorias)
Acrescente 2 xícaras (chá) de brócolis cozidos no vapor como acompanhamento.
Enzimas digestivas

Dia 7 - Sábado

Beba 500 ml de água.

Refeição 1: Shake de espinafre (cerca de 400 calorias)
Multivitamínico
Enzimas digestivas

Refeição 2: Lanche da manhã (cerca de 250 calorias)
1 punhado grande de amêndoas
1 punhado de jerked beef (carne bovina salgada, curada e dessecada)

Refeição 3: Omelete de claras com espinafre (cerca de 400 calorias)
Enzimas digestivas

Refeição 4: Lanche da tarde (cerca de 300 calorias)
1 punhado de morangos
1 punhado grande de sementes de abóbora
1 punhado de jerked beef (carne bovina salgada, curada e dessecada)

Refeição 5: Shake de espinafre (cerca de 400 calorias)
Enzimas digestivas

Dia 8 - Domingo

Beba 500 ml de água.

Refeição 1: Shake de espinafre (cerca de 400 calorias)
Multivitamínico
Enzimas digestivas

Refeição 2: Lanche da manhã (cerca de 250 calorias)
1 punhado de sementes de abóbora
1 barra de proteína rica em fibras e com pouco açúcar (de preferência na proporção de 1 g de fibra para 1 g de proteína, mas não menos do que 0,5 g/1 g)

Refeição 3: Omelete de claras com espinafre (cerca de 400 calorias)
Enzimas digestivas

Refeição 4: Lanche da tarde (cerca de 200 calorias)
1 punhado de mirtilos
1 punhado de framboesas
1 punhado de amêndoas

Refeição 5: Frango assado (cerca de 450 calorias)*
Acrescente 2 xícaras (chá) de couve-flor cozida no vapor como acompanhamento.
Enzimas digestivas

* Prepare 3 porções desta receita e conserve-as na geladeira em recipientes bem fechados para serem consumidas ao longo da semana.

Dia 9 – Segunda-feira

Beba 500 ml de água.

Refeição 1: Shake de espinafre (cerca de 400 calorias)
Multivitamínico
Enzimas digestivas

Refeição 2: Lanche da manhã (cerca de 350 calorias)
1 banana com 2 colheres (sopa) de pasta de amendoim natural
1 punhado de amêndoas

Refeição 3: Frango assado (cerca de 450 calorias)
Acrescente 2 xícaras (chá) de couve-flor cozida no vapor como acompanhamento.
Enzimas digestivas

Refeição 4: Lanche da tarde (cerca de 200 calorias)
1 punhado grande de sementes de abóbora
1 punhado de mirtilos

Refeição 5: Salmão coberto com cebola caramelizada (cerca de 450 calorias)
Acrescente 2 xícaras (chá) de vagem cozida no vapor como acompanhamento.
Enzimas digestivas

Dia 10 – Terça-feira

Beba 500 ml de água.

Refeição 1: Burrito de claras para o café da manhã, sem a tortilha (cerca de 450 calorias)
Multivitamínico
Enzimas digestivas

Refeição 2: Lanche da manhã (cerca de 250 calorias)
1 toranja
1 barra de proteína rica em fibras e com pouco açúcar (de preferência na proporção de 1 g de fibra para 1 g de proteína, mas não menos do que 0,5 g/1 g)

Refeição 3: Frango assado com salada (cerca de 450 calorias)
Coloque 1 porção do Frango assado e 1 xícara (chá) de pimentões sobre uma salada de folhas verde-escuras temperada com vinagre e azeite.
Enzimas digestivas

Refeição 4: Lanche da tarde (cerca de 250 calorias)
1 punhado de jerked beef (carne bovina salgada, curada e dessecada)
1 punhado de sementes de abóbora
1 punhado de morangos

Refeição 5: Shake de espinafre (cerca de 400 calorias)
Enzimas digestivas

Dia 11 - Quarta-feira

Beba 500 ml de água.

Refeição 1: Shake de espinafre (cerca de 400 calorias)
Multivitamínico
Enzimas digestivas

Refeição 2: Lanche da manhã (cerca de 200 calorias)
1 punhado de mirtilos
1 punhado grande de nozes-pecã torradas

Refeição 3: Salada de peito de peru e frutas vermelhas (cerca de 400 calorias)
Enzimas digestivas

Refeição 4: Lanche da tarde (cerca de 300 calorias)
1 punhado grande de sementes de abóbora
1 punhado de amêndoas
1 punhado de framboesas

Refeição 5: Peru à mexicana – substitua a fraldinha por peito de peru na receita de Carne à mexicana (cerca de 450 calorias)*
Acrescente 2 xícaras (chá) de abobrinha cozida no vapor como acompanhamento.
Enzimas digestivas

* Prepare 3 porções desta receita e conserve-as na geladeira em recipientes bem fechados para serem consumidas ao longo da semana.

Dia 12 - Quinta-feira

Beba 500 ml de água.

Refeição 1: Shake de espinafre (cerca de 400 calorias)
Multivitamínico
Enzimas digestivas

Refeição 2: Lanche da manhã (cerca de 300 calorias)
1 punhado de amêndoas
1 punhado de morangos
1 barra de proteína rica em fibras e com pouco açúcar (de preferência na proporção de 1 g de fibra para 1 g de proteína, mas não menos do que 0,5 g/1 g)

Refeição 3: Peru à mexicana (cerca de 450 calorias)
Acrescente 2 xícaras (chá) de abobrinha cozida no vapor como acompanhamento.
Enzimas digestivas

Refeição 4: Lanche da tarde (cerca de 300 calorias)
Aipo com 2 colheres (sopa) de pasta de amendoim natural
1 punhado de castanhas de caju

Refeição 5: Omelete de claras com espinafre (cerca de 400 calorias)
Enzimas digestivas

Dia 13 – Sexta-feira

Beba 500 ml de água.

Refeição 1: Shake de espinafre (cerca de 400 calorias)
Multivitamínico
Enzimas digestivas

Refeição 2: Lanche da manhã (cerca de 200 calorias)
1 punhado de amêndoas
1 punhado de morangos
1 punhado de mirtilos

Refeição 3: Peru à mexicana com salada (cerca de 500 calorias)
Coloque 1 xícara (chá) do Peru à mexicana, 1 pimentão (de sua escolha) fatiado e ¼ de xícara (chá) de abacate fatiado sobre uma salada de folhas verde-escuras temperada com azeite e vinagre.
Enzimas digestivas

Refeição 4: Lanche da tarde (cerca de 300 calorias)
Aipo com 2 colheres (sopa) de pasta de amendoim natural
1 punhado de sementes de abóbora

Refeição 5: Salmão cítrico ao molho de abacate (cerca de 450 calorias)
Acrescente 2 xícaras (chá) de brócolis cozidos no vapor como acompanhamento.
Enzimas digestivas

Dia 14 – Sábado

Beba 500 ml de água.

Refeição 1: Shake de espinafre (cerca de 400 calorias)
Multivitamínico
Enzimas digestivas

Refeição 2: Lanche da manhã (cerca de 250 calorias)
1 punhado de amêndoas
1 punhado de jerked beef (carne bovina salgada, curada e dessecada)
1 punhado pequeno de mirtilos

Refeição 3: Omelete de claras com espinafre (cerca de 400 calorias)
Enzimas digestivas

Refeição 4: Lanche da tarde (cerca de 200 calorias)
1 punhado de framboesas
1 punhado grande de sementes de abóbora

Refeição 5: Salmão cítrico ao molho de abacate com salada (cerca de 450 calorias)
Coloque um filé do Salmão cítrico sobre uma salada de folhas verde-escuras com as sobras do molho de abacate.
Enzimas digestivas

Dia 15 – Domingo

Beba 500 ml de água.

Refeição 1: Shake de espinafre (cerca de 400 calorias)
Multivitamínico
Enzimas digestivas

Refeição 2: Lanche da manhã (cerca de 300 calorias)
1 punhado de sementes de abóbora
1 punhado de morangos
1 barra de proteína rica em fibras e com pouco açúcar (de preferência na proporção de 1 g de fibra para 1 g de proteína, mas não menos do que 0,5 g/1 g)

Refeição 3: Burrito de claras para o café da manhã, sem a tortilha (cerca de 450 calorias)
Enzimas digestivas

Refeição 4: Lanche da tarde (cerca de 250 calorias)
1 punhado de amêndoas
1 punhado de jerked beef (carne bovina salgada, curada e dessecada)
1 punhado de mirtilos

Refeição 5: Frango mexicano – não inclua queijo na receita este mês* (cerca de 450 calorias)
Acrescente 2 xícaras (chá) de couve-flor cozida no vapor como acompanhamento.
Enzimas digestivas

* Prepare 3 porções desta receita e conserve-as na geladeira em recipientes bem fechados para serem consumidas ao longo da semana.

Dia 16 – Segunda-feira

Beba 500 ml de água.

Refeição 1: Shake de espinafre (cerca de 400 calorias)
Multivitamínico
Enzimas digestivas

Refeição 2: Lanche da manhã (cerca de 200 calorias)
1 punhado de framboesas
1 punhado grande de amêndoas

Refeição 3: Frango mexicano (cerca de 450 calorias)
Acrescente 2 xícaras (chá) de couve-flor cozida no vapor como acompanhamento.
Enzimas digestivas

Refeição 4: Lanche da tarde (cerca de 350 calorias)
1 banana com 2 colheres (sopa) de pasta de amendoim natural
1 punhado grande de sementes de abóbora

Refeição 5: Salmão com maionese de azeite (cerca de 450 calorias)
Acrescente 2 xícaras (chá) de aspargos cozidos no vapor como acompanhamento.
Enzimas digestivas

Dia 17 - Terça-feira

Beba 500 ml de água.

Refeição 1: Burrito de claras para o café da manhã, sem a tortilha (cerca de 450 calorias)
Multivitamínico
Enzimas digestivas

Refeição 2: Lanche da manhã (cerca de 250 calorias)
1 punhado de mirtilos
1 punhado de nozes-pecã torradas
1 punhado de jerked beef (carne bovina salgada, curada e dessecada)

Refeição 3: Frango mexicano com salada (cerca de 450 calorias)
Coloque 1 xícara (chá) do Frango mexicano, ¼ de xícara (chá) de abacate fatiado e ¼ de xícara (chá) de pimentão amarelo fatiado sobre uma salada de folhas verde-escuras temperada com vinagre e azeite.
Enzimas digestivas

Refeição 4: Lanche da tarde (cerca de 250 calorias)
1 punhado de amêndoas
1 barra de proteína rica em fibras e com pouco açúcar (de preferência na proporção de 1 g de fibra para 1 g de proteína, mas não menos do que 0,5 g/1 g)

Refeição 5: Shake de espinafre (cerca de 400 calorias)
Enzimas digestivas

Dia 18 - Quarta-feira

Beba 500 ml de água.

Refeição 1: Shake de espinafre (cerca de 400 calorias)
Multivitamínico
Enzimas digestivas

Refeição 2: Lanche da manhã (cerca de 200 calorias)
1 punhado de mirtilos
1 punhado grande de amêndoas

Refeição 3: Salada de peito de peru e frutas vermelhas (cerca de 400 calorias)
Enzimas digestivas

Refeição 4: Lanche da tarde (cerca de 250 calorias)
1 punhado de mirtilos
1 punhado de framboesas
1 punhado grande de nozes-pecã torradas

Refeição 5: Frango com tomate seco (cerca de 400 calorias)*
Acrescente 2 xícaras (chá) de vagem cozida no vapor como acompanhamento.
Enzimas digestivas

* Prepare 3 porções desta receita e conserve-as na geladeira em recipientes bem fechados para serem consumidas ao longo da semana.

Dia 19 – Quinta-feira

Beba 500 ml de água.

Refeição 1: Shake de espinafre (cerca de 400 calorias)
Multivitamínico
Enzimas digestivas

Refeição 2: Lanche da manhã (cerca de 250 calorias)
1 punhado de mirtilos
1 punhado de amêndoas
1 punhado de jerked beef (carne bovina salgada, curada e dessecada)

Refeição 3: Frango com tomate seco (cerca de 400 calorias)
Acrescente 1 xícara (chá) de pimentões vermelhos cozidos no vapor e 1 xícara (chá) de couve-flor cozida no vapor como acompanhamento.
Enzimas digestivas

Refeição 4: Lanche da tarde (cerca de 200 calorias)
1 punhado de morangos
1 barra de proteína rica em fibras e com pouco açúcar (de preferência na proporção de 1 g de fibra para 1 g de proteína, mas não menos do que 0,5 g/1 g)

Refeição 5: Omelete de claras com espinafre (cerca de 400 calorias)
Enzimas digestivas

Dia 20 – Sexta-feira

Beba 500 ml de água.

Refeição 1: Shake de espinafre (cerca de 400 calorias)
Multivitamínico
Enzimas digestivas

Refeição 2: Lanche da manhã (cerca de 350 calorias)
1 banana com 2 colheres (sopa) de pasta de amendoim natural
1 punhado grande de amêndoas

Refeição 3: Frango com tomate seco e salada (cerca de 450 calorias)
Coloque ½ xícara (chá) do Frango com tomate seco, 1 punhado pequeno de castanhas de caju, 1 punhado de mirtilos e 1 punhado de morangos sobre uma salada de folhas verde-escuras. Tempere com vinagre de maçã e azeite.
Enzimas digestivas

Refeição 4: Lanche da tarde (cerca de 250 calorias)
1 punhado grande de nozes-pecã torradas
1 punhado de jerked beef (carne bovina salgada, curada e dessecada)

Refeição 5: Salmão coberto com cebola caramelizada (cerca de 450 calorias)
Acrescente 2 xícaras (chá) de abobrinha no vapor como acompanhamento.
Enzimas digestivas

Dia 21 - Sábado

Beba 500 ml de água.

Refeição 1: Burrito de claras para o café da manhã, sem a tortilha (cerca de 450 calorias)
Multivitamínico
Enzimas digestivas

Refeição 2: Lanche da manhã (cerca de 300 calorias)
Aipo com 2 colheres (sopa) de pasta de amendoim natural
1 punhado de jerked beef (carne bovina salgada, curada e dessecada)

Refeição 3: Salmão coberto com cebola caramelizada na salada (cerca de 500 calorias)
Coloque um filé do Salmão coberto com cebola caramelizada sobre uma salada de folhas verde-escuras. Tempere com azeite e vinagre.
Enzimas digestivas

Refeição 4: Lanche da tarde (cerca de 200 calorias)
1 punhado de mirtilos
1 punhado grande de sementes de abóbora

Refeição 5: Shake de espinafre (cerca de 400 calorias)
Enzimas digestivas

Dia 22 - Domingo

Beba 500 ml de água.

Refeição 1: Omelete de claras com espinafre (cerca de 400 calorias)
Multivitamínico
Enzimas digestivas

Refeição 2: Lanche da manhã (cerca de 300 calorias)
1 punhado de mirtilos
1 punhado de amêndoas
1 barra de proteína rica em fibras e com pouco açúcar (de preferência na proporção de 1 g de fibra para 1 g de proteína, mas não menos do que 0,5 g/1 g)

Refeição 3: Shake de espinafre (cerca de 400 calorias)
Enzimas digestivas

Refeição 4: Lanche da tarde (cerca de 300 calorias)
Aipo com 2 colheres (sopa) de pasta de amendoim natural
1 punhado de jerked beef (carne bovina salgada, curada e dessecada)

Refeição 5: Wraps de alface com frango ao barbecue (cerca de 450 calorias)*
Acrescente 2 xícaras (chá) de abóbora cozida no vapor como acompanhamento.
Enzimas digestivas

* Prepare 3 porções desta receita e conserve-as na geladeira em recipientes bem fechados para serem consumidas ao longo da semana.

Dia 23 – Segunda-feira

Beba 500 ml de água.

Refeição 1: Shake de espinafre (cerca de 400 calorias)
Multivitamínico
Enzimas digestivas

Refeição 2: Lanche da manhã (cerca de 200 calorias)
1 punhado de mirtilos
1 barra de proteína rica em fibras e com pouco açúcar (de preferência na proporção de 1 g de fibra para 1 g de proteína, mas não menos do que 0,5 g/1 g)

Refeição 3: Wraps de alface com frango ao barbecue (cerca de 450 calorias)
Acrescente 2 xícaras (chá) de abóbora cozida no vapor como acompanhamento.
Enzimas digestivas

Refeição 4: Lanche da tarde (cerca de 250 calorias)
1 punhado de castanhas de caju
1 punhado de jerked beef (carne bovina salgada, curada e dessecada)
1 punhado de framboesas

Refeição 5: Salmão com maionese de azeite (cerca de 450 calorias)
Acrescente 2 xícaras (chá) de vagem cozida no vapor como acompanhamento.
Enzimas digestivas

Dia 24 – Terça-feira

Beba 500 ml de água.

Refeição 1: Shake de espinafre (cerca de 400 calorias)
Multivitamínico
Enzimas digestivas

Refeição 2: Lanche da manhã (cerca de 300 calorias)
Aipo com 2 colheres (sopa) de pasta de amendoim natural
1 punhado de amêndoas

Refeição 3: Wraps de alface com frango ao barbecue e salada (cerca de 450 calorias)
Coloque 1 xícara (chá) do frango ao barbecue e ¼ de xícara (chá) de cebola roxa picada sobre uma salada de folhas verde-escuras temperada com vinagre e azeite.
Enzimas digestivas

Refeição 4: Lanche da tarde (cerca de 300 calorias)
1 punhado de jerked beef (carne bovina salgada, curada e dessecada)
1 punhado grande de sementes de abóbora
1 punhado de mirtilos

Refeição 5: Omelete de claras com espinafre (cerca de 400 calorias)
Enzimas digestivas

Dia 25 - Quarta-feira

Beba 500 ml de água.

Refeição 1: Shake de espinafre (cerca de 400 calorias)
Multivitamínico
Enzimas digestivas

Refeição 2: Lanche da manhã (cerca de 250 calorias)
1 punhado de sementes de abóbora
1 punhado de amêndoas
1 punhado de framboesas

Refeição 3: Salada de peito de peru e frutas vermelhas (cerca de 400 calorias)
Enzimas digestivas

Refeição 4: Lanche da tarde (cerca de 350 calorias)
1 banana com 2 colheres (sopa) de pasta de amendoim natural
1 punhado de jerked beef (carne bovina salgada, curada e dessecada)

Refeição 5: Frango ao manjericão com vegetais (cerca de 450 calorias)*
Enzimas digestivas

* Prepare 3 porções desta receita e conserve-as na geladeira em recipientes bem fechados para serem consumidas ao longo da semana.

Dia 26 - Quinta-feira

Beba 500 ml de água.

Refeição 1: Omelete de claras com espinafre (cerca de 400 calorias)
Multivitamínico
Enzimas digestivas

Refeição 2: Lanche da manhã (cerca de 300 calorias)
1 punhado grande de amêndoas
1 punhado de jerked beef (carne bovina salgada, curada e dessecada)
1 punhado de mirtilos

Refeição 3: Frango ao manjericão com vegetais (cerca de 450 calorias)
Enzimas digestivas

Refeição 4: Lanche da tarde (cerca de 300 calorias)
1 punhado de sementes de abóbora
1 punhado de mirtilos
1 barra de proteína rica em fibras e com pouco açúcar (de preferência na proporção de 1 g de fibra para 1 g de proteína, mas não menos do que 0,5 g/1 g)

Refeição 5: Shake de espinafre (cerca de 400 calorias)
Enzimas digestivas

Dia 27 – Sexta-feira

Beba 500 ml de água.

Refeição 1: Shake de espinafre (cerca de 400 calorias)
Multivitamínico
Enzimas digestivas

Refeição 2: Lanche da manhã (cerca de 250 calorias)
1 punhado de framboesas
1 punhado de jerked beef (carne bovina salgada, curada e dessecada)
1 punhado de sementes de abóbora

Refeição 3: Frango ao manjericão com vegetais (cerca de 450 calorias)
Enzimas digestivas

Refeição 4: Lanche da tarde (cerca de 250 calorias)
1 punhado grande de amêndoas
1 punhado pequeno de jerked beef (carne bovina salgada, curada e dessecada)

Refeição 5: Salmão cítrico ao molho de abacate (cerca de 450 calorias)
Acrescente 2 xícaras (chá) de vagem cozida no vapor como acompanhamento.
Enzimas digestivas

Dia 28 – Sábado

Beba 500 ml de água.

Refeição 1: Omelete de claras com espinafre (cerca de 400 calorias)
Multivitamínico
Enzimas digestivas

Refeição 2: Lanche da manhã (cerca de 300 calorias)
Aipo com 2 colheres (sopa) de pasta de amendoim natural
1 punhado de nozes-pecã torradas

Refeição 3: Shake de espinafre (cerca de 400 calorias)
Enzimas digestivas

Refeição 4: Lanche da tarde (cerca de 250 calorias)
1 punhado de mirtilos
1 punhado de morangos
1 punhado grande de amêndoas

Refeição 5: Salmão cítrico ao molho de abacate com salada (cerca de 450 calorias)
Coloque um filé da receita de salmão cítrico sobre uma salada de folhas verde-escuras com as sobras do molho de abacate.
Enzimas digestivas

Cardápio 2: Equilíbrio

O cardápio mensal a seguir foi planejado especificamente para quando você tiver começado a incorporar em sua rotina diária a alimentação saudável e os exercícios. É um cardápio extremamente balanceado e sustentável. Utilizei uma versão dele do segundo ao quarto mês da etapa Para Perder. Também retornei a esse cardápio quando atingi minha meta de 87 quilogramas no fim da fase Para Perder. O resultado foi fantástico e tenho certeza de que essas orientações vão funcionar para você.

Acho importante que as pessoas se alimentem aproximadamente a cada 3 horas ao longo do dia. Obviamente, os horários de cada um são diferentes, mas o objetivo deve ser um regime balanceado. Faça o que puder para encaixar essas refeições.

Como esse cardápio se baseia nas necessidades calóricas de um homem, recomendo que as mulheres reduzam 500 calorias da ingestão diária (uma redução maior do que a do último cardápio), seja diminuindo o tamanho da porção ou eliminando alguns alimentos. Além disso, você perceberá que eu incluí duas "refeições livres" nesse cardápio mensal. Do segundo ao quarto mês de minha jornada Para Perder, fiz apenas duas delas, mas uma vez que atingi minha meta eu relaxei: agora me permito uma refeição livre por semana. Você pode ajustar a quantidade dessas refeições de acordo com suas necessidades.

Dia 1 – Domingo*

A primeira coisa a se fazer ao acordar é beber 500 ml de água. Como em todos os meus cardápios, eu foco em hidratação logo pela manhã.

Refeição 1: Arroz de fazenda (cerca de 550 calorias)
Multivitamínico
Enzimas digestivas

Refeição 2: Lanche da manhã (cerca de 300 calorias)
1 punhado de mirtilos
1 punhado de amêndoas
1 barra de proteína rica em fibras e com pouco açúcar (de preferência na proporção de 1 g de fibra para 1 g de proteína, mas não menos do que 0,5 g/1 g)

Refeição 3: Shake de espinafre (cerca de 400 calorias)
Enzimas digestivas

Refeição 4: Lanche da tarde (cerca de 250 calorias)
Aipo com 2 colheres (sopa) de pasta de amendoim natural
1 punhado de framboesas

Refeição 5: "Arroz frito" chinês (cerca de 450 calorias)**
Enzimas digestivas

* Embora nosso cardápio comece em um domingo, você pode, obviamente, começar sua dieta em qualquer dia da semana. O cardápio foi pensado para que uma parte das refeições seja preparada antecipadamente, no domingo, e a outra parte no meio da semana, na quarta-feira. Sinta-se à vontade para ajustar os dias conforme sua necessidade.

** Prepare 3 porções desta receita e conserve-as na geladeira em recipientes bem fechados para serem consumidas ao longo da semana.

Dia 2 – Segunda-feira

Beba 500 ml de água.

Refeição 1: Shake de abóbora (cerca de 300 calorias)
Multivitamínico
Enzimas digestivas

Refeição 2: Lanche da manhã (cerca de 350 calorias)
1 banana com 2 colheres (sopa) de pasta de amendoim natural
1 punhado de amêndoas

Refeição 3: "Arroz frito" chinês (cerca de 450 calorias)
Enzimas digestivas

Refeição 4: Lanche da tarde (cerca de 250 calorias)
1 maçã
1 punhado de sementes de abóbora
1 punhado de jerked beef (carne bovina salgada, curada e dessecada)

Refeição 5: Salmão coberto com cebola caramelizada (cerca de 450 calorias)
Acrescente 1 xícara (chá) de abobrinha cozida no vapor como acompanhamento.
Enzimas digestivas

Refeição 6: Lanche pré/pós-treino (cerca de 300 calorias)
1 fatia de torrada integral com 1 colher (sopa) de pasta de amendoim natural
¼ de shake de proteína (1 scoop de whey protein sabor baunilha só com água) de 45 a 30 minutos antes do treino, e os outros ¾ do shake após o treino.

Dia 3 – Terça-feira

Beba 500 ml de água.

Refeição 1: Arroz de fazenda
(cerca de 550 calorias)
Multivitamínico
Enzimas digestivas

Refeição 2: Lanche da manhã
(cerca de 200 calorias)
1 punhado de mirtilos
1 punhado de morangos
1 punhado de amêndoas

Refeição 3: "Arroz frito" chinês
(cerca de 450 calorias)
Enzimas digestivas

Refeição 4: Lanche da tarde (cerca de 250 calorias)
1 maçã
1 punhado de jerked beef (carne bovina salgada, curada e dessecada)
1 punhado de amêndoas

Refeição 5: Shake de espinafre
(cerca de 400 calorias)
Enzimas digestivas

Refeição 6: Lanche pré/pós-treino
(cerca de 250 calorias)
1 banana com 1 colher (sopa) de pasta de amendoim natural
¼ de shake de proteína (1 scoop de whey protein sabor baunilha só com água) de 45 a 30 minutos antes do treino, e os outros ¾ do shake após o treino.

Dia 4 – Quarta-feira

Beba 500 ml de água.

Refeição 1: Shake de espinafre
(cerca de 400 calorias)
Multivitamínico
Enzimas digestivas

Refeição 2: Lanche da manhã
(cerca de 300 calorias)
1 punhado de framboesas
1 punhado de sementes de abóbora
1 barra de proteína rica em fibras e com pouco açúcar (de preferência na proporção de 1 g de fibra para 1 g de proteína, mas não menos do que 0,5 g/1 g)

Refeição 3: Salada de peito de peru e frutas vermelhas (cerca de 400 calorias)
Enzimas digestivas

Refeição 4: Lanche da tarde (cerca de 250 calorias)
1 toranja
1 punhado de minicenouras
1 punhado de jerked beef (carne bovina salgada, curada e dessecada)

Refeição 5: Frango mexicano
(cerca de 450 calorias)*
Acrescente 1 xícara (chá) de aspargos cozidos no vapor como acompanhamento.
Enzimas digestivas

Refeição 6: Lanche pré/pós-treino
(cerca de 300 calorias)
1 fatia de torrada integral com 1 colher (sopa) de pasta de amendoim natural

---

* Prepare 3 porções desta receita e conserve-as na geladeira em recipientes bem fechados para serem consumidas ao longo da semana.

¼ de shake de proteína (1 scoop de whey protein sabor baunilha só com água) de 45 a 30 minutos antes do treino, e os outros ¾ do shake após o treino.

Dia 5 – Quinta-feira

Beba 500 ml de água.

Refeição 1: Omelete de claras com espinafre (cerca de 400 calorias)
Multivitamínico
Enzimas digestivas

Refeição 2: Lanche da manhã (cerca de 250 calorias)
1 toranja
1 punhado de minicenouras
1 punhado de amêndoas

Refeição 3: Frango mexicano (cerca de 450 calorias)
Enzimas digestivas

Refeição 4: Lanche da tarde (cerca de 250 calorias)
Aipo com 2 colheres (sopa) de pasta de amendoim natural
1 maçã

Refeição 5: Salada de peito de peru e frutas vermelhas (cerca de 400 calorias)
Enzimas digestivas

Refeição 6: Lanche pré/pós-treino (cerca de 250 calorias)
1 banana com 1 colher (sopa) de pasta de amendoim natural
¼ de shake de proteína (1 scoop de whey protein sabor baunilha só com água) de 45 a 30 minutos antes do treino, e os outros ¾ do shake após o treino.

Dia 6 – Sexta-feira

Beba 500 ml de água.

Refeição 1: Shake de abóbora (cerca de 300 calorias)
Multivitamínico
Enzimas digestivas

Refeição 2: Lanche da manhã (cerca de 250 calorias)
1 punhado de amêndoas
1 punhado de framboesas
1 toranja

Refeição 3: Frango mexicano com salada (cerca de 450 calorias)
Coloque 1 xícara (chá) do Frango mexicano, ¼ de xícara (chá) de pimentões vermelhos fatiados e ¼ de xícara (chá) de abacate fatiado sobre uma salada de folhas verde-escuras temperada com vinagre e azeite.
Enzimas digestivas

Refeição 4: Lanche da tarde (cerca de 300 calorias)
1 punhado de sementes de abóbora
1 punhado de mirtilos
1 barra de proteína rica em fibras e com pouco açúcar (de preferência na proporção de 1 g de fibra para 1 g de proteína, mas não menos do que 0,5 g/1 g)

Refeição 5: Salmão cítrico ao molho de abacate (cerca de 450 calorias)
Acrescente 1 xícara (chá) de brócolis cozidos no vapor como acompanhamento.
Enzimas digestivas

Refeição 6: Lanche pré/pós-treino (cerca de 300 calorias)
1 fatia de torrada integral com 1 colher (sopa) de pasta de amendoim natural
¼ de shake de proteína (1 scoop de whey protein sabor baunilha só com água) de 45 a 30 minutos antes do treino, e os outros ¾ do shake após o treino.

Dia 7 – Sábado

Beba 500 ml de água.

Refeição 1: Shake de espinafre (cerca de 400 calorias)
Multivitamínico
Enzimas digestivas

Refeição 2: Lanche da manhã (cerca de 250 calorias)
1 punhado de amêndoas
1 punhado de jerked beef (carne bovina salgada, curada e dessecada)
1 punhado pequeno de framboesas

Refeição 3: Omelete de claras com espinafre (cerca de 400 calorias)
Enzimas digestivas

Refeição 4: Lanche da tarde (cerca de 350 calorias)
1 banana com 2 colheres (sopa) de pasta de amendoim natural
1 punhado pequeno de sementes de abóbora

Refeição 5: Refeição livre/recompensa (cerca de 700 calorias)
Contanto que suas outras quatro refeições do dia tenham sido nutritivas, coma o que quiser, mas tente não ultrapassar 700 calorias.
Enzimas digestivas

Dia 8 – Domingo

Beba 500 ml de água.

Refeição 1: Shake de espinafre (cerca de 400 calorias)
Multivitamínico
Enzimas digestivas

Refeição 2: Lanche da manhã (cerca de 250 calorias)
1 punhado de sementes de abóbora
1 barra de proteína rica em fibras e com pouco açúcar (de preferência na proporção de 1 g de fibra para 1 g de proteína, mas não menos do que 0,5 g/1 g)

Refeição 3: Burrito de claras para o café da manhã (cerca de 500 calorias)
Enzimas digestivas

Refeição 4: Lanche da tarde (cerca de 250 calorias)
1 punhado de mirtilos
1 punhado de amêndoas
1 punhado de jerked beef (carne bovina salgada, curada e dessecada)

Refeição 5: Wraps de alface com frango ao barbecue (cerca de 450 calorias)*
Acrescente 1 xícara (chá) de couve-flor cozida no vapor como acompanhamento.
Enzimas digestivas

* Prepare 3 porções desta receita e conserve-as na geladeira em recipientes bem fechados para serem consumidas ao longo da semana.

Dia 9 – Segunda-feira

Beba 500 ml de água.

Refeição 1: Shake de abóbora (cerca de 300 calorias)
Multivitamínico
Enzimas digestivas

Refeição 2: Lanche da manhã (cerca de 350 calorias)
1 banana com 2 colheres (sopa) de pasta de amendoim natural
1 punhado de amêndoas

Refeição 3: Wraps de alface com frango ao barbecue na salada (cerca de 500 calorias)
Coloque 1 xícara (chá) do frango ao barbecue e ¼ de xícara (chá) de pimentões vermelhos picados sobre uma salada de folhas verde-escuras temperada com vinagre e azeite.
Enzimas digestivas

Refeição 4: Lanche da tarde (cerca de 250 calorias)
1 punhado de framboesas
1 punhado de morangos
1 punhado grande de sementes de abóbora

Refeição 5: Salmão com maionese de azeite (cerca de 450 calorias)
Acrescente 1 xícara (chá) de aspargos cozidos no vapor como acompanhamento.
Enzimas digestivas

Refeição 6: Lanche pré/pós-treino (cerca de 300 calorias)
1 fatia de torrada integral com 1 colher (sopa) de pasta de amendoim
¼ de shake de proteína (1 scoop de whey protein sabor baunilha só com água) de 45 a 30 minutos antes do treino, e os outros ¾ do shake após o treino.

Dia 10 – Terça-feira

Beba 500 ml de água.

Refeição 1: Burrito de claras para o café da manhã (cerca de 500 calorias)
Multivitamínico
Enzimas digestivas

Refeição 2: Lanche da manhã (cerca de 300 calorias)
1 toranja
1 punhado de minicenouras
1 barra de proteína rica em fibras e com pouco açúcar (de preferência na proporção de 1 g de fibra para 1 g de proteína, mas não menos do que 0,5 g/1 g)

Refeição 3: Wraps de alface com frango ao barbecue (cerca de 450 calorias)
Acrescente 1 xícara (chá) de aspargos cozidos no vapor como acompanhamento.
Enzimas digestivas

Refeição 4: Lanche da tarde (cerca de 300 calorias)
1 maçã
1 punhado de jerked beef (carne bovina salgada, curada e dessecada)
1 punhado grande de sementes de abóbora

Refeição 5: Shake de espinafre (cerca de 400 calorias)
Enzimas digestivas

Refeição 6: Lanche pré/pós-treino (cerca de 250 calorias)
1 banana com 1 colher (sopa) de pasta de amendoim natural
¼ de shake de proteína (1 scoop de whey protein sabor baunilha só com água) de 45 a 30 minutos antes do treino, e os outros ¾ do shake após o treino.

Dia 11 – Quarta-feira

Beba 500 ml de água.

Refeição 1: Shake de abóbora (cerca de 300 calorias)
Multivitamínico
Enzimas digestivas

Refeição 2: Lanche da manhã (cerca de 300 calorias)
1 banana com 2 colheres (sopa) de pasta de amendoim natural
1 punhado de mirtilos

Refeição 3: Salada de peito de peru e frutas vermelhas (cerca de 400 calorias)
Enzimas digestivas

Refeição 4: Lanche da tarde (cerca de 200 calorias)
1 punhado de sementes de abóbora
1 punhado de jerked beef (carne bovina salgada, curada e dessecada)

Refeição 5: Carne à mexicana com 1 tortilha de baixo teor de carboidratos (cerca de 550 calorias)*
Enzimas digestivas

Refeição 6: Lanche pré/pós-treino (cerca de 300 calorias)
1 fatia de torrada integral com 1 colher (sopa) de pasta de amendoim
¼ de shake de proteína (1 scoop de whey protein sabor baunilha só com água) de 45 a 30 minutos antes do treino, e os outros ¾ do shake após o treino.

---

* Prepare 3 porções desta receita e conserve-as na geladeira em recipientes bem fechados para serem consumidas ao longo da semana.

Dia 12 – Quinta-feira

Beba 500 ml de água.

Refeição 1: Shake de espinafre (cerca de 400 calorias)
Multivitamínico
Enzimas digestivas

Refeição 2: Lanche da manhã (cerca de 300 calorias)
1 punhado de amêndoas
1 punhado de morangos
1 barra de proteína rica em fibras e com pouco açúcar (de preferência na proporção de 1 g de fibra para 1 g de proteína, mas não menos do que 0,5 g/1 g)

Refeição 3: Carne à mexicana (cerca de 450 calorias)
Acrescente 1 xícara (chá) de abóbora cozida no vapor como acompanhamento.
Enzimas digestivas

Refeição 4: Lanche da tarde (cerca de 300 calorias)
1 toranja
Aipo com 2 colheres (sopa) de pasta de amendoim natural

Refeição 5: Omelete de claras com espinafre (cerca de 400 calorias)
Enzimas digestivas

Refeição 6: Lanche pré/pós-treino (cerca de 250 calorias)
1 banana com 1 colher (sopa) de pasta de amendoim natural
¼ de shake de proteína (1 scoop de whey protein sabor baunilha só com água) de 45 a 30 minutos antes do treino, e os outros ¾ do shake após o treino.

Dia 13 – Sexta-feira

Beba 500 ml de água.

Refeição 1: Shake de abóbora (cerca de 300 calorias)
Multivitamínico
Enzimas digestivas

Refeição 2: Lanche da manhã (cerca de 300 calorias)
1 punhado de amêndoas
1 punhado de morangos
1 barra de proteína rica em fibras e com pouco açúcar (de preferência na proporção de 1 g de fibra para 1 g de proteína, mas não menos do que 0,5 g/1 g)

Refeição 3: Carne à mexicana com salada (cerca de 450 calorias)
Coloque 1 xícara (chá) da Carne à mexicana e 1 pimentão (de sua escolha) fatiado sobre uma salada de folhas verde-escuras temperada com vinagre e azeite.
Enzimas digestivas

Refeição 4: Lanche da tarde (cerca de 200 calorias)
1 maçã
1 punhado de sementes de abóbora
1 punhado de minicenouras

Refeição 5: Salmão coberto com cebola caramelizada (cerca de 450 calorias)
Acrescente 1 xícara (chá) de brócolis cozidos no vapor como acompanhamento.
Enzimas digestivas

Refeição 6: Lanche pré/pós-treino (cerca de 300 calorias)
1 fatia de torrada integral com 1 colher (sopa) de pasta de amendoim natural
¼ de shake de proteína (1 scoop de whey protein sabor baunilha só com água) de 45 a 30 minutos antes do treino, e os outros ¾ do shake após o treino.

Dia 14 – Sábado

Beba 500 ml de água.

Refeição 1: Shake de espinafre (cerca de 400 calorias)
Multivitamínico
Enzimas digestivas

Refeição 2: Lanche da manhã (cerca de 300 calorias)
1 punhado grande de amêndoas
1 punhado de jerked beef (carne bovina salgada, curada e dessecada)
1 punhado pequeno de mirtilos

Refeição 3: Arroz de fazenda (cerca de 550 calorias)
Enzimas digestivas

Refeição 4: Lanche da tarde (cerca de 350 calorias)
1 banana com 2 colheres (sopa) de pasta de amendoim natural
1 punhado de sementes de abóbora

Refeição 5: Salmão coberto com cebola caramelizada na salada (cerca de 450 calorias)
Coloque um filé do Salmão coberto com cebola caramelizada sobre uma salada de folhas verde-escuras temperada com vinagre e azeite.
Enzimas digestivas

Dia 15 – Domingo

Beba 500 ml de água.

Refeição 1: Shake de espinafre (cerca de 400 calorias)
Multivitamínico
Enzimas digestivas

Refeição 2: Lanche da manhã (cerca de 300 calorias)
1 punhado de sementes de abóbora
1 maçã
1 barra de proteína rica em fibras e com pouco açúcar (de preferência na proporção de 1 g de fibra para 1 g de proteína, mas não menos do que 0,5 g/1 g)

Refeição 3: Arroz de fazenda (cerca de 550 calorias)
Enzimas digestivas

Refeição 4: Lanche da tarde (cerca de 250 calorias)
1 banana com 2 colheres (sopa) de pasta de amendoim natural

Refeição 5: Frango assado (cerca de 450 calorias)*
Enzimas digestivas

* Prepare 3 porções desta receita e conserve-as na geladeira em recipientes bem fechados para serem consumidas ao longo da semana.

Dia 16 – Segunda-feira

Beba 500 ml de água.

Refeição 1: Shake de espinafre (cerca de 400 calorias)
Multivitamínico
Enzimas digestivas

Refeição 2: Lanche da manhã (cerca de 350 calorias)
1 banana com 2 colheres (sopa) de pasta de amendoim natural
1 punhado de amêndoas

Refeição 3: Frango assado (cerca de 450 calorias)
Enzimas digestivas

Refeição 4: Lanche da tarde (cerca de 250 calorias)
1 toranja
1 punhado de framboesas
1 punhado de sementes de abóbora

Refeição 5: Salmão com maionese de azeite (cerca de 450 calorias)
Acrescente 1 xícara (chá) de aspargos cozidos no vapor como acompanhamento.
Enzimas digestivas

Refeição 6: Lanche pré/pós-treino (cerca de 300 calorias)
1 fatia de torrada integral com 1 colher (sopa) de pasta de amendoim
¼ de shake de proteína (1 scoop de whey protein sabor baunilha só com água) de 45 a 30 minutos antes do treino, e os outros ¾ do shake após o treino.

Dia 17 – Terça-feira

Beba 500 ml de água.

Refeição 1: Burrito de claras para o café da manhã (cerca de 500 calorias)
Multivitamínico
Enzimas digestivas

Refeição 2: Lanche da manhã (cerca de 250 calorias)
1 punhado de mirtilos
1 punhado de nozes-pecã torradas
1 punhado de jerked beef (carne bovina salgada, curada e dessecada)

Refeição 3: Frango assado com salada (cerca de 500 calorias)
Coloque 1 porção do Frango assado e 1 xícara (chá) pimentões vermelhos sobre uma salada de folhas verde-escuras temperada com vinagre e azeite.
Enzimas digestivas

Refeição 4: Lanche da tarde (cerca de 300 calorias)
1 toranja
1 punhado de minicenouras
1 barra de proteína rica em fibras e com pouco açúcar (de preferência na proporção de 1 g de fibra para 1 g de proteína, mas não menos do que 0,5 g/1 g)

Refeição 5: Shake de espinafre (cerca de 400 calorias)
Enzimas digestivas

Refeição 6: Lanche pré/pós-treino (cerca de 250 calorias)
1 banana com 1 colher (sopa) de pasta de amendoim natural
¼ de shake de proteína (1 scoop de whey protein sabor baunilha só com água) de 45 a 30 minutos antes do treino, e os outros ¾ do shake após o treino.

Dia 18 – Quarta-feira

Beba 500 ml de água.

Refeição 1: Shake de abóbora (cerca de 300 calorias)
Multivitamínico
Enzimas digestivas

Refeição 2: Lanche da manhã (cerca de 200 calorias)
1 punhado de mirtilos
1 punhado grande de amêndoas

Refeição 3: Salada de peito de peru e frutas vermelhas (cerca de 400 calorias)
Enzimas digestivas

Refeição 4: Lanche da tarde (cerca de 300 calorias)
Aipo com 2 colheres (sopa) de pasta de amendoim natural
1 punhado de nozes-pecã torradas

Refeição 5: Frango com tomate seco (cerca de 400 calorias)*
Acrescente 1 xícara (chá) de vagem cozida no vapor como acompanhamento.
Enzimas digestivas

Refeição 6: Lanche pré/pós-treino (cerca de 300 calorias)
1 fatia de torrada integral com 1 colher (sopa) de pasta de amendoim natural
¼ de shake de proteína (1 scoop de whey protein sabor baunilha só com água) de 45 a 30 minutos antes do treino, e os outros ¾ do shake após o treino.

* Prepare 3 porções desta receita e conserve-as na geladeira em recipientes bem fechados para serem consumidas ao longo da semana.

Dia 19 – Quinta-feira

Beba 500 ml de água.

Refeição 1: Shake de espinafre (cerca de 400 calorias)
Multivitamínico
Enzimas digestivas

Refeição 2: Lanche da manhã (cerca de 250 calorias)
1 punhado de mirtilos
1 punhado de amêndoas
1 punhado de jerked beef (carne bovina salgada, curada e dessecada)

Refeição 3: Frango com tomate seco (cerca de 400 calorias)
Acrescente ½ xícara (chá) de pimentões vermelhos e ½ xícara (chá) de brócolis, ambos cozidos no vapor, como acompanhamento.
Enzimas digestivas

Refeição 4: Lanche da tarde (cerca de 200 calorias)
1 maçã
1 barra de proteína rica em fibras e com pouco açúcar (de preferência na proporção de 1 g de fibra para 1 g de proteína, mas não menos do que 0,5 g/1 g)

Refeição 5: Omelete de claras com espinafre (cerca de 400 calorias)
Enzimas digestivas

Refeição 6: Lanche pré/pós-treino (cerca de 250 calorias)
1 banana com 1 colher (sopa) de pasta de amendoim natural
¼ de shake de proteína (1 scoop de whey protein sabor baunilha só com água) de 45 a 30 minutos antes do treino, e os outros ¾ do shake após o treino.

Dia 20 – Sexta-feira

Beba 500 ml de água.

Refeição 1: Shake de espinafre (cerca de 400 calorias)
Multivitamínico
Enzimas digestivas

Refeição 2: Lanche da manhã (cerca de 200 calorias)
1 punhado grande de amêndoas
1 punhado de morangos

Refeição 3: Frango com tomate seco na salada (cerca de 450 calorias)
Coloque ½ xícara (chá) do Frango com tomate seco, 1 punhado pequeno de castanhas de caju, 1 punhado de mirtilos e 1 punhado de morangos sobre uma salada de folhas verde-escuras temperada com azeite e vinagre de maçã.
Enzimas digestivas

Refeição 4: Lanche da tarde (cerca de 300 calorias)
1 toranja
1 punhado de nozes-pecã torradas
1 punhado de jerked beef (carne bovina salgada, curada e dessecada)

Refeição 5: Salmão cítrico ao molho de abacate (cerca de 450 calorias)
Acrescente 1 xícara (chá) de abóbora cozida no vapor como acompanhamento.
Enzimas digestivas

Refeição 6: Lanche pré/pós-treino (cerca de 300 calorias)
1 fatia de torrada integral com 1 colher (sopa) de pasta de amendoim

¼ de shake de proteína (1 scoop de whey protein sabor baunilha só com água) de 45 a 30 minutos antes do treino, e os outros ¾ do shake após o treino.

Dia 21 – Sábado

Beba 500 ml de água.

Refeição 1: Arroz de fazenda (cerca de 550 calorias)
Multivitamínico
Enzimas digestivas

Refeição 2: Lanche da manhã (cerca de 250 calorias)
1 punhado grande de amêndoas
1 punhado de jerked beef (carne bovina salgada, curada e dessecada)
1 punhado de mirtilos

Refeição 3: Salmão cítrico ao molho de abacate na salada (cerca de 450 calorias)
Coloque um filé de salmão cítrico sobre uma salada de folhas verde-escuras com as sobras do molho de abacate.
Enzimas digestivas

Refeição 4: Lanche da tarde (cerca de 350 calorias)
1 banana com 2 colheres (sopa) de pasta de amendoim natural
1 punhado pequeno de sementes de abóbora

Refeição 5: Refeição livre/recompensa (cerca de 700 calorias)
Contanto que suas outras quatro refeições do dia tenham sido nutritivas, coma o que quiser, mas tente não ultrapassar 700 calorias.
Enzimas digestivas

Dia 22 – Domingo

Beba 500 ml de água.

Refeição 1: Arroz de fazenda (cerca de 550 calorias)
Multivitamínico
Enzimas digestivas

Refeição 2: Lanche da manhã (cerca de 300 calorias)
1 punhado de mirtilos
1 punhado de amêndoas
1 barra de proteína rica em fibras e com pouco açúcar (de preferência na proporção de 1 g de fibra para 1 g de proteína, mas não menos do que 0,5 g/1 g)

Refeição 3: Shake de espinafre (cerca de 400 calorias)
Enzimas digestivas

Refeição 4: Lanche da tarde (cerca de 250 calorias)
Aipo com 2 colheres (sopa) de pasta de amendoim natural
1 punhado de framboesas

Refeição 5: Frango ao manjericão com vegetais (cerca de 450 calorias)*
Enzimas digestivas

* Prepare 3 porções desta receita e conserve-as na geladeira em recipientes bem fechados para serem consumidas ao longo da semana.

Dia 23 – Segunda-feira

Beba 500 ml de água.

Refeição 1: Shake de abóbora (cerca de 300 calorias)
Multivitamínico
Enzimas digestivas

Refeição 2: Lanche da manhã (cerca de 400 calorias)
1 banana com 2 colheres (sopa) de pasta de amendoim natural
1 barra de proteína rica em fibras e com pouco açúcar (de preferência na proporção de 1 g de fibra para 1 g de proteína, mas não menos do que 0,5 g/1 g)

Refeição 3: Frango ao manjericão com vegetais (cerca de 450 calorias)
Enzimas digestivas

Refeição 4: Lanche da tarde (cerca de 200 calorias)
1 toranja
1 punhado de castanhas de caju

Refeição 5: Salmão com maionese de azeite (cerca de 450 calorias)
Acrescente 1 xícara (chá) de couve-flor cozida no vapor como acompanhamento.
Enzimas digestivas

Refeição 6: Lanche pré/pós-treino (cerca de 300 calorias)
1 fatia de torrada integral com 1 colher (sopa) de pasta de amendoim
¼ de shake de proteína (1 scoop de whey protein sabor baunilha só com água) de 45 a 30 minutos antes do treino, e os outros ¾ do shake após o treino.

Dia 24 – Terça-feira

Beba 500 ml de água.

Refeição 1: Shake de espinafre (cerca de 400 calorias)
Multivitamínico
Enzimas digestivas

Refeição 2: Lanche da manhã (cerca de 250 calorias)
Aipo com 2 colheres (sopa) de pasta de amendoim natural
1 maçã

Refeição 3: Frango ao manjericão com vegetais e salada (cerca de 450 calorias)
Coloque 1 xícara (chá) do Frango ao manjericão com vegetais sobre uma salada de folhas verde-escuras temperada com vinagre e azeite.
Enzimas digestivas

Refeição 4: Lanche da tarde (cerca de 250 calorias)
1 punhado de mirtilos
1 punhado de jerked beef (carne bovina salgada, curada e dessecada)
1 punhado de sementes de abóbora

Refeição 5: Omelete de claras com espinafre (cerca de 400 calorias)
Enzimas digestivas

Refeição 6: Lanche pré/pós-treino (cerca de 250 calorias)
1 banana com 1 colher (sopa) de pasta de amendoim natural
¼ de shake de proteína (1 scoop de whey protein sabor baunilha só com água) de 45 a 30 minutos antes do treino, e os outros ¾ do shake após o treino.

Dia 25 – Quarta-feira

Beba 500 ml de água.

Refeição 1: Shake de espinafre (cerca de 400 calorias)
Multivitamínico
Enzimas digestivas

Refeição 2: Lanche da manhã (cerca de 300 calorias)
1 punhado de framboesas
1 punhado de sementes de abóbora
1 barra de proteína rica em fibras e com pouco açúcar (de preferência na proporção de 1 g de fibra para 1 g de proteína, mas não menos do que 0,5 g/1 g)

Refeição 3: Salada de peito de peru e frutas vermelhas (cerca de 400 calorias)
Enzimas digestivas

Refeição 4: Lanche da tarde (cerca de 250 calorias)
1 banana com 2 colheres (sopa) de pasta de amendoim natural

Refeição 5: Carne à mexicana (cerca de 450 calorias)*
Acrescente 1 xícara (chá) de abóbora cozida no vapor como acompanhamento.
Enzimas digestivas

Refeição 6: Lanche pré/pós-treino (cerca de 300 calorias)
1 fatia de torrada integral com 1 colher (sopa) de pasta de amendoim
¼ de shake de proteína (1 scoop de whey protein sabor baunilha só com água) de 45 a 30 minutos antes do treino, e os outros ¾ do shake após o treino.

* Prepare 3 porções desta receita e conserve-as na geladeira em recipientes bem fechados para serem consumidas ao longo da semana.

Dia 26 – Quinta-feira

Beba 500 ml de água.

Refeição 1: Arroz de fazenda (cerca de 550 calorias)
Multivitamínico
Enzimas digestivas

Refeição 2: Lanche da manhã (cerca de 250 calorias)
1 maçã
1 punhado de amêndoas
1 punhado de jerked beef (carne bovina salgada, curada e dessecada)

Refeição 3: Carne à mexicana (cerca de 450 calorias)
Acrescente 1 xícara (chá) de abóbora cozida no vapor como acompanhamento.
Enzimas digestivas

Refeição 4: Lanche da tarde (cerca de 300 calorias)
1 punhado de sementes de abóbora
1 punhado de mirtilos
1 barra de proteína rica em fibras e com pouco açúcar (de preferência na proporção de 1 g de fibra para 1 g de proteína, mas não menos do que 0,5 g/1 g)

Refeição 5: Shake de espinafre (cerca de 400 calorias)
Enzimas digestivas

Refeição 6: Lanche pré/pós-treino (cerca de 250 calorias)
1 banana com 1 colher (sopa) de pasta de amendoim natural
¼ de shake de proteína (1 scoop de whey protein sabor baunilha só com água) de 45 a 30 minutos antes do treino, e os outros ¾ do shake após o treino.

Dia 27 – Sexta-feira

Beba 500 ml de água.

Refeição 1: Shake de espinafre (cerca de 400 calorias)
Multivitamínico
Enzimas digestivas

Refeição 2: Lanche da manhã (cerca de 300 calorias)
1 punhado de sementes de abóbora
1 punhado de mirtilos
1 barra de proteína rica em fibras e com pouco açúcar (de preferência na proporção de 1 g de fibra para 1 g de proteína, mas não menos do que 0,5 g/1 g)

Refeição 3: Carne à mexicana com salada (cerca de 400 calorias)
Coloque 1 xícara (chá) da Carne à mexicana e ¼ de xícara (chá) de pimentão vermelho fatiado (ou um misto de pimentões vermelho e amarelo) sobre uma salada de folhas verde-escuras temperada com vinagre e azeite.
Enzimas digestivas

Refeição 4: Lanche da tarde (cerca de 250 calorias)
1 punhado de amêndoas
1 punhado de jerked beef (carne bovina salgada, curada e dessecada)
1 punhado de mirtilos

Refeição 5: Salmão coberto com cebola caramelizada (cerca de 450 calorias)
Acrescente 1 xícara (chá) de abobrinha cozida no vapor como acompanhamento.
Enzimas digestivas

Refeição 6: Lanche pré/pós-treino (cerca de 300 calorias)
1 fatia de torrada integral com 1 colher (sopa) de pasta de amendoim natural
¼ de shake de proteína (1 scoop de whey protein sabor baunilha só com água) de 45 a 30 minutos antes do treino, e os outros ¾ do shake após o treino.

Dia 28 – Sábado

Beba 500 ml de água.

Refeição 1: Arroz de fazenda (cerca de 550 calorias)
Multivitamínico
Enzimas digestivas

Refeição 2: Lanche da manhã (cerca de 250 calorias)
1 toranja
1 barra de proteína rica em fibras e com pouco açúcar (de preferência na proporção de 1 g de fibra para 1 g de proteína, mas não menos do que 0,5 g/1 g)

Refeição 3: Shake de espinafre (cerca de 400 calorias)
Enzimas digestivas

Refeição 4: Lanche da tarde (cerca de 350 calorias)
1 maçã com 2 colheres (sopa) de pasta de amendoim natural
1 punhado de sementes de abóbora

Refeição 5: Salmão coberto com cebola caramelizada e salada (cerca de 450 calorias)
Coloque um filé do Salmão coberto com cebola caramelizada sobre uma salada de folhas verde-escuras temperada com vinagre e azeite.
Enzimas digestivas

Cardápio 3: Evolução

O cardápio mensal a seguir foi planejado especificamente para quando você estiver evoluindo na sua jornada de perda de peso e saúde em geral, mas parecer ter atingido um bloqueio, mesmo tendo feito tudo da forma correta. É um cardápio não tão balanceado quanto os usados para manter a forma, como o cardápio 2, mas é ótimo para ajudá-lo a seguir em frente e continuar a obter resultados perceptíveis. Utilizei uma versão dele entre o quinto e o sexto mês, o encerramento de minha etapa Para Perder. Eu ainda retorno a esse cardápio um mês ou outro, para ajudar a atingir minhas metas ou se sinto que não estou progredindo.

Recordando que, acredito que as pessoas devem comer aproximadamente a cada 3 horas ao longo do dia. Obviamente, os horários de cada um são diferentes, mas o objetivo deve ser um regime balanceado. Faça o que puder para encaixar essas refeições. Além disso, lembre-se de que é possível substituir uma receita por outra em qualquer dia, contanto que o número de calorias e nutrientes seja semelhante.

Como nos cardápios anteriores, as mulheres devem reduzir a ingestão diária de calorias. Nesse cardápio especificamente, o corte deve ser de cerca de 350 calorias, com a redução do tamanho das porções ou pulando completamente alguns alimentos.

Você perceberá nesse cardápio que a quantidade de proteínas em suas refeições pré e pós-treino será maior, para ajudar no crescimento e recuperação muscular. Além disso, pelo fato de esse cardápio ter pouquíssimo carboidrato, a dose adicional de proteína contribuirá com algumas calorias necessárias para essa sexta refeição. Você perceberá também que não existem refeições livres/recompensas nesse mês. Outra vez, a ideia é superar barreiras: sem sacrifício, sem recompensa!

Dia 1 - Domingo*

A primeira coisa a se fazer ao acordar é beber 500 ml de água. Como em todos os meus cardápios, eu foco em hidratação logo pela manhã.

Refeição 1: Omelete de claras com espinafre (cerca de 400 calorias)
Multivitamínico
Enzimas digestivas

Refeição 2: Lanche da manhã (cerca de 200 calorias)
1 punhado de mirtilos
1 punhado grande de amêndoas

Refeição 3: Shake de abóbora (cerca de 300 calorias)
Enzimas digestivas

Refeição 4: Lanche da tarde (cerca de 300 calorias)
Aipo com 2 colheres (sopa) de pasta de amendoim natural
1 punhado de nozes-pecã torradas

Refeição 5: Peru tailandês na frigideira (cerca de 500 calorias)**
Enzimas digestivas

* Embora nosso cardápio comece em um domingo, você pode, obviamente, começar sua dieta em qualquer dia da semana. O cardápio foi pensado para que uma parte das refeições seja preparada antecipadamente, no domingo, e a outra parte no meio da semana, na quarta-feira. Sinta-se à vontade para ajustar os dias conforme sua necessidade.

** Prepare 3 porções desta receita e conserve-as na geladeira em recipientes bem fechados para serem consumidas ao longo da semana.

Dia 2 - Segunda-feira

Beba 500 ml de água.

Refeição 1: Shake de espinafre sem a banana (cerca de 375 calorias)
Multivitamínico
Enzimas digestivas

Refeição 2: Lanche da manhã (cerca de 200 calorias)
1 punhado de framboesas
1 punhado grande de amêndoas

Refeição 3: Peru tailandês na frigideira (cerca de 500 calorias)
Enzimas digestivas

Refeição 4: Lanche da tarde (cerca de 250 calorias)
1 punhado grande de sementes de abóbora
1 punhado de jerked beef (carne bovina salgada, curada e dessecada)

Refeição 5: Salmão coberto com cebola caramelizada (cerca de 450 calorias)
Acrescente 2 xícaras (chá) de abobrinha cozida no vapor como acompanhamento.
Enzimas digestivas

Refeição 6: Lanche pré/pós-treino (cerca de 250 calorias)
Metade do shake de proteína (2 scoops de whey protein sabor baunilha só com água) de 45 a 30 minutos antes do treino, e outra metade após o treino, combinada a outro multivitamínico.

Dia 3 - Terça-feira

Beba 500 ml de água.

Refeição 1: Burrito de claras para o café da manhã, sem a tortilha (cerca de 450 calorias)
Multivitamínico
Enzimas digestivas

Refeição 2: Lanche da manhã (cerca de 200 calorias)
1 punhado de morangos
1 punhado grande de amêndoas

Refeição 3: Peru tailandês na frigideira (cerca de 500 calorias)
Enzimas digestivas

Refeição 4: Lanche da tarde (cerca de 200 calorias)
3 fatias de peito de peru enroladas e mergulhadas na mostarda
1 punhado de amêndoas

Refeição 5: Shake de espinafre sem a banana (cerca de 375 calorias)
Enzimas digestivas

Refeição 6: Lanche pré/pós-treino (cerca de 250 calorias)
Metade do shake de proteína (2 scoops de whey protein sabor baunilha só com água) de 45 a 30 minutos antes do treino, e outra metade após o treino, combinada a outro multivitamínico.

Dia 4 - Quarta-feira

Beba 500 ml de água.

Refeição 1: Shake de espinafre sem a banana (cerca de 375 calorias)
Multivitamínico
Enzimas digestivas

Refeição 2: Lanche da manhã (cerca de 300 calorias)
1 punhado de morangos
1 punhado de sementes de abóbora
1 barra de proteína rica em fibras e com pouco açúcar (de preferência na proporção de 1 g de fibra para 1 g de proteína, mas não menos do que 0,5 g/1 g)

Refeição 3: Salada de peito de peru e frutas vermelhas (cerca de 400 calorias)
Enzimas digestivas

Refeição 4: Lanche da tarde (cerca de 300 calorias)
Aipo com 2 colheres (sopa) de pasta de amendoim natural
1 punhado de nozes-pecã torradas

Refeição 5: Frango com tomate seco (cerca de 400 calorias)*
Adicione 2 xícaras (chá) de aspargos cozidos no vapor como acompanhamento.
Enzimas digestivas

Refeição 6: Lanche pré/pós-treino (cerca de 250 calorias)
Metade do shake de proteína (2 scoops de whey protein sabor baunilha só com água) de 45 a 30 minutos antes do treino, e outra metade após o treino combinada a outro multivitamínico

* Prepare 3 porções desta receita e conserve-as na geladeira em recipientes bem fechados para serem consumidas ao longo da semana.

Dia 5 – Quinta-feira

Beba 500 ml de água.

Refeição 1: Omelete de claras com espinafre (cerca de 400 calorias)
Multivitamínico
Enzimas digestivas

Refeição 2: Lanche da manhã (cerca de 200 calorias)
1 punhado de morangos
1 punhado grande de jerked beef (carne bovina salgada, curada e dessecada)

Refeição 3: Frango com tomate seco (cerca de 400 calorias)
Acrescente 2 xícaras (chá) de brócolis cozidos no vapor como acompanhamento.
Enzimas digestivas

Refeição 4: Lanche da tarde (cerca de 250 calorias)
3 fatias de peito de peru enroladas e mergulhadas na mostarda
1 punhado grande de castanhas de caju

Refeição 5: Salada de peito de peru e frutas vermelhas (cerca de 400 calorias)
Enzimas digestivas

Refeição 6: Lanche pré/pós-treino (cerca de 250 calorias)
Metade do shake de proteína (2 scoops de whey protein sabor baunilha só com água) de 45 a 30 minutos antes do treino, e outra metade após o treino, combinada a outro multivitamínico.

Dia 6 – Sexta-feira

Beba 500 ml de água.

Refeição 1: Shake de espinafre sem a banana (cerca de 375 calorias)
Multivitamínico
Enzimas digestivas

Refeição 2: Lanche da manhã (cerca de 200 calorias)
1 punhado de mirtilos
1 barra de proteína rica em fibras e com pouco açúcar (de preferência na proporção de 1 g de fibra para 1 g de proteína, mas não menos do que 0,5 g/1 g)

Refeição 3: Frango com tomate seco na salada (cerca de 450 calorias)
Coloque 1 xícara (chá) do Frango com tomate seco e ¼ de xícara (chá) de pimentão vermelho picado sobre uma salada de folhas verde-escuras temperada com vinagre e azeite.
Enzimas digestivas

Refeição 4: Lanche da tarde (cerca de 300 calorias)
1 punhado de amêndoas
Aipo com 2 colheres (sopa) de pasta de amendoim natural

Refeição 5: Salmão cítrico ao molho de abacate (cerca de 450 calorias)
Acrescente 2 xícaras (chá) de brócolis cozidos no vapor como acompanhamento.
Enzimas digestivas

Refeição 6: Lanche pré/pós-treino (cerca de 250 calorias)
Metade do shake de proteína (2 scoops de whey protein sabor baunilha só com água) de 45 a 30 minutos antes do treino, e outra metade após o treino, combinada a outro multivitamínico.

Dia 7 – Sábado

Beba 500 ml de água.

Refeição 1: Shake de abóbora (cerca de 300 calorias)
Multivitamínico
Enzimas digestivas

Refeição 2: Lanche da manhã (cerca de 250 calorias)
1 punhado grande de amêndoas
1 punhado de jerked beef (carne bovina salgada, curada e dessecada)

Refeição 3: Omelete de claras com espinafre (cerca de 400 calorias)
Enzimas digestivas

Refeição 4: Lanche da tarde (cerca de 300 calorias)
3 fatias de peito de peru enroladas e mergulhadas na mostarda
1 punhado grande de sementes de abóbora

Refeição 5: Shake de espinafre sem a banana (cerca de 375 calorias)
Enzimas digestivas

Dia 8 – Domingo

Beba 500 ml de água.

Refeição 1: Shake de abóbora (cerca de 300 calorias)
Multivitamínico
Enzimas digestivas

Refeição 2: Lanche da manhã (cerca de 250 calorias)
1 punhado de sementes de abóbora
1 barra de proteína rica em fibras e com pouco açúcar (de preferência na proporção de 1 g de fibra para 1 g de proteína, mas não menos do que 0,5 g/1 g)

Refeição 3: Omelete de claras com espinafre (cerca de 400 calorias)
Enzimas digestivas

Refeição 4: Lanche da tarde (cerca de 250 calorias)
1 punhado de mirtilos
1 punhado de amêndoas
1 punhado de jerked beef (carne bovina salgada, curada e dessecada)

Refeição 5: Frango cajun refogado (cerca de 450 calorias)*
Acrescente 2 xícaras (chá) de couve-flor cozida no vapor como acompanhamento.
Enzimas digestivas

* Prepare 3 porções desta receita e conserve-as na geladeira em recipientes bem fechados para serem consumidas ao longo da semana.

Dia 9 – Segunda-feira

Beba 500 ml de água.

Refeição 1: Shake de espinafre sem a banana (cerca de 375 calorias)
Multivitamínico
Enzimas digestivas

Refeição 2: Lanche da manhã (cerca de 350 calorias)
Aipo com 2 colheres (sopa) de pasta de amendoim natural
1 punhado grande de amêndoas

Refeição 3: Frango cajun refogado com salada (cerca de 450 calorias)
Coloque 1 xícara (chá) do Frango cajun refogado e ¼ de xícara (chá) de pimentões vermelhos picados sobre uma salada de folhas verde-escuras temperada com vinagre e azeite.
Enzimas digestivas

Refeição 4: Lanche da tarde (cerca de 250 calorias)
3 fatias de peito de peru enroladas e mergulhadas na mostarda
1 punhado grande de sementes de abóbora

Refeição 5: Salmão com maionese de azeite (cerca de 450 calorias)
Adicione 2 xícaras (chá) de aspargos cozidos no vapor como acompanhamento.
Enzimas digestivas

Refeição 6: Lanche pré/pós-treino (cerca de 250 calorias)
Metade do shake de proteína (2 scoops de whey protein sabor baunilha só com água) de 45 a 30 minutos antes do treino, e outra metade após o treino, combinada a outro multivitamínico.

Dia 10 – Terça-feira

Beba 500 ml de água.

Refeição 1: Burrito de claras para o café da manhã, sem a tortilha (cerca de 450 calorias)
Multivitamínico
Enzimas digestivas

Refeição 2: Lanche da manhã (cerca de 250 calorias)
1 toranja
1 barra de proteína rica em fibras e com pouco açúcar (de preferência na proporção de 1 g de fibra para 1 g de proteína, mas não menos do que 0,5 g/1 g)

Refeição 3: Frango cajun refogado (cerca de 450 calorias)
Adicione 2 xícaras (chá) de aspargos cozidos no vapor como acompanhamento.
Enzimas digestivas

Refeição 4: Lanche da tarde (cerca de 200 calorias)
1 punhado de jerked beef (carne bovina salgada, curada e dessecada)
1 punhado de sementes de abóbora

Refeição 5: Shake de espinafre sem a banana (cerca de 375 calorias)
Enzimas digestivas

Refeição 6: Lanche pré/pós-treino (cerca de 250 calorias)
Metade do shake de proteína (2 scoops de whey protein sabor baunilha só com água) de 45 a 30 minutos antes do treino, e outra metade após o treino, combinada a outro multivitamínico.

Dia 11 - Quarta-feira

Beba 500 ml de água.

Refeição 1: Shake de espinafre sem a banana (cerca de 375 calorias)
Multivitamínico
Enzimas digestivas

Refeição 2: Lanche da manhã (cerca de 200 calorias)
1 punhado de mirtilos
1 punhado grande de nozes-pecã torradas

Refeição 3: Salada de peito de peru e frutas vermelhas (cerca de 400 calorias)
Enzimas digestivas

Refeição 4: Lanche da tarde (cerca de 250 calorias)
3 fatias de peito de peru enroladas e mergulhadas na mostarda
1 punhado grande de sementes de abóbora

Refeição 5: Carne à mexicana (cerca de 450 calorias)*
Acrescente 2 xícaras (chá) de abóbora cozida no vapor.
Enzimas digestivas

Refeição 6: Lanche pré/pós-treino (cerca de 250 calorias)
Metade do shake de proteína (2 scoops de whey protein sabor baunilha só com água) de 45 a 30 minutos antes do treino, e outra metade após o treino, combinada a outro multivitamínico.

* Prepare 3 porções desta receita e conserve-as na geladeira em recipientes bem fechados para serem consumidas ao longo da semana.

Dia 12 - Quinta-feira

Beba 500 ml de água.

Refeição 1: Shake de espinafre sem a banana (cerca de 375 calorias)
Multivitamínico
Enzimas digestivas

Refeição 2: Lanche da manhã (cerca de 300 calorias)
1 punhado de amêndoas
1 punhado de morangos
1 barra de proteína rica em fibras e com pouco açúcar (de preferência na proporção de 1 g de fibra para 1 g de proteína, mas não menos do que 0,5 g/1 g)

Refeição 3: Carne à mexicana (cerca de 450 calorias)
Acrescente 2 xícaras (chá) de vagem cozida no vapor como acompanhamento.
Enzimas digestivas

Refeição 4: Lanche da tarde (cerca de 300 calorias)
Aipo com 2 colheres (sopa) de pasta de amendoim natural
1 punhado de castanhas de caju

Refeição 5: Omelete de claras com espinafre (cerca de 400 calorias)
Enzimas digestivas

Refeição 6: Lanche pré/pós-treino (cerca de 250 calorias)
Metade do shake de proteína (2 scoops de whey protein sabor baunilha só com água) de 45 a 30 minutos antes do treino, e outra metade após o treino, combinada a outro multivitamínico.

Dia 13 – Sexta-feira

Beba 500 ml de água.

Refeição 1: Shake de espinafre sem a banana (cerca de 375 calorias)
Multivitamínico
Enzimas digestivas

Refeição 2: Lanche da manhã (cerca de 300 calorias)
1 punhado de amêndoas
1 punhado de morangos
1 barra de proteína rica em fibras e com pouco açúcar (de preferência na proporção de 1 g de fibra para 1 g de proteína, mas não menos do que 0,5 g/1 g)

Refeição 3: Carne à mexicana com salada (cerca de 500 calorias)
Coloque 1 xícara (chá) da Carne à mexicana, ¼ de xícara (chá) de pimentão fatiado (o de sua preferência) e ¼ de xícara (chá) de abacate fatiado sobre uma salada de folhas verde-escuras temperada com vinagre e azeite.
Enzimas digestivas

Refeição 4: Lanche da tarde (cerca de 300 calorias)
1 punhado de sementes de abóbora
Aipo com 2 colheres (sopa) de pasta de amendoim natural

Refeição 5: Salmão coberto com cebola caramelizada (cerca de 450 calorias)
Acrescente 2 xícaras (chá) de brócolis cozidos no vapor como acompanhamento.
Enzimas digestivas

Refeição 6: Lanche pré/pós-treino (cerca de 250 calorias)
Metade do shake de proteína (2 scoops de whey protein sabor baunilha só com água) de 45 a 30 minutos antes do treino, e outra metade após o treino, combinada a outro multivitamínico.

Dia 14 – Sábado

Beba 500 ml de água.

Refeição 1: Shake de abóbora (cerca de 300 calorias)
Multivitamínico
Enzimas digestivas

Refeição 2: Lanche da manhã (cerca de 250 calorias)
1 punhado de amêndoas
1 punhado de jerked beef (carne bovina salgada, curada e dessecada)
1 punhado de mirtilos

Refeição 3: Omelete de claras com espinafre (cerca de 400 calorias)
Enzimas digestivas

Refeição 4: Lanche da tarde (cerca de 200 calorias)
3 fatias de peito de peru enroladas e mergulhadas na mostarda
1 punhado de sementes de abóbora

Refeição 5: Salmão coberto com cebola caramelizada e salada (cerca de 500 calorias)
Coloque um filé do salmão coberto com cebola caramelizada sobre uma salada de folhas verde-escuras temperada com vinagre e azeite.
Enzimas digestivas

Dia 15 – Domingo

Beba 500 ml de água.

Refeição 1: Shake de abóbora (cerca de 300 calorias)
Multivitamínico
Enzimas digestivas

Refeição 2: Lanche da manhã (cerca de 250 calorias)
1 punhado de sementes de abóbora
1 barra de proteína rica em fibras e com pouco açúcar (de preferência na proporção de 1 g de fibra para 1 g de proteína, mas não menos do que 0,5 g/1 g)

Refeição 3: Burrito de claras para o café da manhã, sem a tortilha (cerca de 500 calorias)
Enzimas digestivas

Refeição 4: Lanche da tarde (cerca de 200 calorias)
1 punhado de amêndoas
1 punhado de jerked beef (carne bovina salgada, curada e dessecada)

Refeição 5: Frango mexicano (cerca de 450 calorias)*
Acrescente 2 xícaras (chá) de couve-flor cozida no vapor como acompanhamento.
Enzimas digestivas

* Prepare 3 porções desta receita e conserve-as na geladeira em recipientes bem fechados para serem consumidas ao longo da semana.

Dia 16 – Segunda-feira

Beba 500 ml de água.

Refeição 1: Shake de espinafre sem a banana (cerca de 375 calorias)
Multivitamínico
Enzimas digestivas

Refeição 2: Lanche da manhã (cerca de 200 calorias)
1 punhado de framboesas
1 punhado grande de amêndoas

Refeição 3: Frango mexicano (cerca de 450 calorias)
Acrescente 2 xícaras (chá) de couve-flor cozida no vapor como acompanhamento.
Enzimas digestivas

Refeição 4: Lanche da tarde (cerca de 350 calorias)
3 fatias de peito de peru enroladas e mergulhadas na mostarda
1 punhado de sementes de abóbora

Refeição 5: Salmão com maionese de azeite (cerca de 450 calorias)
Acrescente 2 xícaras (chá) de aspargos cozidos no vapor como acompanhamento.
Enzimas digestivas

Refeição 6: Lanche pré/pós-treino (cerca de 250 calorias)
Metade do shake de proteína (2 scoops de whey protein sabor baunilha só com água) de 45 a 30 minutos antes do treino, e outra metade após o treino, combinada a outro multivitamínico.

Dia 17 – Terça-feira

Beba 500 ml de água.

Refeição 1: Burrito de claras para o café da manhã, sem a tortilha (cerca de 450 calorias)
Multivitamínico
Enzimas digestivas

Refeição 2: Lanche da manhã (cerca de 250 calorias)
1 punhado de mirtilos
1 punhado de nozes-pecã torradas
1 punhado de jerked beef (carne bovina salgada, curada e dessecada)

Refeição 3: Frango mexicano com salada (cerca de 450 calorias)
Coloque 1 xícara (chá) do Frango mexicano, ¼ de xícara (chá) de abacate fatiado e ¼ de xícara (chá) de pimentão amarelo fatiado sobre uma salada de folhas verde-escuras temperada com vinagre e azeite.
Enzimas digestivas

Refeição 4: Lanche da tarde (cerca de 250 calorias)
1 punhado de amêndoas
1 barra de proteína rica em fibras e com pouco açúcar (de preferência na proporção de 1 g de fibra para 1 g de proteína, mas não menos do que 0,5 g/1 g)

Refeição 5: Shake de espinafre sem a banana (cerca de 375 calorias)
Enzimas digestivas

Refeição 6: Lanche pré/pós-treino (cerca de 250 calorias)
Metade do shake de proteína (2 scoops de whey protein sabor baunilha só com água) de 45 a 30 minutos antes do treino, e outra metade após o treino combinada a outro multivitamínico

Dia 18 – Quarta-feira

Beba 500 ml de água.

Refeição 1: Shake de espinafre sem a banana (cerca de 375 calorias)
Multivitamínico
Enzimas digestivas

Refeição 2: Lanche da manhã (cerca de 200 calorias)
1 punhado de mirtilos
1 punhado grande de amêndoas

Refeição 3: Salada de peito de peru e frutas vermelhas (cerca de 400 calorias)
Enzimas digestivas

Refeição 4: Lanche da tarde (cerca de 200 calorias)
3 fatias de peito de peru enroladas e mergulhadas na mostarda
1 punhado de nozes-pecã torradas

Refeição 5: Frango com tomate seco (cerca de 400 calorias)*
Acrescente 2 xícaras (chá) de vagem cozida no vapor como acompanhamento.
Enzimas digestivas

Refeição 6: Lanche pré/pós-treino (cerca de 250 calorias)
Metade do shake de proteína (2 scoops de whey protein sabor baunilha só com água) de 45 a 30 minutos antes do treino, e outra metade após o treino combinada a outro multivitamínico.

---

* Prepare 3 porções desta receita e conserve-as na geladeira em recipientes bem fechados para serem consumidas ao longo da semana.

Dia 19 – Quinta-feira

Beba 500 ml de água.

Refeição 1: Shake de espinafre sem a banana (cerca de 375 calorias)
Multivitamínico
Enzimas digestivas

Refeição 2: Lanche da manhã (cerca de 250 calorias)
1 punhado de mirtilos
1 punhado de amêndoas
1 punhado de jerked beef (carne bovina salgada, curada e dessecada)

Refeição 3: Frango com tomate seco (cerca de 400 calorias)
Acrescente 1 xícara (chá) de pimentões vermelhos cozidos no vapor e 1 xícara (chá) de brócolis também cozidos no vapor, como acompanhamento.
Enzimas digestivas

Refeição 4: Lanche da tarde (cerca de 150 calorias)
1 barra de proteína rica em fibras e com pouco açúcar (de preferência na proporção de 1 g de fibra para 1 g de proteína, mas não menos do que 0,5 g/1 g)

Refeição 5: Omelete de claras com espinafre (cerca de 400 calorias)
Enzimas digestivas

Refeição 6: Lanche pré/pós-treino (cerca de 250 calorias)
Metade do shake de proteína (2 scoops de whey protein sabor baunilha só com água) de 45 a 30 minutos antes do treino, e outra metade após o treino combinada a outro multivitamínico

Dia 20 – Sexta-feira

Beba 500 ml de água.

Refeição 1: Shake de espinafre sem a banana (cerca de 375 calorias)
Multivitamínico
Enzimas digestivas

Refeição 2: Lanche da manhã (cerca de 250 calorias)
1 punhado grande de amêndoas
3 fatias de peito de peru enroladas e mergulhadas na mostarda

Refeição 3: Frango com tomate seco na salada (cerca de 450 calorias)
Coloque ½ xícara (chá) do Frango com tomate seco, 1 punhado pequeno de castanhas de caju, 1 punhado de mirtilos e 1 punhado de morangos sobre uma salada de folhas verde-escuras temperada com azeite e vinagre de maçã.
Enzimas digestivas

Refeição 4: Lanche da tarde (cerca de 200 calorias)
1 punhado de nozes-pecã torradas
1 punhado de jerked beef (carne bovina salgada, curada e dessecada)

Refeição 5: Salmão cítrico com molho de abacate (cerca de 450 calorias)
Acrescente 2 xícaras (chá) de brócolis cozidos no vapor como acompanhamento.
Enzimas digestivas

Refeição 6: Lanche pré/pós-treino (cerca de 250 calorias)
Metade do shake de proteína (2 scoops de whey protein sabor baunilha só com água) de 45 a 30

minutos antes do treino, e outra metade após o treino combinada a outro multivitamínico

Dia 21 – Sábado

Beba 500 ml de água.

Refeição 1: Burrito de claras para o café da manhã, sem a tortilha (cerca de 450 calorias)
Multivitamínico
Enzimas digestivas

Refeição 2: Lanche da manhã (cerca de 300 calorias)
Aipo com 2 colheres (sopa) de pasta de amendoim natural
1 punhado de jerked beef (carne bovina salgada, curada e dessecada)

Refeição 3: Salmão cítrico ao molho de abacate com salada (cerca de 450 calorias)
Coloque um filé do salmão cítrico sobre uma salada de folhas verde-escuras com as sobras do molho de abacate.
Enzimas digestivas

Refeição 4: Lanche da tarde (cerca de 250 calorias)
3 fatias de peito de peru enroladas e mergulhadas na mostarda
1 punhado grande de sementes de abóbora

Refeição 5: Shake de espinafre sem a banana (cerca de 375 calorias)
Enzimas digestivas

Dia 22 – Domingo

Beba 500 ml de água.

Refeição 1: Omelete de claras com espinafre (cerca de 400 calorias)
Multivitamínico
Enzimas digestivas

Refeição 2: Lanche da manhã (cerca de 300 calorias)
1 punhado de mirtilos
1 punhado de amêndoas
1 barra de proteína rica em fibras e com pouco açúcar (de preferência na proporção de 1 g de fibra para 1 g de proteína, mas não menos do que 0,5 g/1 g)

Refeição 3: Shake de abóbora (cerca de 300 calorias)
Enzimas digestivas

Refeição 4: Lanche da tarde (cerca de 300 calorias)
Aipo com 2 colheres (sopa) de pasta de amendoim natural
1 punhado de jerked beef (carne bovina salgada, curada e dessecada)

Refeição 5: "Arroz frito" chinês (cerca de 450 calorias)*
Enzimas digestivas

* Prepare 3 porções desta receita e conserve-as na geladeira em recipientes bem fechados para serem consumidas ao longo da semana.

Dia 23 – Segunda-feira

Beba 500 ml de água.

Refeição 1: Shake de espinafre sem a banana (cerca de 375 calorias)
Multivitamínico
Enzimas digestivas

Refeição 2: Lanche da manhã (cerca de 250 calorias)
3 fatias de peito de peru enroladas e mergulhadas na mostarda
1 barra de proteína rica em fibras e com pouco açúcar (de preferência na proporção de 1 g de fibra para 1 g de proteína, mas não menos do que 0,5 g/1 g)

Refeição 3: "Arroz frito" chinês (cerca de 450 calorias)
Enzimas digestivas

Refeição 4: Lanche da tarde (cerca de 200 calorias)
1 punhado de castanhas de caju
1 punhado de jerked beef (carne bovina salgada, curada e dessecada)

Refeição 5: Salmão com maionese de azeite (cerca de 450 calorias)
Acrescente 2 xícaras (chá) de vagem cozida no vapor como acompanhamento.
Enzimas digestivas

Refeição 6: Lanche pré/pós-treino (cerca de 250 calorias)
Metade do shake de proteína (2 scoops de whey protein sabor baunilha só com água) de 45 a 30 minutos antes do treino, e outra metade após o treino combinada a outro multivitamínico.

Dia 24 – Terça-feira

Beba 500 ml de água.

Refeição 1: Shake de espinafre sem a banana (cerca de 375 calorias)
Multivitamínico
Enzimas digestivas

Refeição 2: Lanche da manhã (cerca de 300 calorias)
Aipo com 2 colheres (sopa) de pasta de amendoim natural
3 fatias de peito de peru enroladas e mergulhadas na mostarda

Refeição 3: "Arroz frito" chinês (cerca de 450 calorias)
Enzimas digestivas

Refeição 4: Lanche da tarde (cerca de 250 calorias)
1 punhado de jerked beef (carne bovina salgada, curada e dessecada)
1 punhado grande de sementes de abóbora

Refeição 5: Omelete de claras com espinafre (cerca de 400 calorias)
Enzimas digestivas

Refeição 6: Lanche pré/pós-treino (cerca de 250 calorias)
Metade do shake de proteína (2 scoops de whey protein sabor baunilha só com água) de 45 a 30 minutos antes do treino, e outra metade após o treino combinada a outro multivitamínico.

Dia 25 - Quarta-feira

Beba 500 ml de água.

Refeição 1: Shake de espinafre sem a banana (cerca de 375 calorias)
Multivitamínico
Enzimas digestivas

Refeição 2: Lanche da manhã (cerca de 200 calorias)
1 punhado de sementes de abóbora
1 punhado de amêndoas

Refeição 3: Salada de peito de peru e frutas vermelhas (cerca de 400 calorias)
Enzimas digestivas

Refeição 4: Lanche da tarde (cerca de 300 calorias)
Aipo com 2 colheres (sopa) de pasta de amendoim natural
1 punhado de jerked beef (carne bovina salgada, curada e dessecada)

Refeição 5: Peru à mexicana – substitua a carne por peito de peru na receita de Carne à mexicana – (cerca de 450 calorias)*
Acrescente 2 xícaras (chá) de abóbora cozida no vapor como acompanhamento.
Enzimas digestivas

Refeição 6: Lanche pré/pós-treino (cerca de 250 calorias)
Metade do shake de proteína (2 scoops de whey protein sabor baunilha só com água) de 45 a 30 minutos antes do treino, e a outra metade do shake após o treino. Além disso, inclua outro multivitamínico após o treino.

* Prepare 3 porções desta receita e conserve-as na geladeira em recipientes bem fechados para serem consumidas ao longo da semana.

Dia 26 - Quinta-feira

Beba 500 ml de água.

Refeição 1: Omelete de claras com espinafre (cerca de 400 calorias)
Multivitamínico
Enzimas digestivas

Refeição 2: Lanche da manhã (cerca de 250 calorias)
1 punhado grande de amêndoas
1 punhado de jerked beef (carne bovina salgada, curada e dessecada)

Refeição 3: Peru à mexicana (cerca de 450 calorias)
Acrescente 2 xícaras (chá) de abóbora cozida no vapor.
Enzimas digestivas

Refeição 4: Lanche da tarde (cerca de 300 calorias)
1 punhado de sementes de abóbora
1 punhado de mirtilos
1 barra de proteína rica em fibras e com pouco açúcar (de preferência na proporção de 1 g de fibra para 1 g de proteína, mas não menos do que 0,5 g/1 g)

Refeição 5: Shake de espinafre sem a banana (cerca de 375 calorias)
Enzimas digestivas

Refeição 6: Lanche pré/pós-treino (cerca de 250 calorias)
Metade do shake de proteína (2 scoops de whey protein sabor baunilha só com água) de 45 a 30 minutos antes do treino, e outra metade após o treino combinada a outro multivitamínico

Dia 27 – Sexta-feira

Beba 500 ml de água.

Refeição 1: Shake de espinafre sem a banana (cerca de 375 calorias)
Multivitamínico
Enzimas digestivas

Refeição 2: Lanche da manhã (cerca de 200 calorias)
3 fatias de peito de peru enroladas e mergulhadas na mostarda
1 punhado de sementes de abóbora

Refeição 3: Peru à mexicana com salada (cerca de 450 calorias)
Coloque 1 xícara (chá) de Peru à mexicana e ¼ de xícara (chá) de pimentão vermelho fatiado (ou uma mistura de pimentões vermelho e amarelo) sobre uma salada de folhas verde-escuras temperada com vinagre e azeite.
Enzimas digestivas

Refeição 4: Lanche da tarde (cerca de 250 calorias)
1 punhado grande de amêndoas
1 punhado pequeno de jerked beef (carne bovina salgada, curada e dessecada)

Refeição 5: Salmão coberto com cebola caramelizada (cerca de 450 calorias)
Acrescente 2 xícaras (chá) de abobrinha cozida no vapor como acompanhamento.
Enzimas digestivas

Refeição 6: Lanche pré/pós-treino (cerca de 250 calorias)
Metade do shake de proteína (2 scoops de whey protein sabor baunilha só com água) de 45 a 30 minutos antes do treino, e outra metade após o treino combinada a outro multivitamínico

Dia 28 – Sábado

Beba 500 ml de água.

Refeição 1: Omelete de claras com espinafre (cerca de 400 calorias)
Multivitamínico
Enzimas digestivas

Refeição 2: Lanche da manhã (cerca de 300 calorias)
Aipo com 2 colheres (sopa) de pasta de amendoim natural
1 punhado de nozes-pecã torradas

Refeição 3: Shake de abóbora (cerca de 300 calorias)
Enzimas digestivas

Refeição 4: Lanche da tarde (cerca de 250 calorias)
3 fatias de peito de peru enroladas e mergulhadas na mostarda
1 punhado grande de sementes de abóbora

Refeição 5: Salmão coberto com cebola caramelizada (cerca de 450 calorias)
Coloque um filé do Salmão coberto com cebola caramelizada sobre uma salada de folhas verde-escuras temperada com vinagre e azeite.
Enzimas digestivas

Exercícios

Neste apêndice descrevo detalhadamente alguns exercícios excelentes, os meus favoritos para ficar em forma. Na próxima seção, intitulada "Treinos", incluo alguns desses exercícios para montar treinos detalhados, com a quantidade certa de repetições e séries. Observe as imagens enquanto lê as instruções. O texto e as imagens em conjunto irão ajudá-lo a dominar os movimentos.

Note que esses dois apêndices são complementares. Consulte "Exercícios" para aprender os movimentos básicos; consulte "Treinos" quando você tiver dominado os exercícios e estiver pronto para combiná-los, começando a aperfeiçoar o seu novo eu.

Flexão com bola medicinal

Acredito muito em não complicar as coisas. É por isso que as flexões sempre terão destaque em meus exercícios. Eu adoro me sentir atlético e conseguir fazer flexões sem achar que vou morrer depois de apenas dez delas! Flexões com bola medicinal (medicine ball) inovam as entediantes flexões tradicionais e proporcionam um maior alongamento dos músculos peitorais e o fortalecimento dos pequenos músculos estabilizadores dos ombros. Incluir uma pulsação quando estiver próximo ao chão também aumenta o grau de dificuldade. Fazer flexões de acordo com essas instruções certamente irá fortalecer e tonificar seus músculos peitorais, além de aumentar a resistência.

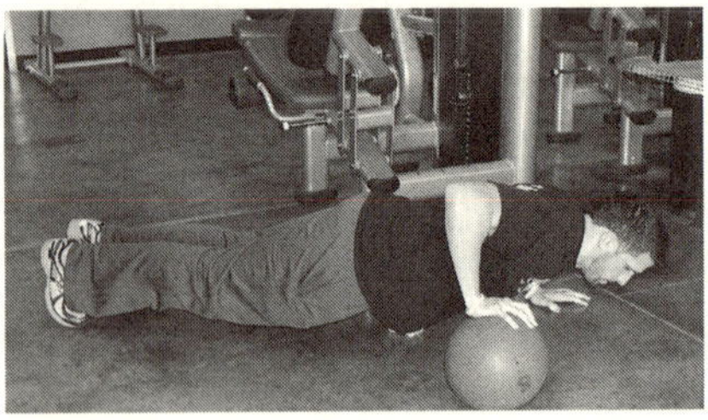

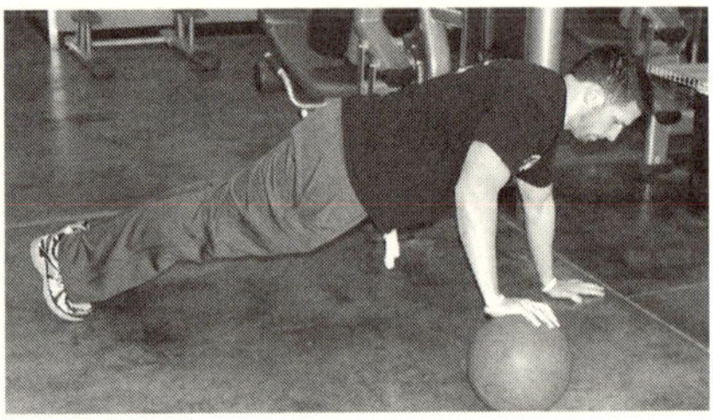

PASSO 1 Com o corpo reto, coloque as mãos no chão separadas pela mesma distância entre os ombros e apoie uma delas sobre a bola medicinal.

PASSO 2 Suba apoiando-se na ponta dos pés, de forma que todo o peso do corpo concentre-se sobre mãos e pés.

PASSO 3 Deixe o corpo alinhado, mantendo-o dessa forma durante todo o exercício.

PASSO 4 Flexione os cotovelos e leve o peito em direção ao chão.

PASSO 5 Assim que os cotovelos dobrarem um pouco mais do que 90°, levante o corpo levemente e retorne rapidamente ao chão (movimento chamado de "pulsação"). Então estique os braços completamente, voltando à posição inicial.

Supino com halteres sobre bola de estabilidade (um braço por vez)

Quando me exercito, gosto de dar atenção a movimentos unilaterais. Isso ajuda a trabalhar os desequilíbrios musculares, que são bem comuns, além de fortalecer os pequenos músculos estabilizadores, que não costumam ser trabalhados com tanta frequência quanto os músculos maiores. Este exercício é outro grande treino para o peito: ele lhe permite isolar cada músculo peitoral e, quando você fortalece cada músculo individualmente, torna-se mais forte por inteiro.

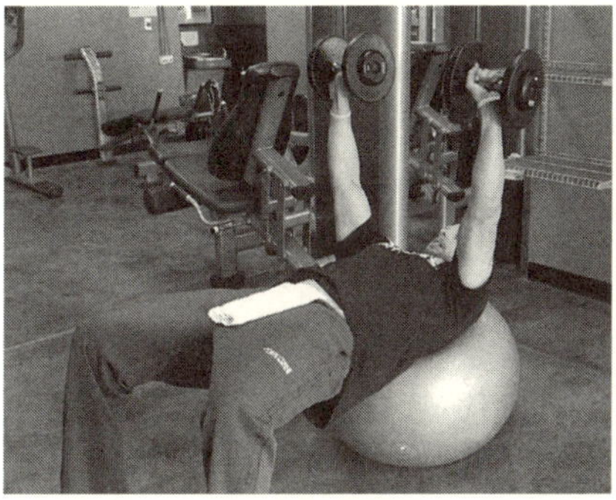

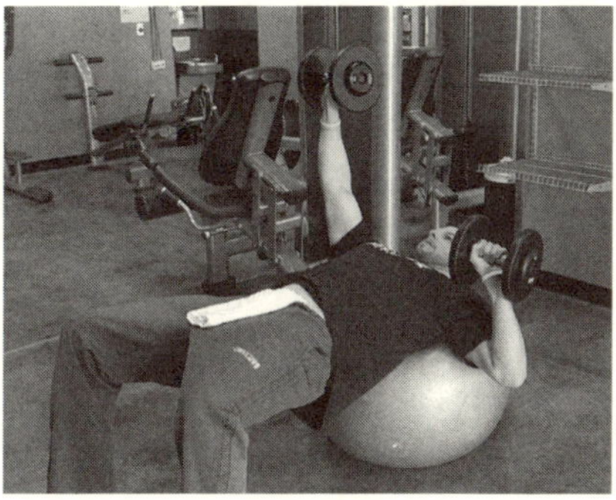

PASSO 1 Deite-se de costas sobre uma bola de estabilidade média ou grande (55 a 75 cm) com os joelhos flexionados, de modo que o corpo fique paralelo ao chão. (A parte superior das costas deve repousar na bola de estabilidade enquanto quadris e nádegas ficam para fora.)

PASSO 2 Com braços perpendiculares ao corpo, dobrados em direção ao teto, segure os halteres ao lado do peito.

PASSO 3 Empurre os dois halteres para cima, até que os braços fiquem esticados.

PASSO 4 Baixe um dos pesos em direção à lateral do peitoral superior (mantendo o outro braço esticado) até que uma leve tensão seja sentida no peito ou nos ombros.

PASSO 5 Por fim, estique o braço completamente como na posição mostrada no passo 3. Agora, o outro braço!

Barra fixa com pegada pronada

A barra fixa com pegada pronada é obrigatória em minha rotina de treino. Mesmo quando estou tentando ganhar mais massa muscular, eu a incluo em qualquer rotina de exercícios que estiver executando. Sem dúvida, é um ótimo instrumento para avaliar minha capacidade física, e sempre me esforço para fazer mais repetições nesse exercício. A barra fixa trabalha vários músculos das costas, além dos bíceps, antebraços e core. Por isso, é um exercício essencial, especialmente para aquele tronco em forma de V que muitos ratos de academia batalham para conseguir.

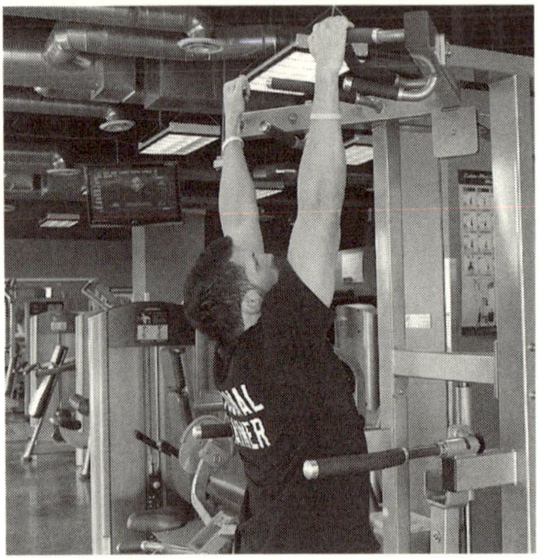

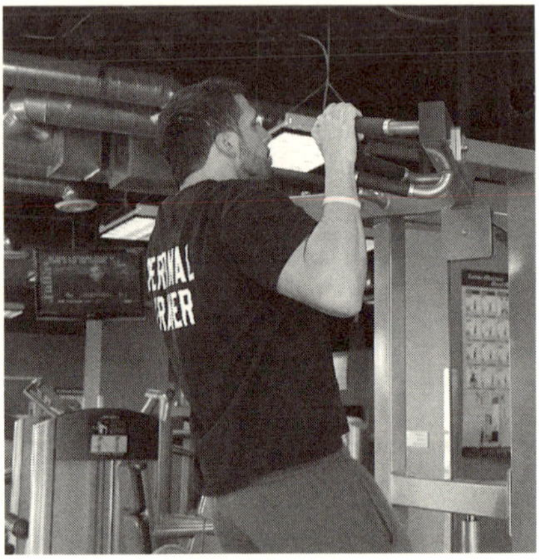

PASSO 1 Segure a barra com as palmas das mãos voltadas para a frente.

PASSO 2 Estique os braços completamente e pendure-se na barra.

PASSO 3 Traga corpo para cima (sem balançá-lo), até que o queixo ultrapasse a barra.

PASSO 4 Retorne à posição inicial e repita o exercício.

Levantamento terra

O levantamento terra é um exercício normalmente esquecido (ou preterido) na academia. Eu entendo por que quase ninguém gosta de realizá-lo, pois é exaustivo quando executado corretamente. No entanto, é ótimo para fortalecer as costas (regiões inferior, média e superior), core, pernas, antebraços e força de preensão. Normalmente faço o levantamento terra nos dias de treino de força focado nas costas.

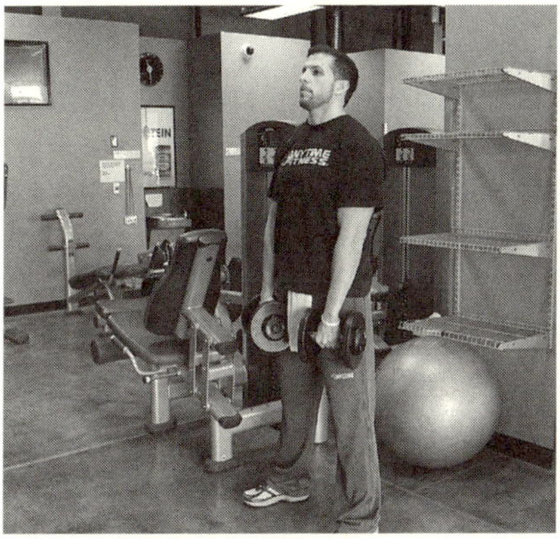

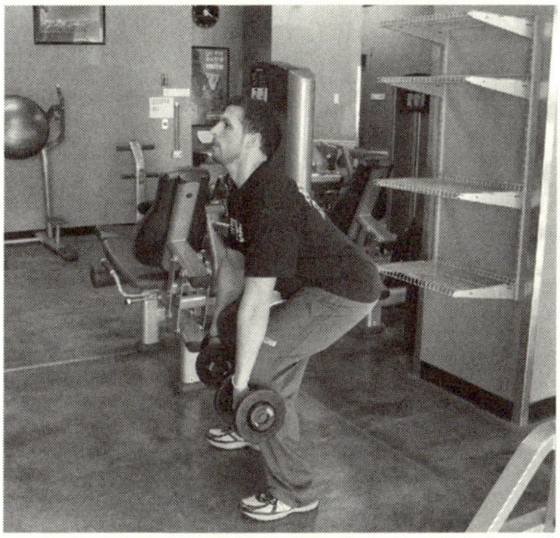

PASSO 1 De pé, com as pernas afastadas e alinhadas aos ombros, segure os halteres à frente com os braços esticados para baixo.

PASSO 2 Lentamente baixe os halteres, enquanto mantém as costas retas (mas levemente curvadas para a frente), o peito esticado e o quadril para trás, até que os halteres fiquem abaixo dos joelhos.

PASSO 3 Volte a ficar de pé enquanto mantém os halteres próximos ao corpo.

Agachamento com salto

O agachamento é outro exercício que muitas pessoas evitam porque, se feito de maneira correta, as pernas parecem gelatina logo após a primeira série. Assim como no levantamento terra, são favorecidos diversos grupos musculares: costas inferiores, quadris, tendões, glúteos, panturrilhas e até abdômen. Dizem que nenhum outro exercício trabalha tantos músculos. Agachamentos com salto têm um nível maior de dificuldade, mas de uma forma diferente dos tradicionais agachamentos com barra. Essa variação trabalha as fibras musculares de contração rápida, e é melhor não usar tanto peso quanto no agachamento tradicional. É um ótimo exercício que pode ser feito sem academia e sem equipamento. Você irá suar e respirar com dificuldade após executá-lo, independentemente de seu nível de condicionamento.

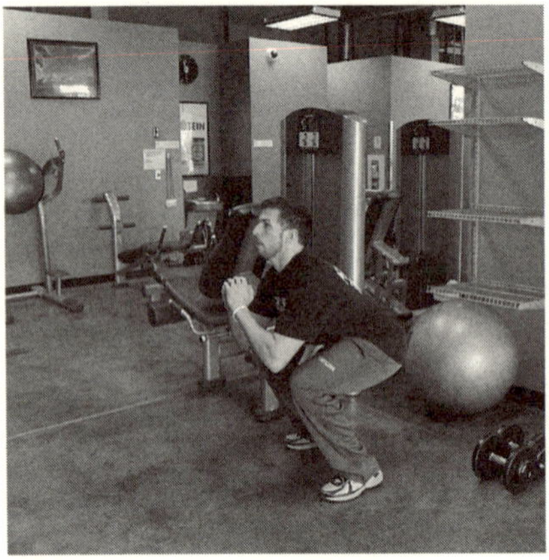

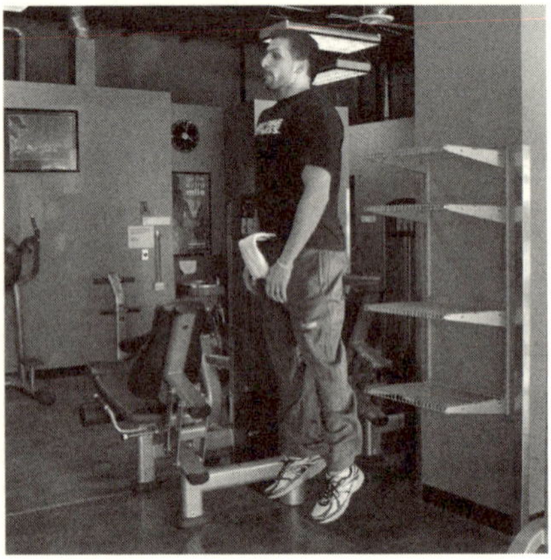

PASSO 1 Fique de pé, com as pernas alinhadas aos ombros.

PASSO 2 Abaixe-se enquanto mantém o peito estufado, as costas retas e as nádegas para trás.

PASSO 3 Desça até que as coxas fiquem paralelas ao chão. Então, dê um impulso, pulando o mais alto que puder.

PASSO 4 Em vez de voltar ao chão com as pernas retas, volte com os joelhos dobrados. Mas não interrompa o movimento; lentamente abaixe-se de novo e repita o agachamento sem fazer pausas (ou seja, sem descanso entre um agachamento e outro).

Avanço com salto

O avanço é outro ótimo exercício para o fortalecimento das pernas e glúteos. A maioria dos homens acredita que é um exercício para mulheres, principalmente porque auxilia na definição dos glúteos; mas, na minha opinião, ninguém deve ter um traseiro flácido. É por isso que, nos dias em que treino pernas, eu sempre incluo algum tipo de avanço. Avanços com salto, assim como agachamentos com salto, adicionam mais dificuldade à versão tradicional. Eles são muito eficazes para queimar calorias e com certeza vão acelerar seu batimento cardíaco, beneficiando o sistema cardiovascular.

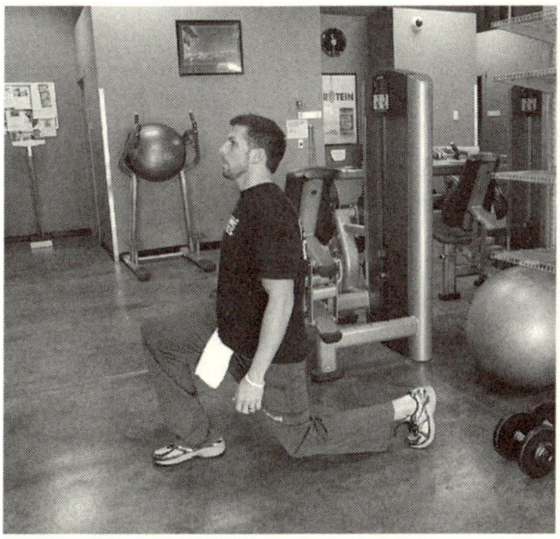

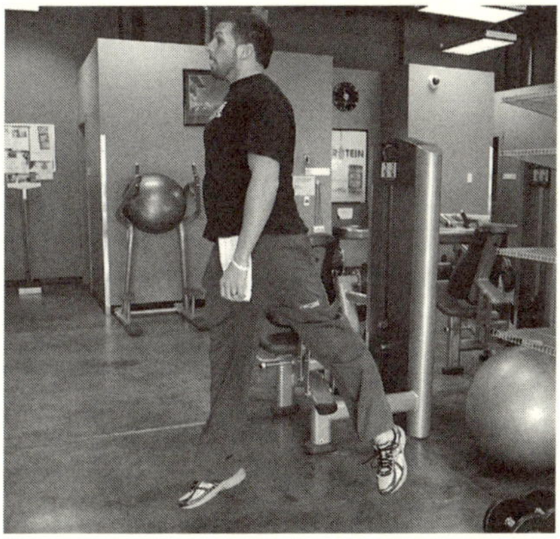

PASSO 1 Fique com um pé bem à frente do corpo e o outro estendido para trás, apoiado somente nos dedos.

PASSO 2 Abaixe-se, com as costas retas, até que a coxa dianteira fique paralela ao chão. Certifique-se de que o joelho da frente não avance além do pé.

PASSO 3 Da posição mais baixa, dê um impulso e pule o mais rápido que puder.

PASSO 4 Em vez de pousar com as pernas retas, pouse com os joelhos dobrados, revezando as pernas cada vez que retornar (de forma que a perna que estava para trás antes do salto vá para a frente depois). Não interrompa o movimento: lentamente abaixe-se de novo e repita o exercício sem fazer pausas.

Elevação de ombros: lado/frente/lado

O nome desse exercício pode parecer confuso, mas na verdade são dois exercícios – elevação lateral de ombros e elevação frontal de ombros – executados em três simples movimentos. É um consistente exercício de resistência, além de ser ótimo para tonificar os deltoides laterais e frontais. Eu gosto de inseri-lo em meus treinos para aumentar o gasto calórico.

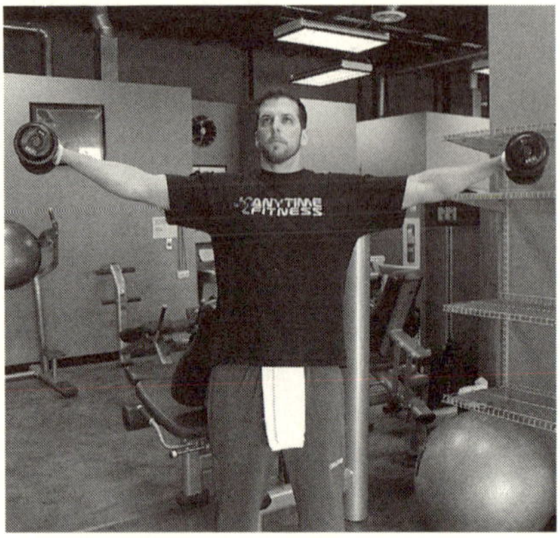

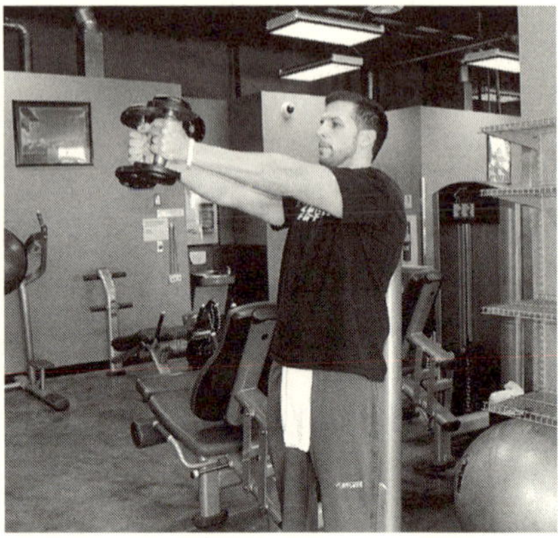

PASSO 1 Fique de pé, com as pernas afastadas na linha dos ombros, segurando os halteres ao lado do corpo.

PASSO 2 Com os cotovelos levemente curvados, levante os halteres para os lados, afastando-os do corpo até que os braços fiquem paralelos ao chão.

PASSO 3 Mantendo os braços paralelos ao chão, traga os halteres a sua frente até que eles se toquem (girando-os para que fiquem perpendiculares ao chão).

PASSO 4 Ainda mantendo os braços paralelos ao chão, traga os halteres de volta para a posição lateral. Depois, abaixe-os até a altura da sua cintura/quadril.

Step-up com as mãos em prancha

Apresentei esse ótimo exercício ao Dr. Oz quando estive em seu programa de TV. Costumo fazê-lo nos dias em que trabalho os ombros; no entanto, ele estimula vários músculos, incluindo, além de ombros, tríceps e core. Também é ótimo para a resistência cardiovascular. A "prancha" refere-se à posição de seu corpo em linha reta.

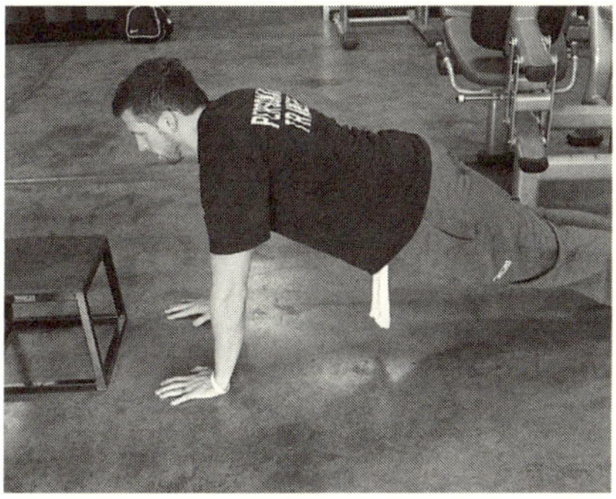

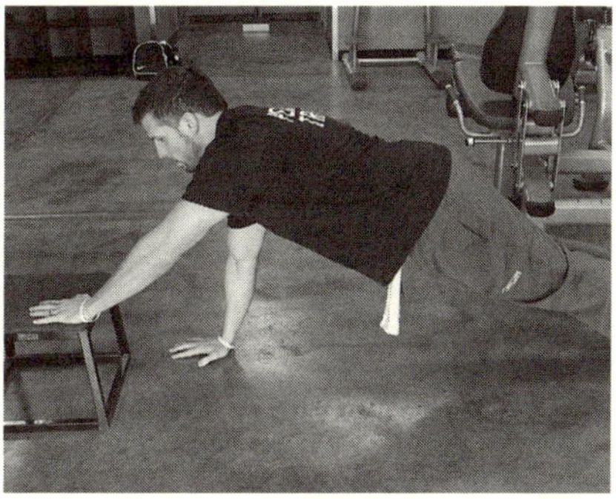

PASSO 1 Encoste um step em uma parede para aumentar a estabilidade ou use a escada de sua casa.

PASSO 2 Fique na posição inicial de flexão, de frente para o step. (Se for um iniciante, você pode fazer esse exercício de joelhos até que tenha força para fazê-lo sem esse auxílio extra.)

PASSO 3 Coloque uma mão aberta em cima do step e depois a outra, mantendo o corpo em posição reta (como uma "prancha").

PASSO 4 Retire as mãos do step/degrau, uma de cada vez, fazendo que o corpo retorne à posição inicial de flexão.

PASSO 5 Repita esses movimentos em ritmo acelerado por 30 a 45 segundos, dependendo de seu nível de condicionamento.

Barra fixa – pegada supinada

Esse é outro exercício essencial para fortalecer a parte superior do corpo e melhorar a flexibilidade e o nível atlético. A barra fixa com pegada supinada foca mais nos bíceps e é diferente da de pegada pronada por causa do lado para o qual as palmas das mãos apontam (pronada = palmas voltadas para a frente; supinada = palmas voltadas para você). Eu a pratico nos dias em que treino bíceps, para não fazer somente rosca. Esse exercício não só fortalece os bíceps como é uma ótima maneira de nós, homens, conseguirmos aqueles muques. Para vocês, mulheres, irá contribuir para uma boa definição muscular.

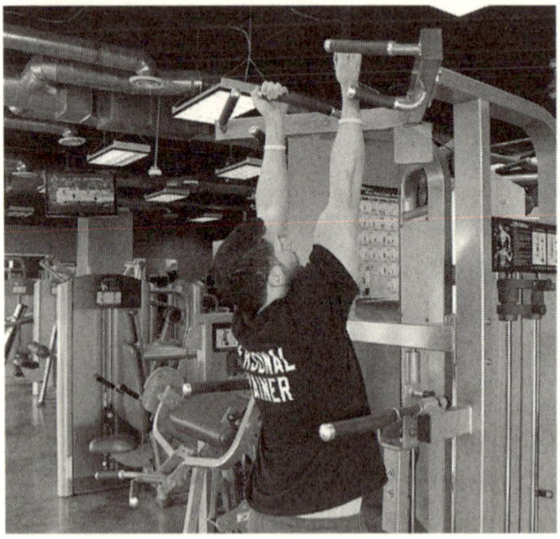

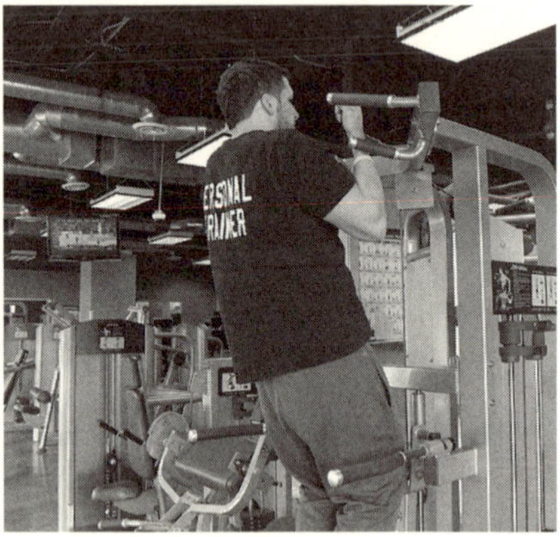

PASSO 1 Segure a barra fixa com as palmas das mãos voltadas para você.

PASSO 2 Estique o braço completamente e pendure-se na barra.

PASSO 3 Impulsione o corpo para cima (sem balançá-lo), usando principalmente os bíceps, até que o queixo ultrapasse a barra.

PASSO 4 Retorne à posição inicial e repita o exercício.

Rosca direta

"Rosca é para meninas" – é o que meu treinador de luta costumava dizer no ensino médio. A rosca não é difícil de praticar e torna seus braços definidos. Eu gosto, contudo, de incluir algumas modificações na tradicional rosca direta. Realizar a subida (movimento positivo) em 1 tempo rápido e a descida (movimento negativo) em 3 tempos lentos é ótimo para aprimorar força e explosão.

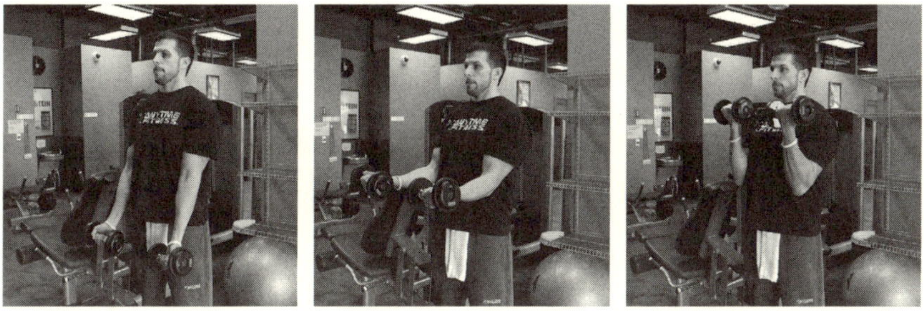

PASSO 1 Fique de pé e com as pernas na linha dos ombros enquanto segura os halteres. Deixe os pesos à frente, com as palmas voltadas para cima.

PASSO 2 Mantendo as costas eretas, traga os halteres para cima, fazendo um movimento em forma de "D", usando os bíceps. Em cima, comprima/flexione os bíceps. (Faça o movimento de subida em 1 tempo. Não se esqueça de que o movimento deve ser rápido.)

PASSO 3 Desça lentamente em 3 tempos, retorne com o mesmo movimento em forma de "D", até que os braços estejam totalmente esticados e na posição inicial.

Tríceps banco com uma pulsação

O tríceps banco é outro ótimo exercício que faço em meus treinos, seja qual for a fase em que eu esteja (fortalecimento ou tonificação). Existem muitas variações e graus de dificuldade para esse exercício. Gosto de incluir uma pulsação no movimento de descida para intensificar o nível de dificuldade. Você irá se sentir melhor mesmo após uma única série!

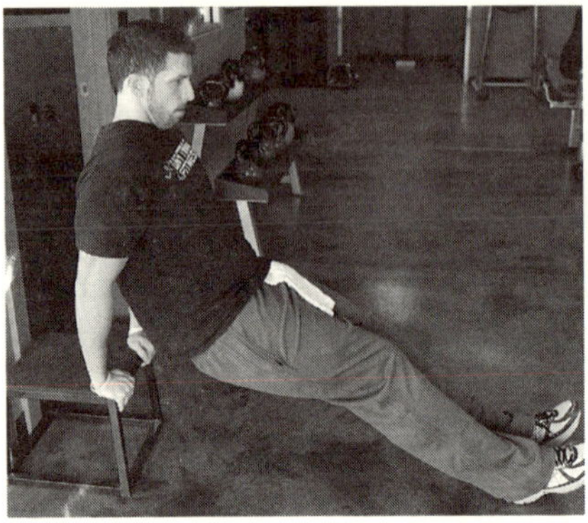

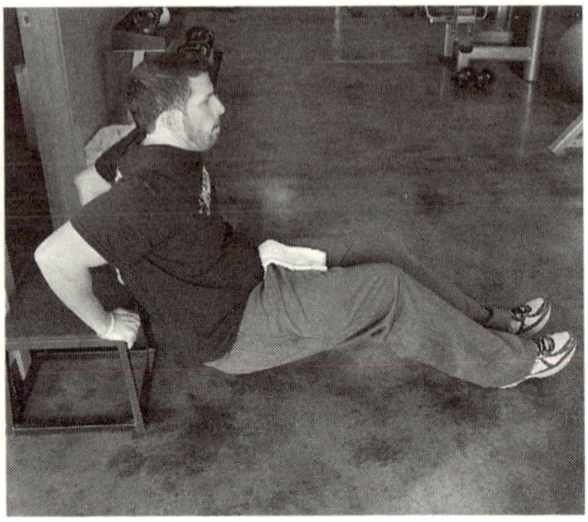

PASSO 1	Sente-se em uma cadeira e apoie as mãos nas laterais dela, próximas ao quadril.
PASSO 2	Mova-se para fora da cadeira, sustentando-se pelos braços, com os pés afastados e alinhados aos ombros, fornecendo mais apoio.
PASSO 3	Abaixe-se até que os braços formem um ângulo de 90° (mantenha os cotovelos fechados e as costas eretas).
PASSO 4	Volte um pouco para cima (cerca de ¼ do caminho) e então desça novamente.
PASSO 5	Suba para a posição inicial.

Tríceps "skull crushers" ou tríceps testa

Outro ótimo e eficiente treino para os tríceps é o "skull crushers". O nome assusta ("esmaga crânio", em inglês), mas é bem simples de ser executado, mesmo em casa. Esse exercício de fato ajuda a isolar somente os músculos dos tríceps. E ter tríceps mais fortes é vantajoso para diversos outros exercícios para a parte superior do corpo. Minha esposa adora esse treino; ela diz que ajuda a prevenir aqueles braços flácidos contra os quais várias mulheres lutam.

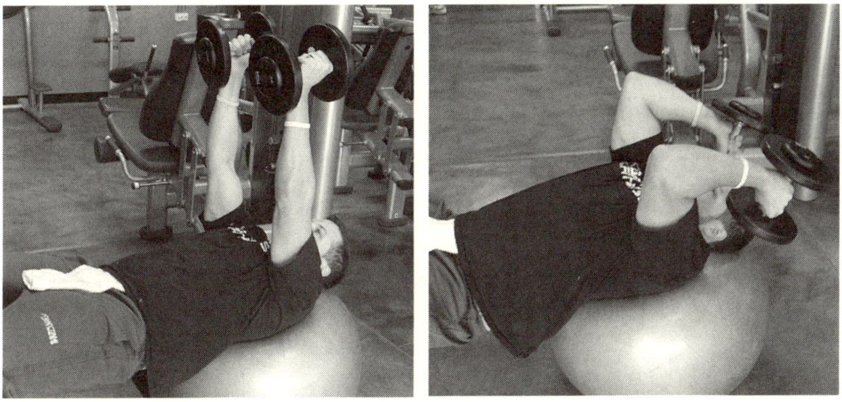

PASSO 1 Deite-se de costas em uma bola de ginástica, com os joelhos dobrados o quanto for necessário, de forma que o corpo fique paralelo ao chão.

PASSO 2 Leve os halteres em direção à cabeça, com os braços esticados e as palmas voltadas uma para a outra.

PASSO 3 Dobre os braços em 90°, de forma que os halteres alcancem sua testa em ambos os lados. (Cuidado para não bater de verdade com os halteres na cabeça; só chegue perto!)

PASSO 4 Quando os halteres estiverem abaixados, faça uma pulsação levando-os de volta pra cima somente ¼ do caminho e então desça-os completamente outra vez. A seguir, endireite os braços, de modo que os halteres fiquem acima de você novamente. Mantenha seus cotovelos na mesma posição durante todo o passo.

Prancha com rotação de quadril

Fortalecer o core é uma das coisas mais importantes quando se trata de condicionamento físico, apesar de essa parte do corpo ser muito negligenciada, inclusive por atletas profissionais. Seu core é o seu alicerce e, se ele está forte, essa força irá trazer benefícios para o restante do corpo. Muitas pessoas focam apenas no abdômen, achando que a chave para uma barriga tanquinho é fazer o maior número possível de abdominais. Eu adoro a prancha, apesar de ser uma posição de ioga, porque é um dos exercícios mais básicos para o core e é muito eficiente. Muitos caras pensam que ioga é para "meninas", mas na verdade ela traz benefícios para todos (sim, mesmo se você é um fisiculturista). Incluir a rotação de quadril aumenta a dificuldade e ajuda a ampliar a área de músculos trabalhados durante este exercício.

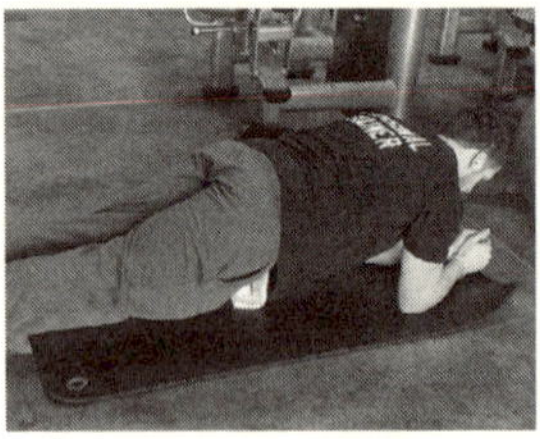

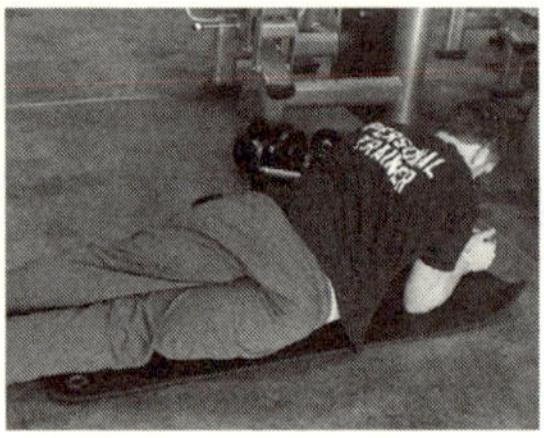

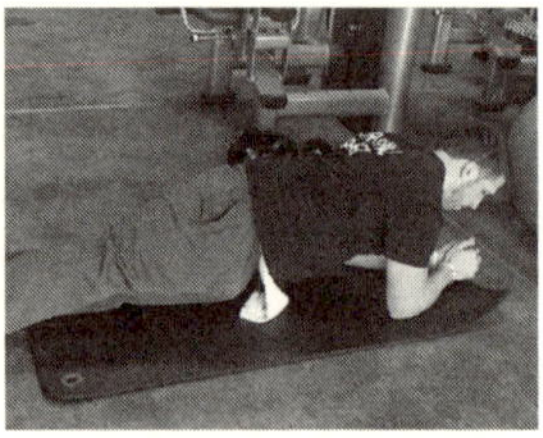

PASSO 1 Deite de bruços em um tapete, repousando sobre os antebraços.

PASSO 2 Impulsione-se para cima, apoiado na ponta dos pés e repousando sobre os cotovelos.

PASSO 3 Concentre-se em manter as costas retas, alinhado da cabeça aos calcanhares. Incline a pélvis e contraia seu abdômen para impedir que o quadril fique muito para cima e as costas se curvem.

PASSO 4 Gire para um lado, encostando a lateral do quadril no chão.

PASSO 5 Retorne à posição central.

PASSO 6 Gire para o outro lado, encostando a outra lateral do quadril no chão.

Prancha lateral com "passe a agulha"

A prancha lateral é outro exercício essencial para o core, pois estimula músculos diferentes dos trabalhados na prancha tradicional. Esse exercício foca nos músculos oblíquos, dos quadris, costas inferiores e a área dos "pneuzinhos". Fazer esse exercício na academia chama a atenção, já que a maioria dos homens está sempre em algum aparelho de abdominais. O movimento "passe a agulha" adiciona dificuldade às tradicionais pranchas laterais. Esse movimento complementar traz diversos benefícios, como aumentar a área trabalhada. Especificamente, o movimento ajuda a fortalecer os pequenos músculos estabilizadores e a melhorar o equilíbrio.

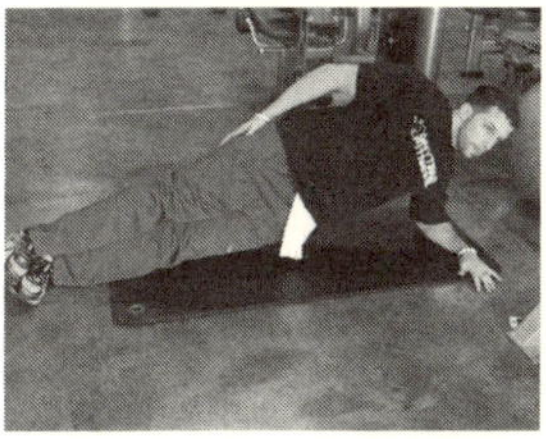
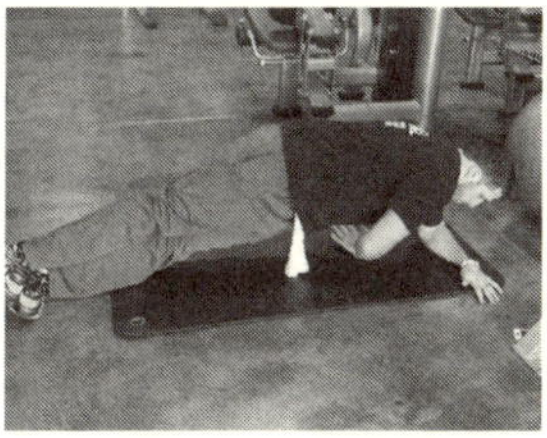
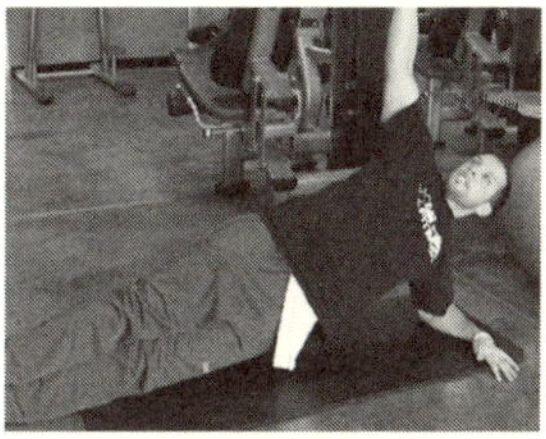

PASSO 1 Deite sobre o lado esquerdo com o corpo reto, um pé sobre o outro, mas inclinado do quadril até o ombro. Apoie-se sobre o braço esquerdo, dobrado em 90° no cotovelo (com a mão e antebraço apoiados no chão, direcionados para a frente). Repouse o braço direito sobre a perna direita.

PASSO 2 Empurre o tronco para cima de forma que apenas pé, mão e antebraço esquerdos fiquem em contato com o chão.

PASSO 3 Quando estiver na posição correta, o espaço entre você e o chão deverá formar um triângulo. Tente não deixar o quadril descer e encostar no chão.

PASSO 4 Estique o braço direito para cima (perpendicular ao seu corpo) e depois passe-o pelo buraco triangular criado pela posição. Traga o braço de volta até que ele esteja completamente esticado novamente. Repita.

PASSO 5 Troque de lado e repita o exercício.

Treinos

Este apêndice oferece quatro treinos que combinam exercícios para fortalecer peito/costas, pernas/ombros, bíceps/tríceps e abdômen/core. Para cada exercício há três graus de dificuldade. Comece naquele que for confortável para você e trabalhe para chegar gradualmente no nível “Evolução”.

Em cada treino, especifico quantas repetições e séries eu faço. Normalmente, gosto de fazer meu treinos como superséries – em outras palavras, faço dois exercícios diferentes consecutivamente com pouco ou nenhum descanso entre as séries. Isso é ótimo, pois você obtém as vantagens dos treinos cardiovascular e de resistência de uma vez só.

Sempre começo meu treino com um aquecimento. Pode ser qualquer coisa, seja caminhar, fazer bicicleta, pular ou correr sem sair do lugar por alguns minutos.

PEITORAL/COSTAS

Exercício 1: Flexões

Com o corpo reto, coloque as mãos no chão, separadas pela mesma distância entre os ombros. Suba apoiando na ponta dos pés, de forma que todo o peso do corpo concentre-se sobre mãos e pés. Deixe o corpo alinhado, mantendo-o dessa forma durante todo o exercício. Dobre os cotovelos e leve o peito em direção ao chão. Assim que os cotovelos dobrarem um pouco mais do que 90°, levante o corpo levemente e estique os braços completamente, voltando à posição inicial.

INÍCIO Como descrito acima, mas com as pernas repousando sobre uma bola de estabilidade (posicionada sob o quadril), o que colocará menos peso/resistência sobre braços e ombros quando fizer as flexões.

EQUILÍBRIO Como descrito acima.

EVOLUÇÃO Como descrito acima, mas com uma mão sobre a bola medicinal e a outra apoiada no chão.

Exercício 2: Barra fixa com pegada pronada

Segure a barra com as palmas da mão voltadas para a frente. Estique os braços completamente e pendure-se na barra. Traga seu corpo para cima (sem balançá-lo), até que o queixo ultrapasse a barra. A seguir, desça e retorne à posição inicial.

INÍCIO Como descrito acima, utilizando como apoio uma cadeira ou o graviton (aparelho de musculação).

EQUILÍBRIO Como descrito acima.

EVOLUÇÃO Como descrito acima, mas contando até um na subida e até três na descida.

As minhas séries e repetições para esses dois primeiros exercícios são: 2 flexões/1 barra fixa, 4 flexões/2 barras fixas, 6/3, 8/4, 10/5. Descanse por 60 segundos e repita três vezes.

Exercício 3: Crucifixo

Pegue dois halteres. Deite-se sobre um banco ou uma bola de estabilidade com os joelhos dobrados. Segure os halteres acima de seu peito, com os braços levemente curvados. Com uma palma da mão de frente para a outra, abra os braços a partir da articulação dos ombros, até que fiquem paralelos ao chão. Contraia os músculos peitorais ao fechar os braços, retornando à posição inicial com os halteres se tocando novamente. Repita.

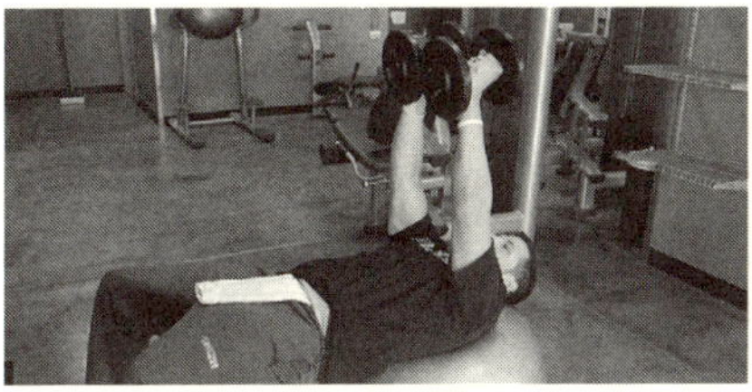

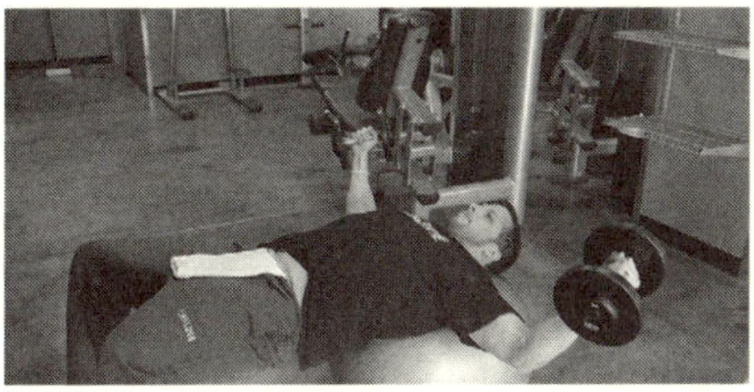

INÍCIO Como descrito acima, mas com pesos leves.

EQUILÍBRIO Como descrito acima, mas com uma pulsação quando os pesos estiverem embaixo.

EVOLUÇÃO Como descrito acima, mas contando até três na descida e até um na subida.

Exercício 4: Remada inclinada

Com os pés separados na linha dos ombros e joelhos levemente dobrados, incline-se até que seu peito fique quase paralelo ao chão. Com halteres nas mãos e braços completamente esticados na direção do chão, traga um halter para cima ao longo de sua lateral, até que encoste em suas costelas ou até que a parte superior de seu braço fique na horizontal. Volte a esticar completamente esse braço, com o ombro apontando para baixo. Repita o movimento com o outro braço.

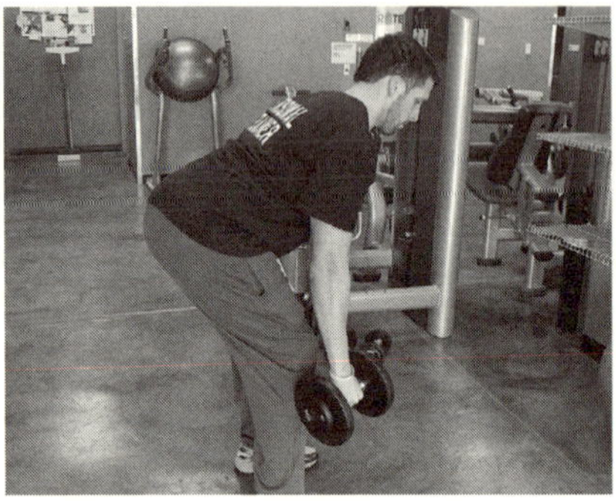

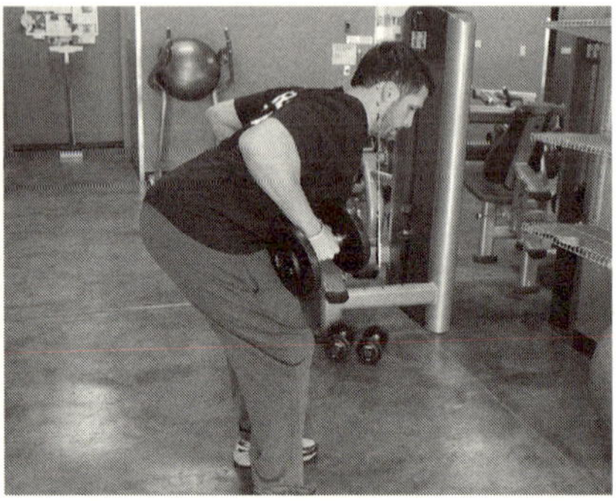

INÍCIO	Como descrito acima, mas com pesos leves.
EQUILÍBRIO	Como descrito acima, mas em um pé só e com uma suave pulsação em cima.
EVOLUÇÃO	Como descrito acima, mas em um pé só e contando até um na subida e até três na descida.

As minhas séries e repetições para os exercícios 3 e 4 são: exercício 3, 15 repetições; exercício 4, 15 repetições para cada braço. Repita essa supersérie três vezes com pouco ou nenhum descanso entre cada uma.

Exercício 5: Supino com halteres

Com os joelhos flexionados, deite-se de costas sobre uma bola de estabilidade, de modo que o corpo fique paralelo ao chão. Com os braços perpendiculares ao corpo, dobrados em direção ao teto, segure os halteres ao lado do peito. Erga os dois halteres, até que os braços fiquem esticados. Baixe os dois pesos em direção à lateral do peitoral superior, até que uma leve tensão seja sentida no peito ou nos ombros.

INÍCIO Como descrito acima, mas com pesos leves.

EQUILÍBRIO Como descrito acima, mas com um braço de cada vez.

EVOLUÇÃO Como descrito acima, mas com um braço de cada vez e contando até 1 na subida e até 3 na descida.

Exercício 6: Levantamento terra

De pé, com as pernas afastadas e alinhadas aos ombros, segure os halteres à frente com os braços esticados para baixo. Lentamente baixe os halteres enquanto mantém as costas retas (mas levemente inclinadas para a frente), o peitoral esticado e o quadril para trás, até que os halteres fiquem abaixo dos joelhos. Volte a ficar de pé enquanto mantém os halteres próximos ao corpo.

INÍCIO Como descrito acima, mas com pesos leves.

EQUILÍBRIO Como descrito acima, mas com uma barra em vez dos halteres e começando do chão, subindo e descendo de volta ao chão em cada repetição.

EVOLUÇÃO Como descrito acima, mas com uma barra em vez dos halteres e começando do chão, subindo e descendo de volta ao chão em cada repetição, contando até 1 na subida e até 3 na descida.

As minhas séries e repetições para os exercícios 5 e 6 são: exercício 5, 12 repetições para cada braço; exercício 6, 12 repetições. Repita essa supersérie três vezes com pouco ou nenhum descanso entre cada uma.

PERNAS/OMBROS

Exercício 1: Agachamento com halteres

Com seus pés alinhados aos ombros, segure os halteres ao lado do corpo. Comece a se agachar, mantendo os calcanhares no chão, o peitoral esticado, as costas retas e o quadril para trás. Abaixe-se até que as coxas fiquem paralelas ao chão e então volte fazendo o mesmo movimento.

INÍCIO	Como descrito acima, mas apoiando as costas em uma bola de ginástica (posicionada entre você e a parede) e utilizando pouco ou nenhum peso.
EQUILÍBRIO	Como descrito acima, mas com uma barra leve sobre os ombros (logo atrás do pescoço) em vez dos halteres.
EVOLUÇÃO	Como descrito acima, mas com uma barra leve sobre os ombros (logo atrás do pescoço) e fazendo agachamentos com salto.

Exercício 2: Desenvolvimento com halteres

Com os pés alinhados aos ombros, segure os halteres acima dos ombros, com os braços abertos e dobrados para cima em um ângulo de 90°. Levante os halteres em direção ao teto até que os braços fiquem esticados e então traga-os de volta para a posição inicial.

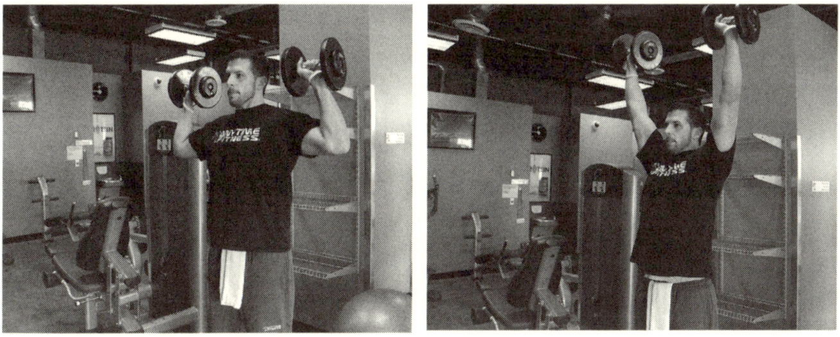

INÍCIO	Como descrito acima, mas com pesos leves.
EQUILÍBRIO	Como descrito acima, mas sobre um único pé.
EVOLUÇÃO	Como descrito acima, mas sobre um único pé, exercitando um braço de cada vez.

As minhas séries e repetições para os exercícios 1 e 2 são: exercício 1, 15 repetições; exercício 2, 12 repetições. Repita essa supersérie três vezes, com pouco ou nenhum descanso entre cada uma.

Exercício 3: Avanços

Fique com um pé bem à frente e o outro estendido para trás, apoiado somente nos dedos. Abaixe-se, com as costas eretas, até que a coxa dianteira fique paralela ao chão. Certifique-se de que o joelho da frente não avance além do pé. Volte à posição inicial.

INÍCIO	Como descrito acima, mas segurando pesos leves a seu lado.
EQUILÍBRIO	Como descrito acima, mas com o pé de trás em cima de um banco.
EVOLUÇÃO	Como descrito acima, mas com pesos leves e fazendo avanços com salto.

Exercício 4: Elevação lateral de ombros

De pé, com as pernas afastadas na linha dos ombros, segure pesos leves, com os braços soltos naturalmente ao lado do corpo. Levante os dois halteres lateralmente até que fiquem na altura dos ombros, mantando os braços esticados e afastados de seu corpo. Baixe-os para a posição inicial.

INÍCIO	Como descrito acima, mas com pesos leves.
EQUILÍBRIO	Como descrito acima, mas sobre um único pé.
EVOLUÇÃO	Como descrito acima, mas sobre um único pé, com um braço de cada vez e uma pulsação quando estiver em cima no movimento.

As minhas séries e repetições para os exercícios 3 e 4 são: exercício 3, 12 repetições para cada perna; exercício 4, 12 repetições. Repita essa supersérie três vezes, com pouco ou nenhum descanso entre cada uma.

Exercício 5: Step-up

Fique de frente para um banco, uma cadeira baixa ou até mesmo a escada de casa. Suba com uma perna e então apoie-se nela para elevar a outra perna, até que ambos os pés estejam sobre o banco/cadeira/degrau. Desça, começando pela primeira perna, e repita o movimento, alternando os pés.

INÍCIO Como descrito acima, mas com pouco ou nenhum peso e com um degrau mais baixo.

EQUILÍBRIO Como descrito acima, mas com uma elevação de joelho logo após a subida da perna oposta.

EVOLUÇÃO Como descrito acima, mas fazendo step-ups com saltos alternados.

Exercício 6: Step-up com as mãos em prancha

Encoste um step em uma parede, para que fique estável, ou use as escadas de sua casa. Fique na posição inicial de flexão, de frente para o step. Coloque uma mão no topo do step, seguida pela outra mão (mantendo o corpo em posição reta, como uma "prancha"). Retire as mãos do step, uma de cada vez, até que você retorne à posição de flexão.

INÍCIO Como descrito acima, mas de joelhos e em um ritmo mais lento.

EQUILÍBRIO Como descrito acima.

EVOLUÇÃO Como descrito acima, mas em um ritmo acelerado por pelo menos 45 segundos, cada série.

As minhas séries e repetições para os exercícios 5 e 6 são: exercício 5, 15 para cada perna; exercício 6, 30 segundos em ritmo acelerado. Repita essa supersérie três vezes, com pouco ou nenhum descanso entre cada uma.

BÍCEPS/TRÍCEPS

Exercício 1: Barra fixa com pegada supinada

Segure na barra fixa com as palmas da mão voltadas para você. Estique os braços completamente e pendure-se na barra. Impulsione o corpo para cima (sem balançá-lo), utilizando principalmente os bíceps, até que seu queixo ultrapasse a barra. Retorne à posição inicial.

INÍCIO Como descrito acima, mas utilizando uma cadeira ou o graviton (aparelho de musculação).

EQUILÍBRIO Como descrito acima.

EVOLUÇÃO Como descrito acima, mas contando até 1 na subida e até 3 na descida.

Exercício 2: Tríceps banco

Sente-se em uma cadeira com as mãos apoiadas nas extremidades, na altura do quadril. Desça da cadeira de forma que você se sustente pelos braços e seus pés fiquem separados pela mesma distância entre os ombros, fornecendo mais apoio. Abaixe-se até que os braços formem um ângulo de 90º (mantendo os cotovelos para dentro e as costas eretas). Retorne à posição inicial.

INÍCIO Como descrito acima, mas no graviton (aparelho de musculação).

EQUILÍBRIO Como descrito acima.

EVOLUÇÃO Como descrito acima, mas com um peso adicional sobre seu colo e fazendo uma pulsação quando estiver embaixo no movimento.

As minhas séries e repetições para esses dois primeiros exercícios são: exercício 1, 12 repetições; exercício 2, faça 12 repetições, mantenha-se na posição vertical por 10 segundos e em seguida faça mais 12 repetições. Repita essa supersérie três vezes, com pouco ou nenhum descanso entre cada uma.

Exercício 3: Rosca direta

Com os pés afastados na largura dos ombros, segure os halteres com as palmas das mãos voltadas para cima. Mantendo as costas eretas, levante os pesos usando bíceps, fazendo um movimento em forma de "D". Em cima, contraia os bíceps. Retorne fazendo o mesmo movimento em forma de "D".

INÍCIO Como descrito acima, mas com pesos leves.

EQUILÍBRIO Como descrito acima, mas em um único pé.

EVOLUÇÃO Como descrito acima, mas em um único pé, exercitando uma mão de cada vez e fazendo uma pulsação quando estiver embaixo no movimento.

Exercício 4: Tríceps coice

Fique em pé segurando os halteres próximos ao corpo, com os cotovelos dobrados. Curve-se de modo que seu peitoral e braços fiquem quase paralelos ao chão. Estique os braços até que fiquem retos (ou seja, apontando para trás, já que seu corpo está curvado). Contraia os tríceps quando os braços estiverem totalmente esticados e então traga os braços de volta para a posição inicial, mantendo-se curvado.

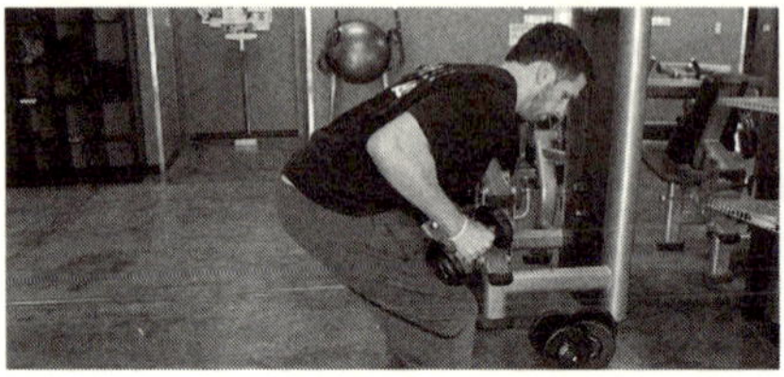

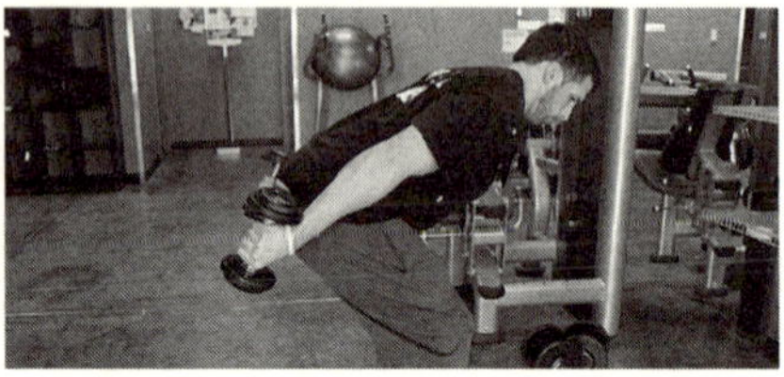

INÍCIO Como descrito acima, mas com pesos leves.

EQUILÍBRIO Como descrito acima, mas em um único pé.

EVOLUÇÃO Como descrito acima, mas em um único pé, uma mão de cada vez e com uma pulsação quando estiver em cima no movimento.

As minhas séries e repetições para os exercícios 3 e 4 são: exercício 3, 15 repetições para cada braço; exercício 4, 15 repetições para cada braço. Repita essa supersérie três vezes, com pouco ou nenhum descanso entre cada uma.

Exercício 5: Rosca martelo

Com os pés afastados na linha dos ombros, segure os halteres, mantendo os braços relaxados ao lado, com as palmas das mãos voltadas para você. Levante um dos braços em um ângulo de 90°, apontando para a frente. Mantendo as costas eretas, levante e leve para a frente a outra mão em um movimento em forma de "D", utilizando seus bíceps. Em cima, contraia os bíceps e retorne fazendo o mesmo movimento em forma de "D". Troque de lado, mantendo sempre um braço em um ângulo de 90° enquanto movimenta o outro.

INÍCIO Como descrito acima, mas com pesos leves.

EQUILÍBRIO Como descrito acima, mas em um único pé.

EVOLUÇÃO Como descrito acima, mas em um único pé e com uma pulsação quando estiver embaixo no movimento.

Exercício 6: Tríceps "skull crushers" ou tríceps testa

Deite-se de costas em uma bola de estabilidade, com os joelhos dobrados o quanto for necessário, de forma que você fique paralelo ao chão. Segure os halteres em direção ao teto na linha dos ombros, com braços esticados e as palmas voltadas uma para a outra. Flexione os cotovelos em um ângulo de 90°, levando os pesos em direção à testa. (Cuidado para não bater de verdade com os halteres na cabeça; só chegue perto!) Estique os braços novamente.

INÍCIO Como descrito acima, mas com pesos leves.

EQUILÍBRIO Como descrito acima, mas com uma pulsação quando estiver embaixo no movimento.

EVOLUÇÃO Como descrito acima, mas contando até três na descida e até um na subida.

As minhas séries e repetições para os exercícios 5 e 6 são: exercício 5, 12 repetições para cada braço; exercício 6, 15 repetições. Repita essa supersérie três vezes, com pouco ou nenhum descanso entre cada uma.

ABDÔMEN/CORE

Eu gosto de incluir exercícios para o core em todos os meus treinos. Às vezes, faço entre as superséries e, em outras, deixo para o final.

Exercício 1: Prancha

Deite-se de bruços em um colchonete, repousando sobre os antebraços. Eleve o corpo, apoiando-se na ponta dos pés, nos cotovelos flexionados e nos antebraços encostados no chão. Concentre-se em manter as costas retas, formando uma linha da cabeça aos calcanhares. Incline a pélvis e contraia o abdômen para impedir que seu quadril fique muito para cima e que suas costas se curvem.

INÍCIO	Como descrito acima, mas apoiado nos joelhos em vez de nos dedos dos pés.
EQUILÍBRIO	Como descrito acima, mas esticando um pouco os dedos dos pés durante o exercício (ou seja, empurrando-se levemente para frente e para trás).
EVOLUÇÃO	Como descrito acima, mas em um pé só, mantendo o outro pé a 15 centímetros do chão.

Faça três séries de 30 a 45 segundos.

Exercício 2: Prancha lateral com "passe agulha"

Deite-se sobre seu lado esquerdo com o corpo reto e com um pé sobre o outro, mas fique inclinado do quadril até o ombro. Apoie-se no braço esquerdo, curvando seu cotovelo em 90° (com mão e antebraço apoiados no chão, apontando diretamente para frente). Repouse o braço direito sobre a perna direita. Eleve seu corpo de modo que apenas pé, mão e antebraço esquerdos permaneçam em contato com o chão. Quando estiver na posição correta, o espaço entre você e o chão deverá formar um triângulo. Evite que seu quadril desça e encoste no chão. Ao finalizar o exercício, faça o mesmo processo com o lado direito.

INÍCIO Como descrito acima, mas mantendo a posição por apenas 10 segundos.

EQUILÍBRIO Como descrito acima, mas com um pequeno movimento nos quadris, girando para frente e para trás por pelo menos 30 segundos.

EVOLUÇÃO Como descrito acima, mas repetindo o movimento "passe a agulha" com seu braço livre (veja página 247).

Faça três séries de 30 segundos para cada lado.

Exercício 3: Nascer/Pôr do sol

Deite-se com as costas retas em um colchonete, com os braços e as pernas completamente esticados, formando uma longa linha horizontal. Segure uma bola de estabilidade com as mãos. Levante os braços e as pernas, até que eles se encontrem no centro. Então, passe a bola das mãos para os pés, pressionando-a para que não caia. Abaixe braços e as pernas simultaneamente, até que fiquem quase paralelos ao chão. Levante os braços e as pernas novamente e passe a bola de volta para as mãos. Repita o processo.

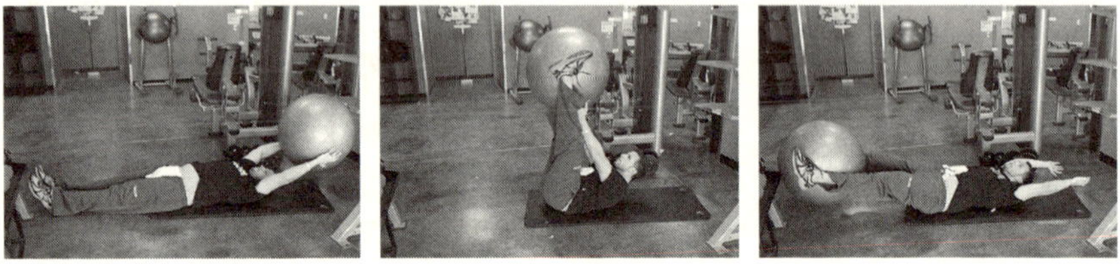

INÍCIO	Como descrito acima, mas sem a bola de estabilidade.
EQUILÍBRIO	Como descrito acima, mas permitindo que a bola toque o chão.
EVOLUÇÃO	Como descrito acima, mas levantando a cabeça para contrair o abdômen enquanto braços e pernas se encontram no centro, sem permitir que a bola encoste no chão.

Faça três séries de 10 repetições.

Exercício 4: Passe lateral de bola medicinal

Sente-se em um colchonete com uma bola medicinal em seu colo. Levante seus pés a 15 centímetros do chão, com os joelhos flexionados, e equilibre-se em seu bumbum enquanto se inclina levemente para trás. (Seu tronco e coxas estarão quase formando um "V".) Usando as duas mãos, encoste a bola medicinal no chão, primeiro de um lado e depois do outro, mantendo-se equilibrado.

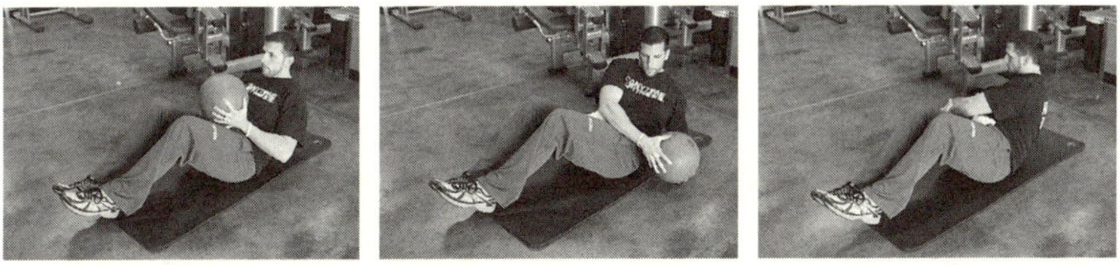

INÍCIO Como descrito acima, mas com pouco ou nenhum peso e com os pés apoiados no chão.

EQUILÍBRIO Como descrito acima, mas em ritmo acelerado.

EVOLUÇÃO Como descrito acima, mas com uma bola medicinal mais pesada, em ritmo acelerado e por um período maior de tempo.

Faça três séries de 30 repetições (15 para cada lado).

Exercício 5: Lenhador

Usando uma bola medicinal, um halter ou o cross over (aparelho de musculação), leve o peso acima da cabeça e ao lado do corpo, com braços esticados (não se preocupe se sua cabeça também se virar para esse lado). Sem virar o quadril, traga o peso à frente, simulando o movimento de um "machado" até a altura dos joelhos; curve levemente os joelhos e mobilize os músculos oblíquos durante esse movimento. Levante os braços em um movimento contrário, girando os oblíquos de volta para a posição inicial. Em seguida, troque de lado e repita.

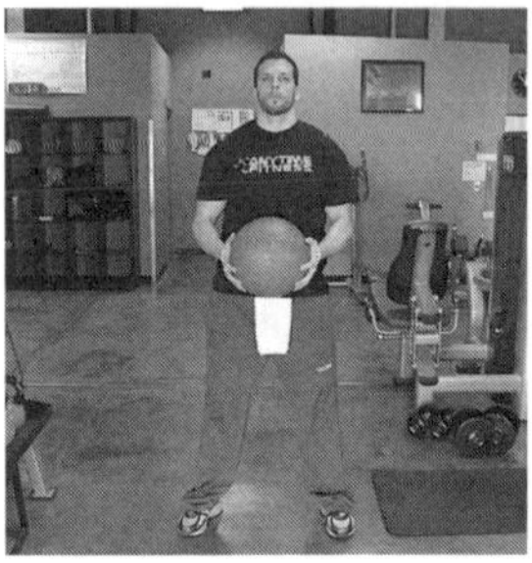
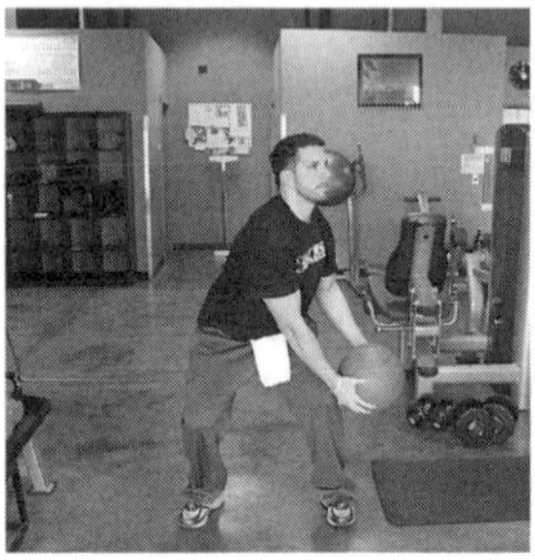
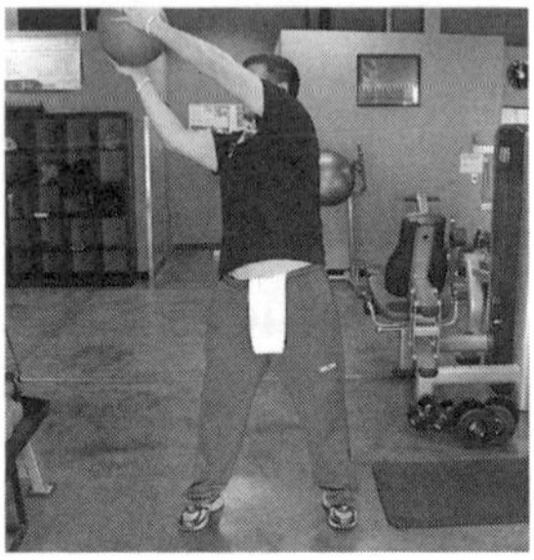

INÍCIO	Como descrito acima, mas com pesos leves.
EQUILÍBRIO	Como descrito acima, mas com um peso maior.
EVOLUÇÃO	Como descrito acima, mas contando até um na descida e até três na subida.

Faça três séries de 30 repetições (15 para cada lado).

Exercício 6: Elevação de perna na barra

Segure-se em uma barra fixa com as palmas voltadas para a frente ou uma em direção à outra. Sem balançar o corpo todo, curve os quadris e levante as pernas até que ultrapassem a linha paralela ao chão, mantendo os joelhos levemente flexionados. Com as pernas no alto, incline a pélvis para cima e então abaixe as pernas lentamente até retornar à posição inicial.

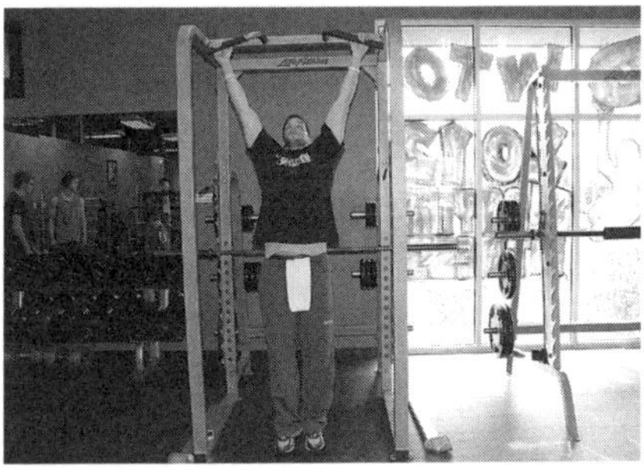

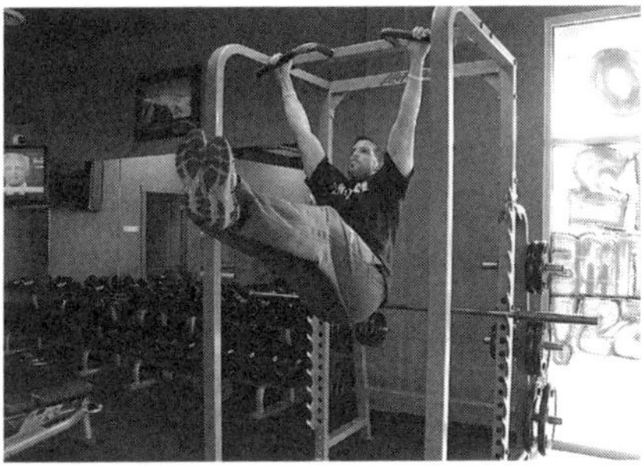

INÍCIO Como descrito acima, mas usando straps, de modo que o peso se distribua também nos braços, e não apenas nas mãos, e levando os joelhos em direção ao peito em vez de levantar as pernas.

EQUILÍBRIO Como descrito acima.

EVOLUÇÃO Como descrito acima, mas contando de um na subida e até três na descida.

Faça três séries de 10 repetições.

GANHARPARAPERDER

A jornada continua

UM ANO DEPOIS

Justamente quando eu acreditava que havia aprendido tudo que é possível sobre vencer as lutas emocionais, mentais e físicas associadas a ganho e perda de peso, fui surpreendido mais uma vez. Presumi que, uma vez que estivesse em forma novamente, seria fácil continuar assim. Afinal, eu estava de volta ao meu "velho" eu. Mas, como tudo na vida, você precisa se esforçar para conseguir os resultados que deseja e mantê-los.

Eu gosto de me exercitar, mas isso não significa que fico ansioso por toda corrida ou treino. Não importa onde começamos, quais são nossas metas ou se gostamos de nos exercitar, precisamos continuar em frente, esforçando-nos e mantendo a motivação.

Tudo bem. Sejamos honestos. Os desejos não desaparecem. Claro, eles são mais fracos e menos frequentes agora que já se passou um ano desde que comecei minha jornada para retomar a boa forma, mas ainda existem, assim como as terríveis estrias onde ficavam meus "pneus" (graças à minha última semana em minha jornada para engordar): desbotados, mas sempre presentes. É importante saber que, assim como qualquer outro vício, quando se atinge o objetivo não se pode baixar a guarda. Você deve se concentrar nos princípios discutidos neste livro. Crie novas metas assim que você atingir as que já havia determinado, mantenha um sistema de apoio e programe suas folgas (refeições livres). Essa é a chave para evitar uma recaída em velhos hábitos.

Talvez a lição mais importante que aprendi e compartilhei após o Ganhar para Perder seja não ficar neurótico com o peso. No final das contas, nossa balança não nos mostra toda a situação. Sim, era preciso, no meu caso, voltar aos meus 87 para "completar" minha jornada Ganhar para Perder, mas o que eu não contei a ninguém é que, depois disso, decidi ganhar alguns quilogramas de massa muscular. Eu me sentia magro demais, embora estivesse com quase o mesmo peso de antes do Ganhar para Perder. Só porque estamos perdendo peso ou porque estamos magros não significa necessariamente que estamos saudáveis. É hora de se concentrar em ficar clinicamente saudável em primeiro lugar – o emagrecimento e o corpão de praia serão consequência desse estilo de vida ao longo do tempo.

E agora, como estou um ano depois da minha jornada Ganhar para Perder? Mantive o peso sob controle, ainda tenho minha barriga tanquinho e me concentro em fazer disso um estilo de vida saudável – não uma dieta!

Fico feliz em compartilhar algumas ótimas receitas novas e incríveis histórias de sucesso da comunidade Ganhar para Perder nas próximas páginas. Os membros da comunidade continuam a inspirar uns aos outros a cada dia, e Lynn e eu somos abençoados por fazermos parte disso.

Aproveite!

MINHA JORNADA
GANHARPARAPERDER

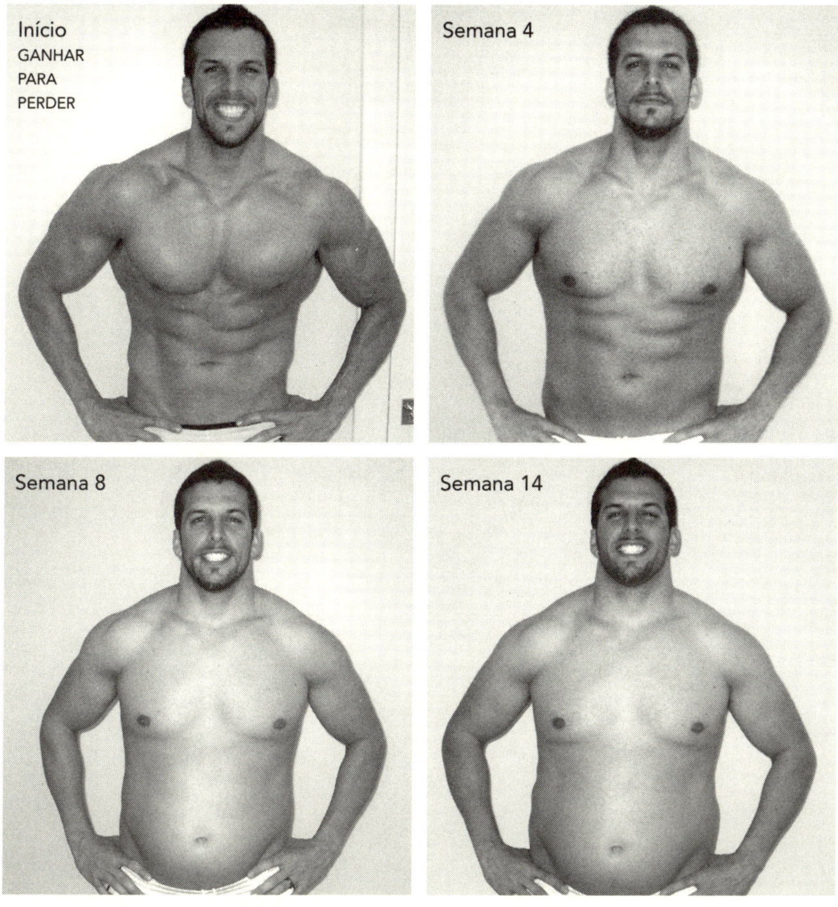

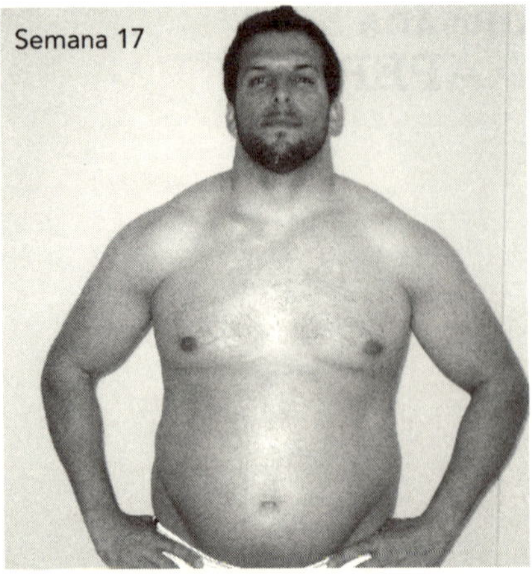

Semana 17

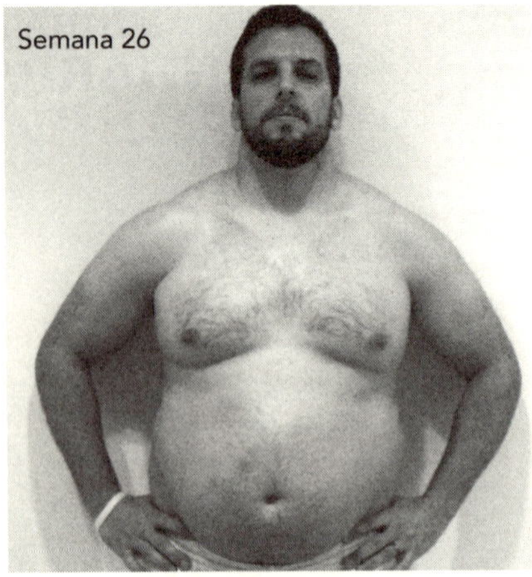

Semana 26

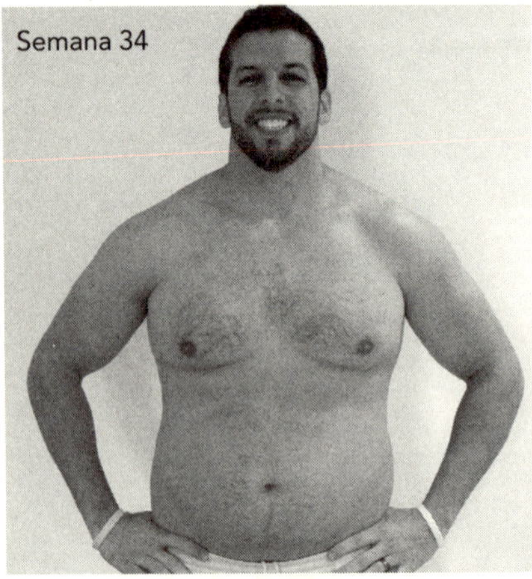

Semana 34

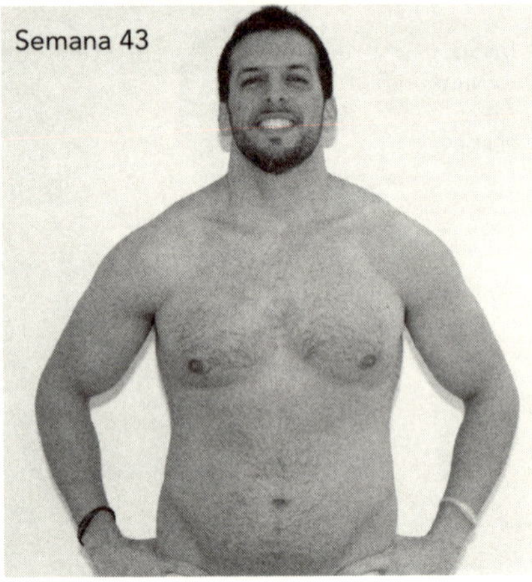

Semana 43

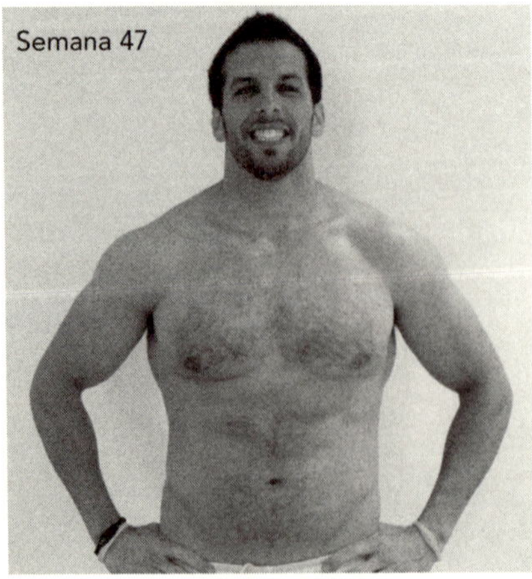

Semana 47

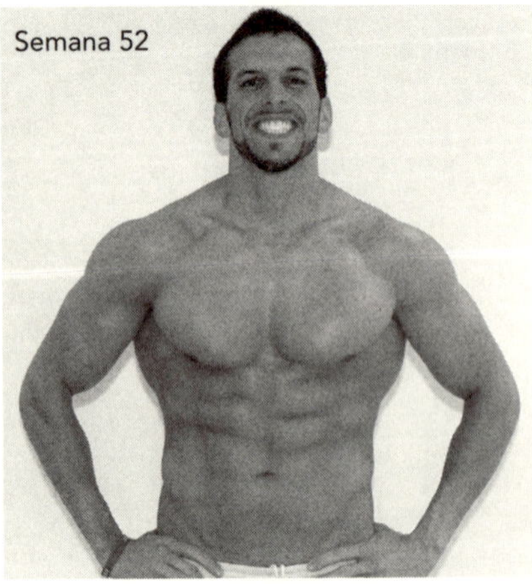

Semana 52

SEIS NOVAS RECEITAS

Shake de chocolate e pasta de amendoim

Rende 1 porção

½ xícara (chá) de leite de amêndoas* sem açúcar
½ xícara (chá) de água
1 scoop de whey protein sabor baunilha
1 colher (sopa) de mistura para pudim de caramelo sem açúcar e sem gordura
1 colher (sopa) de mistura para pudim de chocolate sem açúcar e sem gordura
1 colher (sopa) de pasta de amendoim natural
1 punhado grande de espinafre
¼ de colher (chá) de goma xantana (opcional)
2 a 3 xícaras (chá) de gelo

Bata todos os ingredientes no liquidificador e está pronto!

* Veja receita caseira na página 170.

Shake de proteína sabor massa de bolo

Rende 1 porção

¾ de xícara (chá) de leite de amêndoas* sem açúcar
¼ de xícara (chá) de água
1 scoop de whey protein sabor baunilha
3 gotas de extrato de amêndoa
3 gotas de extrato de manteiga
1 colher (sopa) de mistura para pudim de baunilha sem açúcar e sem gordura
2 sachês de xilitol (adoçante natural, opcional)
5 a 10 cubos de gelo

Bata todos os ingredientes no liquidificador e bom apetite!

* Veja receita caseira na página 170.

Panquecas proteicas de abóbora

Rende 2 porções
Tempo de preparo: 10 minutos
Tempo de cozimento: 10 minutos

6 colheres (sopa) de claras
1 scoop de whey protein sabor baunilha
¼ de xícara (chá) de purê de abóbora
1 sachê de xilitol ou estévia
¼ de colher (chá) de canela
¼ de colher (chá) de noz-moscada
¼ de colher (chá) de extrato de manteiga
¼ de colher (chá) de extrato de baunilha

Bata todos os ingredientes no liquidificador até ficar homogêneo. Aqueça uma pequena quantidade de óleo de coco em uma frigideira em fogo baixo. Despeje aproximadamente ⅓ de xícara (chá) da mistura na frigideira. Espere até que a panqueca comece a borbulhar e então vire-a com a espátula para cozinhar do outro lado. Rende cerca de 4 panquecas médias.

Pizza de frango

Rende 1 porção
Tempo de preparo: 15 minutos
Tempo de cozimento: 10 minutos

1 peito de frango desossado
1 pitada de tempero italiano
1 pitada de alho em pó
1 pitada de sal
1 colher (sopa) de molho para pizza
15 g de pepperoni
½ cogumelo fresco grande cortado em fatias finas
30 g de linguiça toscana picada
2 colheres (sopa) de pimentão verde picado
1 colher (sopa) de cebola roxa picada

Martele o frango para que fique o mais fino possível sem rasgar. Tempere os dois lados do frango e coloque-o em uma assadeira forrada com papel-alumínio. Espalhe o molho de pizza sobre o frango. Cubra o frango com os outros ingredientes. Asse a 200°C por 10 minutos ou até que o frango esteja completamente assado.

Salada de repolho roxo

Rende 10 porções
Tempo de preparo: 10 minutos

2 xícaras (chá) de vinagre de vinho tinto
1 xícara (chá) de azeite de oliva
2 colheres (sopa) de alho amassado
3 colheres (sopa) de adoçante natural
1 colher (sopa) de sal
1 repolho roxo

Corte o repolho roxo em pequenos pedaços e coloque-os em uma tigela. Misture com os demais ingredientes e guarde na geladeira.
Dica: é possível comer essa salada na hora, mas o sabor fica melhor no dia seguinte, após os ingredientes terem apurado, principalmente se você misturar a salada a cada 3 horas, mais ou menos, para que os sabores se combinem.

Brownies de batata-doce

Rende 12 porções
Tempo de preparo: 40 minutos
Tempo de cozimento: 30-35 minutos

1 batata-doce
3 ovos batidos
¼ de xícara (chá) de óleo de coco
½ xícara (chá) de adoçante natural
3 colheres (sopa) de farinha de coco
2½ colheres (sopa) de cacau em pó sem açúcar

¼ de colher (chá) de fermento em pó
¼ de colher (chá) de extrato de baunilha
¼ de colher (chá) de canela
1 pitada de sal

Preaqueça o forno a 220ºC. Com uma faca ou um garfo, fure a batata-doce antes de assá-la por 25 a 30 minutos. Assim que a batata-doce estiver totalmente assada, descasque-a e amasse-a em uma tigela. Diminua a temperatura do forno para 180ºC. Adicione o adoçante natural, a baunilha, os ovos mexidos e o óleo de coco à batata e misture. Coloque a farinha de coco, o cacau em pó, o fermento em pó, a canela e o sal. Mexa. Unte uma assadeira de vidro de 20 x 20 cm com óleo de coco e despeje a mistura. Asse por 30 a 35 minutos ou até o ponto que você espete um palito de dente na mistura e ele saia limpo. Deixe esfriar e bom apetite.

SUCESSO NA COMUNIDADE
GANHARPARAPERDER

JC, de Coquitlam, Colúmbia Britânica, Canadá

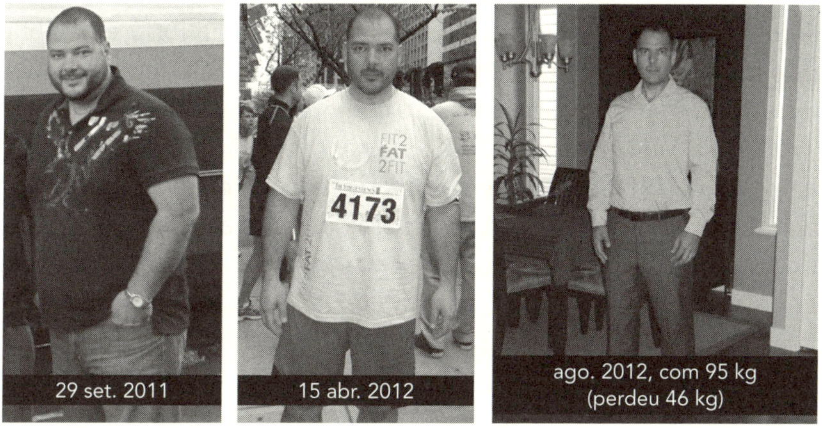

JC, antes e depois

"Minha história sobre como cheguei àquele ponto não é comovente, e eu também não recorria à comida para me sentir melhor; eu simplesmente adorava comer – as comidas erradas, infelizmente. Minha ascendência chilena também não ajuda; nós, sul-americanos, adoramos nosso *asado* (churrasco)!

"Nos últimos 10 anos, meu peso continuou subindo. Embora tenha feito diversas tentativas para perder alguns quilogramas, sempre os recuperava e meses depois me perguntava: 'E se eu tivesse continuado? Onde eu estaria agora?'

"No meu maior peso, estava com 140 quilogramas e mesmo assim continuava ativo de alguma forma. Mas o sobrepeso me impedia de aproveitar ao máximo minhas atividades favoritas. Eu mergulho, caminho, esquio e sempre quis fazer *mountain biking*, mas estar acima dos 135 quilogramas me impossibilitava. Após ver algumas fotografias minhas no último verão e perceber que tinha medo de ir ao médico e descobrir que talvez fosse diabético, precisasse de remédios ou de algo ainda pior. Vi que tinha de tomar uma atitude imediatamente.

"Comecei minha jornada rumo à boa forma no final de setembro de 2011. Quando encontrei seu site, em outubro, já havia perdido quase 6 quilogramas. Preciso dizer uma coisa: me deparar com seu site foi uma das melhores coisas que poderiam ter acontecido comigo. Agora já perdi cerca de 33 kg. NOSSA!

"E que diferença isso fez. Eu durmo melhor, quase não ronco, e agora minha mulher não precisa mais usar protetores auriculares. Sinto-me ótimo, consigo esquiar melhor, meu equilíbrio e flexibilidade melhoraram e, mais importante, me sinto mais saudável. Meu único problema é que agora preciso comprar roupas novas.

"Corri a Vancouver Sun Run (10 km) pela Equipe Drew, e meu tempo foi de 59 minutos; antes, eu teria morrido dando uma volta no quarteirão. Se tivesse que resumir essa jornada em uma só palavra, diria que foi 'libertadora'. Eu não posso agradecê-los o suficiente por ter nos mostrado o caminho para um estilo de vida mais saudável."

Susie, de Boise, Idaho

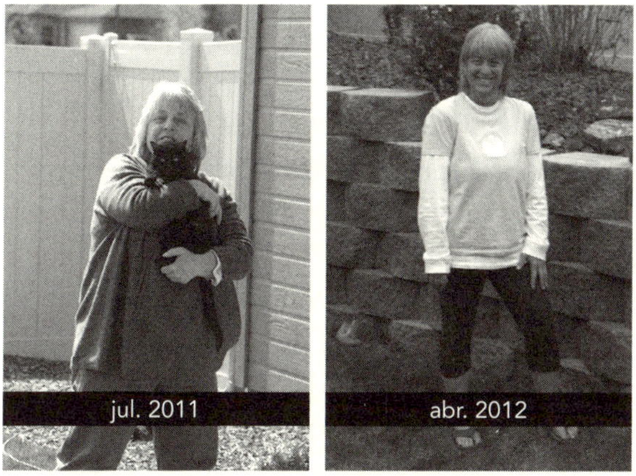

Susie, antes e depois

"Minha história talvez seja diferente de outras mais conhecidas. Eu comi alimentos naturais/orgânicos por mais de duas décadas. Não engordei com a tradicional dieta americana supercalórica, de comidas processadas e refrigerantes com açúcar, que oferecem pouca ou nenhuma nutrição. Eu era uma comedora emocional que não conhecia o controle de porções, exagerava nos carboidratos e era viciada em sorvete natural.

"Assim como Drew se viciou em cereais Cap'n Crunch, marcas como Ben & Jerry's e Starbucks estavam sempre à mão na minha geladeira. Some a isso um período de sete anos como viúva mãe de dois adolescentes, e entendo por que eu engordei e permaneci acima do peso.

"Não posso culpar ninguém a não ser a mim mesma. Eu colocava a comida na minha boca; eu não fazia exercícios. Já não sabia mais o que era uma porção saudável; comia demais no fim da noite quase todos os dias. É aí que minha história começa.

"Minha jornada Para Perder começou em 6 de julho de 2011. Algumas semanas antes, minha irmã me ligou contando a novidade de que meu sobrinho iria se casar em maio de 2012. Eu tive uma reação imediata de felicidade misturada a terror. Comecei a suar frio: casamentos significam muitas e muitas fotos.

"Como Drew disse, a câmera não mente. E eu não parecia bem. Visivelmente não estava saudável ou em forma. Auferi minha pressão sanguínea. Os números eram chocantes. Eu sabia que não estava saudável, mas naquele momento percebi que, apesar de ter ficado acomodada com meu ganho de peso nos últimos anos, meu corpo estava gritando que eu não estava bem de saúde.

"Decidi que não iria me pesar; eu sabia que o número da balança iria me impedir de sequer começar a fazer exercícios. Em vez disso, eu me medi. Minhas medidas iniciais foram um segundo de alerta. Como eu pude perder o controle dessa forma? A verdadeira virada para mim foi no começo de julho. Tenho vergonha de escrever a próxima frase: por três noites seguidas eu comi três potes de sorvete depois das 9 da noite. Fiquei chocada quando a colher encostou no fundo do pote no primeiro dia e percebi que ele estava vazio. Mesmo assim, repeti o mesmo exercício de comer por impulso na noite seguinte e mais uma vez na noite subsequente. Acordei na terceira noite tossindo e engasgando, e parecia que iria sufocar. No início pensei que fosse um pesadelo, e então percebi que estava vivendo um pesadelo na minha saúde! Eu nunca havia sentido aquela falta de ar. Tive apneia do sono pela primeira vez na vida.

"Ao acordar na manhã seguinte, estava determinada a mudar de vida. Coloquei uma camiseta e moletons velhos e confortáveis e comecei – simplesmente andando pela vizinhança. Nessa época eu tinha dois filhos na faculdade, então não queria pagar academia. Naquele primeiro dia, olhei para meu pedômetro: não havia andado nem 150 metros e já estava ofegante como uma máquina a vapor velha subindo uma colina. Mesmo assim, continuei. Eu me senti absurdamente melhor depois de apenas dez dias. Naquele momento não era mais uma questão de fotos no casamento, mas de quão melhor eu me sentia. Eu disse a mim mesma: 'Se você conseguiu ontem, não há motivos para não fazer novamente hoje'. Isso virou meu mantra.

"Criei uma planilha em meu computador para registrar minha evolução. Dias se transformaram em semanas, semanas se transformaram em meses. Eu me media no último dia do mês para registrar minha evolução. Competia contra minha melhor marca de caminhada. Cheguei a caminhar mais de 21 quilômetros um dia.

"Meus vizinhos comentaram que eu estava determinada, e isso me inspirou a continuar, não importava quanto demorasse para eu ficar em forma. Uma vez um vizinho me aplaudiu da entrada de sua garagem enquanto eu andava, e isso me incentivou ainda mais. Então um milagre aconteceu.

"Em outubro de 2011 ouvi a respeito do Drew e de sua jornada Ganhar para Perder. Pensei que ele fosse um pouco louco! Quem coloca sua saúde em risco de propósito para inspirar outras pessoas a entrarem em forma? Aprendi com Drew e Lynn a importância de fazer exercícios para o tronco, de beber cerca de 500 ml de água ao acordar e de fazer exercícios consistentemente a cada dia.

"Continuei caminhando, não importava quanto estivesse frio ou ventando ou qual desculpa minha mente me oferecia para parar. Tinha passado por tal mudança física que recebi diversos comentários de conhecidos dizendo que não me reconheciam. Isso me inspirou ainda mais.

"Desafiei meu filho a uma competição de exercícios. Nós fizemos agachamentos na parede, flexões e pranchas. Ali estava sua mãe, antes fora de forma e obesa, fazendo os mesmos exercícios que ele no chão! Percebi que eu tinha me transformado em apenas nove, dez meses.

"No meio de março, a chuva me pegou de surpresa após fazer compras no mercado, e corri para meu carro nos fundos do estacionamento. Era uma chuva torrencial, e eu corri pelo puro prazer de correr. Senti a chuva cair no meu rosto, mas não senti meu coração acelerado. Levantei a cabeça para os céus enquanto meu rosto era tomado por um grande sorriso. Foi naquele momento que percebi que havia alcançado o que esperava no começo dessa jornada: estava saudável e em forma. Sou muito grata ao Drew e à Lynn. Sei que, se tivesse que preencher uma lista com as dez pessoas que mais me influenciaram na vida, seus nomes estariam presentes. Estou aqui para dizer a você que cada quilômetro andado, cada esforço nos exercícios de core, cada penoso agachamento na parede, cada *kettlebell* levantado, cada dor e sofrimento superados e cada vez que fiz a escolha certa para me alimentar valeram a pena.

"Para mim, a questão não é o número na balança; é como você se sente."

Agradecimentos

Gostaria de dedicar este livro as minhas três garotas... minha incrível e maravilhosa esposa, por seu apoio incondicional e por aguentar meus roncos e preguiça durante a fase Para Ganhar, e minhas duas maravilhosas filhas, Kale'a e Kiana. Vocês três me motivaram como nenhuma outra pessoa e, sem vocês, este livro não teria sido possível.

Além disso, um obrigado em especial para minha família, amigos e incríveis seguidores, que me inspiraram nos dias difíceis e me lembraram do propósito dessa jornada.

E a todos vocês, leitores do meu livro. Para muitos de vocês esse é o primeiro passo para se tornarem saudáveis, e me sinto honrado por fazer parte dessa incrível jornada!

GANHAR PARA PERDER

GANHAR PARA PERDER GANHAR PARA PE
GANHAR PARA PERD
NHAR PARA PERDER GANHAR PARA PERD
ANHAR PARA PERDE
GANHAR PARA PERDER GANHAR PARA PE
GANHAR PARA PERD
GANHAR PARA PERDER GANHAR PARA PE
GANHAR PARA PERD
NHAR PARA PERDER GANHAR PARA PERD
ANHAR PARA PERDE
GANHAR PARA PERDER GANHAR PARA PE
ANHAR PARA PERDE
GANHAR PARA PERDER GANHAR PARA PE
ANHAR PARA PERDE
NHAR PARA PERDER GANHAR PARA PERD
ANHAR PARA PERDE
GANHAR PARA PERDER GANHAR PARA PE
ANHAR PARA PERDE
GANHAR PARA PERDER GANHAR PARA PE
GANHAR PARA PERD
NHAR PARA PERDER GANHAR PARA PERD
GANHAR PARA PERD
NHAR PARA PERDER GANHAR PARA PERD
ANHAR PARA PERDE
GANHAR PARA PERDER GANHAR PARA PE

COORDENAÇÃO EDITORIAL
Obá Editorial

EDIÇÃO
Naiara Raggiotti

PREPARAÇÃO DE TEXTO
Jumi Oliveira e Maurício Katayama

DIAGRAMAÇÃO
Rogério Cantelli e Simone Fernandes

REVISÃO
Carolina Aidinis, Luiza Thebas,
Natália Mori e Rayssa Ávila

CAPA
Maquinaria

Este livro foi composto com as famílias tipográficas Chaparral e Iowan pelo estúdio Obá Editorial para a editora Agir em maio de 2014.